北京市中医住院医师『三优』教学团队

神农本草经

讲堂实录

主编

赵文景 申子龙

U0334882

全国百佳图书出版单位
中国中医药出版社
·北 京·

图书在版编目（CIP）数据

神农本草经讲堂实录 / 赵文景，申子龙主编 . — 北京：
中国中医药出版社，2022.4
ISBN 978-7-5132-7393-0

Ⅰ.①神…　Ⅱ.①赵…②申…　Ⅲ.①《神农本草经》—
研究　Ⅳ.① R281.2

中国版本图书馆 CIP 数据核字（2022）第 011556 号

中国中医药出版社出版

北京经济技术开发区科创十三街 31 号院二区 8 号楼
邮政编码　100176
传真　010-64405721
三河市同力彩印有限公司印刷
各地新华书店经销

开本 880×1230　1/32　印张 9.75　字数 209 千字
2022 年 4 月第 1 版　2022 年 4 月第 1 次印刷
书号　ISBN 978-7-5132-7393-0

定价 49.00 元
网址　www.cptcm.com

服 务 热 线　010-64405510
购 书 热 线　010-89535836
维 权 打 假　010-64405753

微信服务号　**zgzyycbs**
微商城网址　**https://kdt.im/LIdUGr**
官 方 微 博　**http://e.weibo.com/cptcm**
天猫旗舰店网址　**https://zgzyycbs.tmall.com**

如有印装质量问题请与本社出版部联系（010-64405510）

序一

　　《神农本草经》是我国第一部药物学专著，全面总结了汉代以前的药性理论和用药经验。《神农本草经》《黄帝内经》《难经》《伤寒杂病论》为中医四大经典，需要终身学习、领会、思考，才能提高临床疗效。

　　《神农本草经》分为三卷，载药365种，根据药物的功用分上、中、下三品，为后世中药分类理论的肇始。其所论述的四气五味、七情合和、察源审机、辨证用药、配伍宜忌、毒药用法、用药时间、剂型选择，初步奠定了中医用药的基本理论，直到现在还对临床有很重要的指导意义。

　　我在多个学术会议上都讲过"中药用量是不传之秘"，提出了正确使用中药用量的10个依据，包括：①根据气候、地理、性别、体质。②根据历代度量衡及药量度量衡的演变。③根据药物的质量（产地、野生栽培、代用品）。④根据药物的毒性，如附子。⑤根据临床的主病、主证及主要兼证。⑥根据药物的使用目的。⑦根据辨证论治的精确。⑧根据药物的配伍反佐。⑨根据药物的煎煮时间及药物的煎煮工具（煎药机和小锅煎）。⑩根据历代前贤用药的体会以及自己的用药经验和临床体会。掌握中药的主治和功效，是领会中药用量是不传之秘的前提。如《神农本草经》言："麻黄，味苦，温。主治中风伤寒头痛，温疟，发表出汗，去邪热气，止咳逆上气，除寒热，破癥坚积聚。"重点把握麻黄"发表出汗，去邪热气，除寒热""止咳逆上气""破癥坚积聚"。麻黄发汗，为辛温解表剂，常配伍桂枝用于伤寒表实无汗者；麻黄平喘，合桂枝治风寒之喘，合石膏治肺热之喘，治喘炙麻黄重用，20～30g，受刘渡舟老师影响，必加人参、沉香、蛤蚧；麻黄散阴结，与熟地黄同用，可治阴疽、癥痕等症。此外我的学术特色"肾龟地，气参芪，类方虫蚁更稀奇"与《神农本草经》也有莫大渊源。

习近平总书记指示："中医药学包含着中华民族几千年的健康养生理念及其实践经验，是中华文明的一个瑰宝，凝聚着中国人民和中华民族的博大智慧……要遵循中医药发展规律，传承精华，守正创新。"我们每个中医人应该牢记总书记的指示，不忘初心，砥砺前行。

首都医科大学附属北京中医医院肾病科是国家中医药管理局及北京市中医管理局重点专科，也是北京市中医住院医师"三优"教学团队，崇尚经典，学风纯正。赵文景主任医师是我的中医药传承博士后，全国优秀中医临床人才。申子龙博士长期随我门诊学习，热爱中医，学宗岐黄，勤于临床，由他们组织讲授的《神农本草经》讲堂，从《神农本草经》到张仲景，再到现代中医临床，理论联系实践，受到了住院医师规范化培训研究生、本科实习生、进修医师的欢迎。《礼记·学记》云："是故学然后知不足，教然后知困，然后能自强也。故曰，教学相长也。"故乐之为序。

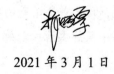

2021 年 3 月 1 日

序二

　　"读经典，做临床，要创新"是中医成才的必由之路，古今医家无不是在熟读经典的基础上发扬创新。《神农本草经》作为我国第一部药学专著，是中医四大经典之一，奠定了中药学的理论基础，一直被历代医学家研究、学习。我从事《温病学》等中医基础学科教学、临床、科研工作五十余年，尤致力于温病学的教学与研究，深感学习中医经典的重要性。

　　明清时代温病学派的兴起，是对张仲景《伤寒杂病论》的发展与创新。吴鞠通不满当时医界沿袭伤寒法治疗温病的弊端，潜心攻读历代名家著作，吸取前人经验，结合自己的读书体会和丰富的临床经验，经过十余年的努力，写成了《温病条辨》这部温病学专著。这些前辈学者都是在熟读经典的基础上又有所发扬，他们的继承创新精神给我们树立了良好的典范。

　　《神农本草经》总论中提出"药有酸、咸、甘、苦、辛五味，又有寒、热、温、凉四气"。吴鞠通《温病条辨》非常重视药物气、味的组方配伍，如桑杏汤、翘荷汤的"辛凉法"，新加香薷饮的"辛温复辛凉法"，银翘马勃散的"辛凉微苦法"，清燥救肺汤的"辛凉甘润法"，清营汤的"咸寒苦甘法"，宣痹汤的"苦辛通法"，沙参麦冬汤的"甘寒法"，连梅汤的

"酸甘化阴，酸苦泄热法"等，在三焦温热病的治疗中都体现了泄热存阴的用药特色。《神农本草经》提出中医治病的基本原则"疗寒以热药，疗热以寒药"，吴鞠通根据温病发生、发展的特点，进一步将辛凉治法具体化，提出"辛凉轻剂桑菊饮""辛凉平剂银翘散""辛凉重剂白虎汤"。在药物的具体应用上，吴鞠通对《神农本草经》也多有传承，如在湿热病治疗中常用滑石通利三焦水道，如杏仁滑石汤、三仁汤等。《神农本草经》云："滑石味甘，寒。主治身热泄澼，女子乳难，癃闭，利小便，荡胃中积聚寒热，益精气。"此外《神农本草经》提出："药性有宜丸者，宜散者，宜水煮者……亦有一物兼宜者，亦有不可入汤、酒者，并随药性不得违越。"《温病条辨》中银翘散采用煮散的剂型，又于方后注云："上杵为散，每服六钱，鲜苇根汤煎，香气大出，即取服，勿过煮。肺药取轻清，过煎则味厚而入中焦矣。"这也是对《神农本草经》剂型和煎服法的传承。

首都医科大学附属北京中医医院肾病科是国家中医药管理局与北京市中医管理局肾病重点专科、全国名老中医药专家张炳厚传承工作室建设单位、北京市中医住院医师规范化培训"三优"教学团队。该科主任赵文景主任医师是国家中医药管理局全国优秀中医临床人才，从事临床、教学、科研工作三十余年，学验俱丰。她带领团队长期致力于中医经典传承，重视培养学生的中医临床思维。本书立足于《神农本草经》，对其原文进行了深入浅出的解读，并引证《伤寒论》《金匮要略》中张仲景对《神农本草经》中药物的运用，进一步介绍了每味药的现代临床应用（包括现行教材《中药学》中的内容）及用药注意事项。书中的亮点是介绍了多位现代名老中医运用该中药的经验，并突出该药临床应用的典型医案。

　　本书理论与临床实践紧密结合，既有经典传承，又有活态传承，充分地体现了传承精华、守正创新的精神，对临床很有指导意义，值得认真阅读。欣闻此书出版在即，乐为之序并致贺焉。

许景源

2021 年 4 月 28 日于北京中医药大学

　　传承与发展是中医药永恒的主题，中医学术的发展离不
开对中医经典的传承。《黄帝内经》奠定了中医基础理论，《伤
寒杂病论》创立了中医临床思维之术，《神农本草经》是中医
治疗学之源。传承中医，就要夯实基础。背诵经典就是捷径，
虽然枯燥，但这是提高中医临床疗效的必经之路，先背会，
然后才能理解，不背诵就是无水之源。

　　急危重症的救治是历代中医学家的研究重点。历史上，
中医学术几次大的飞跃都与中医药治疗急危重症密切相关。
东汉张仲景《伤寒杂病论》序中言："余宗族素多，向余二百。
建安纪年以来，犹未十稔，其死亡者三分有二，伤寒十居其
七。"可见张仲景所创六经辨证主要用于治疗急危重症。晋代
葛洪《肘后备急方》记载的是治疗各种急危重症的单方验方，
是我国第一部临床急救手册。中医学发展的另一个飞跃是明
清时期温病学说的兴起。瘟疫的流行推动中医学术的发展，
明末清初吴又可在《温疫论》中指出："夫温疫之为病，非风、
非寒、非暑、非湿，乃天地间别有一种异气所感。"其所创达
原饮、三消饮等开达膜原、辟秽化浊治疗疫病。叶天士创卫
气营血论治温热病，吴鞠通创三焦辨证辨治湿温，均是中医
治疗急危重症的学术之发展。

新型冠状病毒肺炎在武汉高发以后，我们第一时间奔赴前线，开始从中医理论进行分析思考，运用中医药进行治疗探索，总结其发病特点，诊断为"湿毒疫"，"湿、毒、热、痰、瘀、虚"是其病机转化。"湿毒疫"的治疗，大黄是核心，逐邪是第一要义，邪去正安，用药宜速不宜迟，正如吴又可所言："大凡客邪贵乎早逐，乘人气血未乱，肌肉未消，津液未耗，患者不至危殆，投剂不至掣肘，愈后亦易平复。"《神农本草经》言："大黄味苦，寒。主下瘀血，血闭，寒热，破癥瘕积聚，留饮宿食，荡涤肠胃，推陈致新，通利水谷，调中化食，安和五脏。"可见学习中医经典的重要性。

北京中医医院历史底蕴深厚，自建院之初就名医荟萃，誉满京城。如皮肤科泰斗赵炳南、送子观音刘奉五、京城小儿王王鹏飞、金针王乐亭、肝病大家关幼波、正骨大师萨仁山、肾病专家姚正平、风湿大家王大经等享誉全国，为该院的学术繁荣奠定了基础。习近平总书记指出"人才是第一资源"。中医住院医师规范化培训是医教协同深化中医学人才培养改革的关键环节，是加强中医临床人才队伍建设的有效途径。医院非常重视中医青年人才的培养，肾病科为北京市中医住院医师"三优"教学团队，在中医住院医师规范化培训当中做出了诸多努力和探索，《神农本草经讲堂实录》即是成果之一。该书以《神农本草经》为源头，重点结合张仲景《伤寒杂病论》，并联系后世医家经验，讲解药物临床应用，理论联系实践，对于提高规培医师《神农本草经》理解及运用能力，强化其中医临床思维，大有裨益，故乐之为序。

2021 年 6 月 1 日

　　《神农本草经》简称《本经》，是我国汉代以前药学理论与经验的全面总结，也是我国现存最早的药物学专著。《本经》的出现为本草学的发展奠定了基础，为后世诸家本草典范。之后关于本草的研究从未间断，一大批优秀的本草著作不断出现，如梁代陶弘景《本草经集注》，唐代苏敬等集体所撰《新修本草》，明代李时珍《本草纲目》，清代张璐《本经逢原》等。《本经》作为中医四大经典之一，对于中医临床来讲，其重要性不言而喻，正如清代陈士铎《本草新编》云："人不学医，则不可救人；医不读《本草》，则不可用药。"清代陈修园《神农本草经读》云："药性始于神农。用药者不读《本草经》，如士子进场作制艺，不知题目出于四子书也。"而现实情况是，因《本经》年代久远，言辞古奥，义理深远，再加目前学校《中药学》教材对《本经》介绍有限，中医执业医师考试、住院医师规范化培训考试等各种中医临床考核中很少涉及，所以导致中医药院校学生普遍对《本经》的重视程度不够。如谈起麻黄功效，只知"发汗解表，宣肺平喘，利水消肿"，而对"破癥坚积聚"之功置若罔闻；言及柴胡功效，只知"解表退热，疏肝解郁，升举阳气"，而对"推陈致新"之效鲜有耳闻。等学生毕业进入临床，如遇简单病证，尚可应付，而面对疑难危重病证,则力不从心,正如《本草新编》所言:"行医不读《本草》,则阴阳未识,攻补茫然,一遇异症,何从用药。"

近些年,经方越来越受到学术界的重视,使得仲景学术绽放新的光芒。但是也存在一些问题,如:重视方证研究,而轻视思辨医理;重视方剂应用,而常忽略中药考究。实际上学习张仲景学术思想,重在学习其三阴三阳的辨证理论,在研究方证的基础上应该更深入研究其所用中药及其配伍,而不能简单地用我们目前中药学的功效来解释它们。从历史的眼光来看,张仲景所处时代为东汉时期,同时期的《本经》对他撰写《伤寒杂病论》组方用药有重要的指导作用。因此,我们应该用《本经》中的功效和主治来解释张仲景的方证,正如清代徐灵胎《神农本草经百种录》所言:"汉末张仲景《金匮要略》及《伤寒论》中诸方,大半皆三代以前遗法,其用药之义,与《本经》吻合无间,审病施方,应验如响。"当今本草专家祝之友教授也指出:"《伤寒杂病论》方证源于神农时代,《神农本草经》标志了经方的起源。要读经典,就要还原《伤寒杂病论》和《神农本草经》的本来面貌,就要注意以下两个要点:一是要以经方来解读《神农本草经》之功效主治;二是要用《神农本草经》之意来推衍经方之用与配伍。唯有如此,方能继承和正确解读经典之奥秘,阐明中医用药之准绳。"如《本经》云:"大黄味苦,寒。主下瘀血,血闭,寒热,破癥瘕积聚,留饮宿食,荡涤肠胃,推陈致新,通利水谷,调中化食,安和五脏。"用大黄治瘀血、血闭的方剂有《伤寒论》中的桃核承气汤、抵当汤、抵当丸,《金匮要略》中的大黄䗪虫丸、下瘀血汤、大黄牡丹汤、大黄甘遂汤等;鳖甲煎丸用大黄"破癥瘕积聚",己椒苈黄丸用大黄治肠间有水气的"留饮"；至于《伤寒论》大承气汤、小承气汤、调胃承气汤三方俱用大黄，则是"荡涤肠胃，推陈致新"，为肠中有宿食者设。浙江中医药大学连建伟教授在《连建伟中医文集》中有专篇论述《本经》与《伤寒杂病论》的关系，可谓独具慧眼。

同时，我们也需要认识到，《本经》距今有上千年的历史，有其历史局限性，有些内容不恰当，甚至是错误的，我们需要辩证地认识、学习，去其糟粕，取其精华，不能全盘接受。如《本经》总论讲道："上药一百二十种，为君，主养命以应天，无毒，多服久服不伤人。欲轻身益气不老延年者，本上经。"提出上品之药"多服久服不伤人"。上品中记载丹砂（朱砂）"久服，通神明，不老"，细辛"久服明目，利九窍，轻身长年"，而我们目前知道，朱砂、细辛均为有毒药物，临床需谨慎使用，更不能久服。即使是药食两用的中药如薯蓣、大枣，也不可以长期使用，否则会导致中焦气滞，脘腹痞满，正如《素问·至真要大论》所讲："久而增气，物化之常也；气增而久，夭之由也。"基于此，本书中所录药物均去掉了《本经》中记载久服后的种种功效。

《神农本草经讲堂实录》一书源于首都医科大学附属北京中医医院肾病科中医经典小课堂笔记。该课堂由赵文景主任医师指导，申子龙博士讲授，授课对象为中医规培研究生、住院医师、本科实习生、进修医师等。每周讲一味中药，参考教材有《神农本草经》（清代孙星衍、孙冯翼辑，曹元宇辑注，人民卫生出版社），《神农本草经药物解读》（祝之友主编，人民卫生出版社），《神农本草经理论与实践》（张树生主编，人民卫生出版社），《类聚方、药征及药征续编》（吉益东洞等编著，学苑出版社），《张仲景五十味药证》（黄煌主编，人民卫生出

版社),《〈伤寒论〉与中医现代临床》(赵进喜、王富龙主编,
人民军医出版社),《用药心得十讲》(焦树德编著,人民卫生
出版社),《张炳厚讲中药临床应用与鉴别——张氏医门零金碎
玉微信小课堂》(张炳厚编著,中国中医药出版社),《中华药
海》(冉先德主编,哈尔滨出版社)等,结合作者多年学习心得、
临床体会讲解,课后整理文字,并加以提高,请专家审阅后定稿。

　　《神农本草经》是中医临床的必读经典之书,正如本草专
家祝之友教授指出:"要学习好中医中药,必须要读经典。要
读《黄帝内经》,读《伤寒杂病论》,读《神农本草经》,不仅
要读,而且要精读。"本书基于《本经》中45味临床常用药
物,重点结合张仲景《伤寒论》《金匮要略》,并联系后世医
家、名老中医经验,解读中药内涵,讲解其临床应用,理论
联系实践,旨在提高中医本科生、研究生、住院医师、规培
医师对于《本经》的理解及运用能力,强化其中医临床思维,
具有重要的现实意义。每味中药讲解内容大致分五个方面:第
一,《本经》原文的解读;第二,张仲景对其运用;第三,现
代临床应用,包括目前《中药学》的认识,以及用药注意事
项;第四,名老中医运用该中药的经验;第五,典型医案。本
书特色在于以讲稿的形式,将《本经》与《伤寒论》《金匮要
略》、后世医家经验结合在一起讲解,理论联系临床,读完本
书后,以期可以学以致用,拓宽中医临床思维,提高临床疗效。
鉴于编者水平有限,有错误之处,敬请读者斧正,以便再版
时修订完善,深表感谢。

首都医科大学附属北京中医医院

申子龙

2022 年 3 月

目录

上 品

| 下 品 |

上品

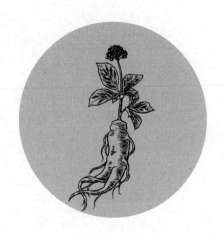

人 参

味甘，微寒。主补五脏，安精神，定魂魄，止惊悸，除邪气，明目，开心益智。

(一) 原文阐释

1. 主补五脏。主要补心肺之气、心肾之气、脾肺之气，气阴双补，可联系后世的方药，如用于补肺的补肺汤、补脾气的四君子汤、补肾气的参芪地黄汤。

2. 安精神，定魂魄，止惊悸。人参具有安神定志的功效，可治疗神志病证。如安神定志丸中用人参、茯苓、茯神、龙齿、菖蒲、远志、朱砂，治疗心虚胆怯引起的心悸、怔忡、失眠等。

3. 除邪气。人参除邪气在于扶正以祛邪，与大黄祛邪以扶正有异曲同工之妙。联系后世方药，如治疗气虚感冒的人参败毒散、参苏饮。

4. 明目。五脏六腑之精气上注于目，人参补五脏，故而明目。临床常通过观察双目是否有神来判断患者的精神状态以及预后。

5. 开心益智。人参补益心肾之气以开心益智。肾主骨生髓，脑为髓之海，肾虚则脑髓失养，可见记忆力下降，思维迟钝。心为君主之官，主神志，若心气亏虚，神明失养，可见心神涣散，呆滞健忘。比如治疗痴呆的七福饮子、还少丹都用人参开心益智。

（二）张仲景对人参的运用

《伤寒论》中含"人参"的方剂有 20 方，《金匮要略》中含"人参"的方剂有 22 方，去掉重复的方剂，共 36 方。见表 1。

表 1　张仲景使用人参方剂

方　名	人参剂量
乌梅丸	六两
木防己汤，木防己去石膏加茯苓芒硝汤	四两
干姜黄芩黄连人参汤，理中丸（腹中痛加至四两半），白虎加人参汤，新加汤，半夏泻心汤，生姜泻心汤，桂枝人参汤，吴茱萸汤，小柴胡汤（若渴去半夏加人参至四两半），大半夏汤，人参汤，泽漆汤	三两
通脉四逆汤（利止脉不出者去桔梗，加人参），旋覆代赭汤，附子汤，竹叶石膏汤，炙甘草汤，黄连汤，大建中汤，温经汤，麦门冬汤	二两
柴胡桂枝汤，柴胡加龙骨牡蛎汤	一两半
柴胡加芒硝汤，四逆加人参汤，厚朴生姜半夏甘草人参汤，茯苓四逆汤，橘皮竹茹汤，竹叶汤，干姜人参半夏丸	一两
薯蓣丸	七分
侯氏黑散	三分
鳖甲煎丸	一分

1. 养阴生津。如小柴胡汤加减，"伤寒五六日中风，往来寒热，胸胁苦满，嘿嘿不欲饮食，心烦喜呕，或胸中烦而不呕，或渴，或腹中痛，或胁下痞硬，或心下悸，小便不利，或不渴，身有微热，或咳者，与小柴胡汤主之""若渴，去半夏，加人参，合前成四两半，栝楼根四两"，又如"若渴欲饮水，口干舌燥者，白虎加人参汤主之"都是运用人参养阴生津的功效。

2. 扶正祛邪。小柴胡汤是和解剂的代表方，也是少阳病的主方。联系《伤寒论》第97条："血弱气尽，腠理开，邪气因入，与正气相搏，结于胁下，正邪纷争，往来寒热，休作有时。"患者体质较弱，感受伤寒之邪，正邪纷争，用人参扶正祛邪。

3. 补中益气。《伤寒论》在理中丸加减中提到，"腹中痛者，加人参，足前成四两半"；《金匮要略》云："胸痹心中痞，留气结在胸，胸满，胁下逆抢心，枳实薤白桂枝汤主之，人参汤亦主之。"胸痹的基本病机是阳微阴弦，病性为本虚标实，以标实为主者用枳实薤白桂枝汤，以本虚为主者用人参汤。另外，半夏泻心汤、生姜泻心汤、甘草泻心汤、黄连汤、干姜黄芩黄连人参汤中的人参均有补中益气的功效。

4. 补益心气。如炙甘草汤，重用炙甘草四两并合用人参二两补益心气，以通心脉，所以炙甘草汤又称复脉汤。

5. 救逆固脱。代表方如四逆加人参汤、茯苓四逆汤，条文见于《伤寒论》："恶寒，脉微而复利，利止，亡血也，四逆加人参汤主之。""发汗，若下之，病仍不解，烦躁者，茯苓四逆汤主之。"临床常用参附汤抢救阳虚欲脱休克患者，症见畏寒肢冷、声低息微、冷汗淋漓、脉微欲绝。

（三）目前中药学对人参的认识

人参味甘、微苦，性平，归肺、脾、心经，具有大补元气、补脾益肺、养阴生津功效。大补元气，如独参汤、参附汤救阴固脱。补肺肾之气，治疗虚喘，如参蛤散。张锡纯认为虚喘的病机有四：第一，肾气亏虚，冲气、肝胃之气上逆；第二，胃气虚弱，气机上逆；第三，宗气亏虚；第四，劳瘵作喘，其中治疗肾虚虚喘代表方参赭镇气汤，人参借生赭石下陷之力救逆固脱。人参益气生津、养阴生津，以治疗消渴病。益气生血、益气摄血之归脾汤中用人参，治疗出血病证。

（四）药物鉴别应用

《本经》认为，人参味甘，性微寒，但目前《中药学》认为人参味甘，性温。历代医家对其性味争议较大，其实人参经过不同的炮制方法后，性味会发生改变。比如野山参、辽人参、吉人参，味甘，性寒；炮制之后的红参、白参多味甘，性温。人参是五加科植物，临床常用的种类有野山参、园参、生晒参、红参、白参。野山参长在深山野林。园参是人工种植产品，经过清洗，晒干成为生晒参。人参经过炮制、蒸制所得的是红参，红参中无糖，某些不良商家在人参中加红糖，美其名曰"红糖人参"，实为假货。加糖之后晒干为白人参。另外，产于朝鲜者名为高丽参。道地药材指的是辽宁、吉林所产人参。

党参为桔梗科植物，补气力量与人参相差较多，临床常用党参加大剂量代替人参。西洋参味苦、微甘，性寒，益气养阴清热功效强一些。太子参益气养阴生津，逊于西洋参。人参虽是好药，但不可滥用，妄用人参进补，可使得病情加重，所以我们临床要辨证论治。

（五）典型医案

1. 张锡纯医案：人参之性，虽长于补而有时善通。曾治邻村毛姓少年，伤寒已过旬日，阳明火实，大便燥结，原是承气汤证。然下不妨迟，愚对于此证，恒先用白虎汤清之，多有因服白虎汤大便得通而愈者。于是投以大剂白虎汤，一日连进二剂，至晚九句钟，火似见退而精神恍惚，大便亦未通行。诊其脉变为弦象，夫弦主火衰，亦主气虚，知其证清解已过，而其大便仍不通者，因其气分亏损，不能运行白虎汤凉润之力也。遂单用人参五钱煎汤俾服之，须臾大便即通，病亦遂愈。

按：凡服白虎汤后，大热已退，其大便犹未通者，愚恒用大黄细末一钱，或芒硝细末二钱，蜜水调服，大便即通，且通下即愈，断无降后不解之虞。而此证不用硝黄通其大便，转用人参通其大便，此《黄帝内经》（简称《内经》）所谓"塞因塞用"也。审脉无误，投药即随手奏效，谁谓中法之以脉断病者不足凭乎？此证气分既虚，初次即宜用白虎加人参汤，因火盛之时，辨脉未真，遂致白虎与人参前后分用，幸而成功。因此，自咎脉学之疏，益叹古人制言之精矣。（张锡纯《医学衷中参西录·人参解》）

2. 赵金铎医案：李某，患脑后发疮数月不愈。颈后溃烂碗口大小，脓水淋滴，疮面紫晦不解，僵卧床上，呻吟不已，痛苦万状。某日，日昳时分，卒发神志昏昧，扬手掷足，躁扰不宁，面赤如妆，汗出如油，急延赵氏救治。赵氏观病情危笃，于匆忙之中但凭其脉躁疾，舌黑如墨，遂臆断为"疮毒攻心""热陷营血"，率出犀角地黄汤合护心散与之。诊毕返寓二时许，病家遣伴告之，言药后病情更现危重，神昏躁扰，大汗淋漓，四肢厥逆，牙关紧闭。赵氏闻之愕然，思辨治未忒，何以至此？速往观之，病果如述。详诊其脉，虽躁疾而无根；撬口扪舌，不禁悚然，舌虽黑如墨，然滑如鱼体。至此方恍然大悟，愧当初之草草，疚辨治之有误。证非疮毒攻心、热陷营血，乃病延时日，真阴耗竭，屡用寒凉，虚阳上厥之危候。再按诊太溪，其脉不绝，知生机之犹存。遂改用参附汤合生脉散加童便，拟成一方投之。炮附子12g，红参9g，五味子9g，麦冬9g，童便1盅（兑服）。药成，撬开牙关，徐徐灌之，从暮至夜令3剂尽。合子夜阳回之际，始见患者汗止、静卧，四肢渐温，其脉续出，安然入睡。嗣后调理月余而起。

按： 因疮疡经久不愈，脓水淋漓，阴血枯涸，更因久服寒凉，阳气式微。无阳则阴无以生，无阴则阳无以化。真阴竭于内，虚阳厥于外，升降出入之机几废，致阴竭阳厥，至虚有盛候的复杂危重的临床证候，故病虽属至虚，而在外却出现烦躁面赤、昏乱闷绝、扬手掷足等邪实之假象。赵氏整体论证，据其舌黑如墨，然扪之滑如鱼体，脉虽疾促，但乏神无根，更能实事求是，总结误治的教训，将前车之鉴，引为后事之师，识契病机真要，抓住至虚的本质，翻然更张，本于阴阳互根的基本原理，取前人生脉散、参附汤两方合而用之，以参附汤救垂绝之阳，以生脉散敛将尽之阴，妙加有情之童便，从阳达阴，以防格拒，更用连煎频服，勿间其数，以阳回阴敛为度的服药方法，终令真阴渐复而守于内，真阳续回而安其宅。回阳不遗敛阴，敛阴不碍回阳，故得挽救垂危于顷刻。这正如张景岳所说："善补阳者，必于阴中求阳，则阳得阴助而生化无穷；善补阴者，必从阳中求阴，则阴得阳升而源泉不竭。"（邱德文，沙凤桐，熊兴平.中国名老中医药专家学术经验集第三卷.贵阳：贵州科技出版社，1996：552-553.）

术

味苦,温。主治风寒湿痹,死肌,痉,疸,止汗,除热,消食。

(一)原文阐释

1. 风寒湿痹。《本经》中未区分苍术和白术,但二者均可以治疗风寒湿痹,《素问·痹论》云:"风寒湿三气杂至,合而为痹。其风气胜者为行痹,寒气胜者为痛痹,湿气胜者为著痹。"风寒湿邪侵袭人体,筋脉痹阻,不通则痛,故见肢体关节疼痛重着,阴雨天加重,甚者活动受限。联系《伤寒论》《金匮要略》,文中多次提到"风湿相搏""身体疼烦,不能自转侧""骨节疼烦,掣痛不得屈伸,近之则痛剧""湿家身烦疼"等表现,方剂有白术附子汤、甘草附子汤、麻黄加术汤、桂枝芍药知母汤,均用到白术以祛湿除痹。

2. 死肌。脾主肌肉、四肢,脾主运化水湿,主升清,《内经》云"脾气散精",意将水谷精微输送至四肢百骸、肌肉,以维持其正常的生理活动。《神农本草经读》云:"死肌者,湿侵肌肉也。"白术通过健脾益气、祛湿,治疗脾虚湿盛,或外湿侵袭,湿邪浸渍肌肉引起的四肢沉重乏力,甚至痿废不用。国医大师邓铁涛教授主持补中益气汤治疗重症肌无力的科研课题,取得了很大成果,补中益气汤方中就有白术。

3. 痉。指白术可治疗外感湿邪,留于关节引起的痉证。《神农本草经读》云:"痉者,湿流关节也。"可以结合《素问·至真要大论》中"诸痉项强,皆属于湿"来理解。痉,是一类拘挛病候，可表现为颈项部肌肉关节强直疼痛，多因感受湿邪。湿性滞着，留于关节，阻碍局部气血运行，故表现为局限性的关节强直、疼痛、屈伸不利等。这种痉与全身性的抽搐、眩晕、昏仆的病证当予鉴别。

4. 疸。指"黄疸"。《金匮要略》提到"然黄家所得，从湿得之"，说明黄疸病与湿邪关系密切，治疗提出"诸病黄家，当利其小便""黄疸病，茵陈五苓散主之"。方中茵陈清利湿热，白术、猪苓、茯苓、泽泻利湿行水以去黄，治疗阳黄。又如《医学心悟》茵陈术附汤，方用白术二钱健脾祛湿，配合干姜、附子、肉桂等温阳利湿退黄，治疗"阴黄身冷，脉沉细，身如熏黄，小便自利者"。

5. 止汗。可联系后世玉屏风散，方用黄芪、白术、防风，其中白术健脾益气，助黄芪加强益气固表之功，治疗脾肺气虚，肺卫不固，感受风邪，津液外泄所致之自汗。

6. 除热。外感风寒湿邪，日久化热，可运用白术以祛湿，"湿退则热孤"，从而达到除热的功效。

7. 消食。指白术可健脾消食，促进脾胃运化。如《医宗金鉴》开胃进食汤，方中人参、白术、茯苓益气健脾，治疗脾胃虚弱所致的不思饮食、倦怠乏力等，方歌如下：开胃进食治不食，少食难化胃脾虚，丁木藿香莲子朴，六君砂麦与神曲。

（二）张仲景对白术的运用

《伤寒论》中含"白术"的方剂有 10 方，《金匮要略》中含"白术"的方剂有 23 方，去掉重复的方剂，共 30 方。见表 2。

表 2　张仲景使用白术方剂

方　名	白术剂量
天雄散，当归散	八两
桂枝芍药知母汤	五两
去桂加白术汤，附子汤，麻黄加术汤，越婢加术汤，越婢汤（风水加术），当归芍药散	四两
理中丸（渴欲饮水加至四两半），桂枝去桂加茯苓白术汤，桂枝人参汤，黄土汤，人参汤，茯苓泽泻汤	三两
茯苓桂枝白术甘草汤，真武汤，白术附子汤，甘草附子汤，甘草干姜茯苓白术汤，茯苓戎盐汤，枳术汤，泽泻汤	二两
当归生姜羊肉汤（痛多而呕者加橘皮、白术）	一两
防己黄芪汤	七钱半
猪苓散	1/3 方寸匕
五苓散	十八铢
麻黄升麻汤	六铢
侯氏黑散	十分
薯蓣丸	六分
白术散	四分
茵陈五苓散	详见原文

1. 风湿或风寒湿痹。如"风湿，脉浮身重，汗出恶风者，防己黄芪汤主之"。方中白术祛湿走表，防己祛风除湿，黄芪益卫固表，防己、黄芪二者兼以利水，标本兼治。治疗风寒湿痹方剂上文已涉及，不再赘述。

2. 寒湿腰痛。"肾着之病，其人身体重，腰中冷，如坐水中，形如水状，反不渴，小便自利，饮食如故，病属下焦，身劳汗出，衣里冷湿，久久得之，腰以下冷痛，腹重如带五千钱，甘姜苓术汤主之。"寒为阴邪，其性收引、凝滞，寒邪侵袭腰部可引起腰痛、拘挛不舒，腰中冷。如坐水中，形如水状。湿亦为阴邪，其性黏滞，寒湿侵袭腰部留滞不去，导致腰部冷痛重着，故名为"肾着"。清代医家陈修园云："其治不在温肾以散寒，而在燠土以胜水。若用桂、附，则反伤肾之阴矣。"方中干姜温中散寒，白术健脾祛湿，茯苓利水渗湿，甘草补益脾气，四者共用以祛寒湿之邪。

3. 水气病。以苓桂剂为代表，如苓桂术甘汤、五苓散。此外，泽泻汤、枳术汤、茯苓泽泻汤、桂枝去桂加茯苓白术汤也是治疗水饮为患的方剂。方中白术健脾化饮。

4. 水肿。如越婢加术汤治疗"里水"，防己黄芪汤治疗"风水"，真武汤治疗阳虚水泛。方中白术健脾利水。

5. 霍乱。张仲景所指霍乱不同于西医学所指的传染病"霍乱"。《伤寒论》382 条云："呕吐而利，此名霍乱。"386 条云："霍乱……寒多不用水者，理中丸主之。"理中丸加减中，"下多者，还用术"，可见白术可以健脾止泻治疗腹泻病证。

6. 妇科相关疾病。如当归芍药散、白术散。《金匮要略》云："妇人腹中诸疾痛，当归芍药散主之。""妊娠养胎，白术散主之。"

（三）目前中药学对白术的认识

白术味甘、苦，性温，归脾、胃经。

1. 健脾益气。代表方剂四君子汤，四君子汤类方有异功散、六君子汤、香砂六君子汤、参苓白术散、八珍汤等。参苓白术散治疗脾虚湿盛泄泻病证时，散剂、丸剂效果优于汤剂。

2. 止汗。如玉屏风散，可加用山萸肉 30 ～ 60g，麻黄根 30g，煅牡蛎 30g，治疗表虚自汗效佳。

3. 安胎。白术用于安胎时，常与黄芩配伍应用。《沈氏女科辑要》云："方约之曰：妇人有娠则碍脾，运化迟而生湿，湿而生热，丹溪用白术、黄芩为安胎圣药。"

《珍珠囊补遗药性赋》对白术的功效做了很好的概括："白术，可升可降，阳也。其用有四：利水道，有除湿之功；强脾胃，有进食之效；佐黄芩有安胎之能；君枳实有消痞之妙。"金代张元素创制枳术丸，其中白术二两、枳实一两以健脾消痞，治疗脾胃运化无力，饮食停滞，腹胀痞满。枳术丸需要与张仲景枳术汤相鉴别，《金匮要略》云："心下坚大如盘，边如旋盘，水饮所作，枳术汤主之。"方中枳实七枚、白术二两，主治心下水饮结聚。

（四）白术与苍术的鉴别运用

《本经》中未区分苍术和白术。在南北朝时期，陶弘景编著的《本草经集注》中始有苍术与白术之分。二者均可燥湿健脾，区别在于苍术味辛、苦，性温，燥性较强，其燥湿力量优于白术。代表方剂如平胃散，燥湿运脾，行气和胃，其所治之病与湿、食有关。如《医宗金鉴·杂病心法要诀》云："一切伤食脾胃病，痞胀呕哕不能食，吞酸恶心并嗳气，平胃苍朴草陈皮。"平胃散加黄芩、黄连名为"芩连平胃散"，治疗脾胃湿热病证。平胃散与小柴胡汤合用，名为"柴平汤"，可治疗肝胆气郁，脾胃湿滞所致的胸胁苦满、脘腹痞满、嘈杂吞酸、恶心呕吐。平胃散与五苓散合用，名为"胃苓汤"，可利水止泻、祛湿和胃，治疗脾虚湿盛所致之水肿、泄泻。苍术另有祛风散寒的功效，如《医方集解》神术散，由苍术、防风、甘草组成，主治"内伤饮冷，外感寒邪而无汗者"。北京中医医院已故名老中医许公岩先生经验方苍麻丸，由苍术、麻黄、莱菔子、桔梗组成。方中苍术燥湿健脾，使脾气上升，津液上归于肺；麻黄辛温通阳，宣肺利水。二药配伍源于《金匮要略》麻黄加术汤，共奏升脾宣肺化湿之功。许老认为苍术、麻黄等量使用，能发大汗；苍术药量倍于麻黄药量则发小汗；苍术药量 3 倍于麻黄药量，常有较强的利尿作用，见尿量增多；苍术药量 4 倍、5 倍于麻黄药量，虽无明显之汗利作用，而湿邪却能自化。再配伍莱菔子理气化痰湿以助胃气下行，桔梗辛平以复脾肺之升降。全方理脾宣肺，推化寒湿，常用于治疗呼吸系统咳、痰、喘疾病证属痰湿水湿内停者。白术更偏于健脾益气，代表方如四君子汤。

（五）白术的不同炮制方法及功用

生白术具有通便之功源于《金匮要略》"若大便坚，小便自利者，去桂加白术汤主之"。生白术通便侧重于运化脾阳，脾之为胃行其津液以通大便，不同于大黄之"荡涤肠胃，推陈致新"。名老中医魏龙骧先生主张用生白术治疗便秘，"少则一二两，重则四五两，便干结者加生地以滋之，时或少佐升麻，乃升清降浊之意"。笔者临床治疗老年习惯性便秘常用生白术、莱菔子、赤芍、白芍等，也取得了满意效果。炒白术健脾益气；焦白术健运脾胃，开胃消食，治疗小儿脾胃虚弱，纳呆食少；土炒白术健脾止泻之力更强。赵进喜教授治疗脾虚湿盛泄泻病证时常苍术、白术各 15g 并用，兼有手足冷者，加用补骨脂 30g。

（六）典型医案

1. 魏龙骧医案：高龄患便秘者实为不少。一老人患偏枯，步履艰难，起坐不便，更兼便秘，查其舌质偏淡，苔灰黑而腻，脉见细弦。此乃命门火衰，脾失运转，阴结之象也。处方以生白术二两为主，加肉桂一钱，佐以厚朴二钱，大便遂能自通，灰苔亦退，减轻不少痛苦。类似患者，亦多有效，毋庸一一列举。

按：或曰："便秘一症，理应以通幽润燥为正途，今重用燥脾止泻之白术，岂非背道而驰，愈燥愈秘乎！"余解之曰："叶氏有言，脾宜升则健，胃主降则和。又云，太阴湿土得阳始运，阳明阳土得阴自安，以脾喜刚燥胃喜柔润也，仲景急下存津，其治在胃，东垣大升阳气其治在脾。"便干结者，阴不足以濡之。然从事滋润，而脾不运化，脾亦不能为胃行其津液，终属治标。重用白术，运化脾阳，实为治本之图。故余治便秘，概以生白术为主，少则一二两，重则四五两，便干结者加生地黄以滋之，时或少佐升麻，乃升清降浊之意，若便难下而不干结，或稀软者，其苔多呈黑灰而质滑，脉亦多细弱，则属阴结脾约，又当增加肉桂、附子、厚朴、干姜等温化之味，不必通便而便自爽。[魏龙骧.医话四则.新医药学杂志，1978（4）：9-10.]

2. 许公岩医案：孙某，女，10岁。1973年4月3日因喘咳加重已两月余而来门诊治疗。患者自幼起受凉后即发咳嗽，一年四季咳喘不已，绵延将十年之久，近两个月来哮喘加重，咳痰白黏，食少便秘，舌苔白，脉滑。证为脾虚湿积，痰浊阻肺，治以升脾宣肺、化痰定喘之法。方药：苍术10g，麻黄 3g，莱菔子 15g，熟大黄 6g。上方连服 3 剂，证即消失，1年后追访病未复发。

　　按：许老对湿证治疗的用药特点是用苍术、麻黄升脾宣肺以化湿，随症加减，多年临床验证，确实疗效较佳。因苍术苦温为燥湿健脾之要药，故治湿必以苍术为主体，然脾虚肺亦不能独健，通调受阻则湿亦必停，要使湿邪化去而不复再聚，必配以辛温能发汗利尿之麻黄助肺宣达，加强气化通调下输功能，使两药协同以完成祛邪而复正。但疾病的正邪盛衰、病程、病情、病位，患者年龄大小与体质强弱等各有不同，故要随机应变，方药亦须有所增益。另外许老经常强调的一点是，治湿之法要像铲草除根使除之务尽，服药时间要稍长一点。在服药的同时尤应严加纠正患者因饮食偏嗜而致病的种种不良生活习惯，如戒除嗜茶、饮酒或暴食生冷等，否则添病的机会就更多，久延成败不易收拾，治疗用药就更加困难了。（编委会．北京市老中医医案选编．北京：北京出版社，1980：180-187.）

甘 草

味甘,平。主五脏六腑寒热邪气,坚筋骨,长肌肉,倍力。金疮肿,解毒。

(一) 原文阐释

1. 主五脏六腑寒热邪气。甘草味甘,性平。甘药能补、能和、和缓,可调和脏腑阴阳,《本草崇原》云:"五脏为阴,六腑为阳。寒病为阴,热病为阳。甘草味甘,调和脏腑,通贯阴阳,故治理脏腑阴阳之正气,以除寒热阴阳之邪气也。"

2. 坚筋骨,长肌肉,倍力。脾主肌肉四肢,甘草味甘,性平,主入脾、胃经,脾胃为后天之本,为气血生化之源,甘草补益脾胃,脾气能把水谷精微布散于全身各个脏腑经络,间接对其他脏腑有补益作用,从而达到坚筋骨、长肌肉、倍力的功效。《外台秘要》记载"甘草丸",以甘草四两为主药,配伍人参、白术、芍药、黄芪、远志、大麦而成,功效为"安养五脏,长肌肉,调经脉,下气,补脾胃,益精神,令人能食,强健倍力"。

3. 金疮肿,解毒。金疮肿指刀剑之伤感染后出现的疮疡肿毒。此外,外科病证出现的疮疡肿毒也可以用甘草清热解毒治疗,可联系后世四妙勇安汤、仙方活命饮、阳和汤。此外,甘草还可解药毒,如附子、乌头等。

(二) 张仲景对甘草的应用

《伤寒论》中含"甘草"的方剂有70方,《金匮要略》中含"甘草"的方剂有 74 方，去掉重复的方剂，共 119 方。见表 3。

表 3   张仲景使用甘草方剂

方 名	甘草剂量
橘皮竹茹汤	五两
甘草干姜汤，芍药甘草汤，甘草泻心汤，桂枝人参汤，炙甘草汤	四两
桂枝加附子汤，小柴胡汤，小青龙汤，芍药甘草附子汤，半夏泻心汤，生姜泻心汤，旋覆代赭汤，理中丸，当归四逆汤，黄连汤，黄土汤，乌头汤，小建中汤（《金匮要略》），黄芪建中汤，小青龙加石膏汤，人参汤，紫参汤，甘麦大枣汤，厚朴七物汤，大黄䗪虫丸，泽漆汤	三两
调胃承气汤，桂枝甘草汤，葛根黄芩黄连汤，麻黄杏仁甘草石膏汤，栀子甘草豉汤，甘草汤，桔梗汤，通脉四逆汤，四逆加人参汤，通脉四逆加猪胆汁汤，四逆汤，桂枝汤，桂枝加葛根汤，桂枝加厚朴杏子汤，桂枝去芍药汤，桂枝去芍药加附子汤，白虎加人参汤，桂枝去桂加茯苓白术汤，葛根汤，葛根加半夏汤，大青龙汤，新加汤，茯苓桂枝甘草大枣汤，厚朴生姜半夏甘草人参汤，茯苓桂枝白术甘草汤，小建中汤（《伤寒论》），桂枝加桂汤，桂枝甘草龙骨牡蛎汤，柴胡桂枝干姜汤，黄芩汤，黄芩加半夏生姜汤，桂枝附子汤，去桂加白术汤，甘草附子汤，白虎汤，桂枝加芍药汤，麻黄附子甘草汤，麻黄附子汤，竹叶石膏汤，麻黄连翘赤小豆汤，桂枝加大黄汤，茯苓四逆汤，桃核承气汤，当归四逆加吴茱萸生姜汤，升麻鳖甲汤，大黄甘草汤，排脓汤，甘草粉蜜汤，栝楼桂枝汤，桂枝芍药知母汤，越婢加术汤，桂枝加龙骨牡蛎汤，甘草干姜茯苓白术汤，越婢汤，防己茯苓汤，甘草麻黄汤，桂枝加黄芪汤，桂枝去芍药加麻黄细辛附子汤，桂枝去芍药加蜀漆牡蛎龙骨救逆汤，茯苓泽泻汤，芎归胶艾汤，白头翁加甘草阿胶汤，温经汤，白虎加桂枝汤，风引汤，奔豚汤，麦门冬汤，越婢加半夏汤，乌头桂枝汤	二两
桂枝二麻黄一汤	一两二铢
柴胡加芒硝汤，栀子柏皮汤，桂枝麻黄各半汤，麻黄汤，茯苓甘草汤，柴胡桂枝汤，麻黄杏仁薏苡甘草汤，酸枣仁汤，麻黄加术汤，白术附子汤，附子粳米汤，茯苓杏仁甘草汤，竹叶汤	一两
防己黄芪汤	半两

方 名	甘草剂量
桂枝二越婢一汤	十八铢
麻黄升麻汤	六铢
薯蓣丸	二十八分
王不留行散	十八分
四逆散	十分
竹皮大丸	七分
半夏散及汤	1/3方寸匕
甘遂半夏汤	如指大一枚
防己地黄汤	一分

1. 清热解毒。张仲景用甘草有生甘草和炙甘草之分，涉及生甘草的方剂有两个，即甘草汤和桔梗汤。"少阴病二三日，咽痛者，可与甘草汤，不差，与桔梗汤。"临床可用于治疗热毒上壅所致咽喉肿痛，有清热解毒的功效。单用甘草如效果不佳，可加桔梗，即桔梗汤清热利咽，临床还可加连翘、牛蒡子、板蓝根、射干提高疗效。中国中医科学院西苑医院已故肾病大家时振声教授常用银蒲玄麦甘桔汤（金银花、蒲公英、玄参、麦冬、生甘草、桔梗）治疗肾炎合并咽痛者。

2. 气液不足。如炙甘草汤用于治疗心气血阴阳俱虚所致的心律失常。"脉结代，心动悸，炙甘草汤主之。"本方重用炙甘草四两补益心气，需要注意的是，张仲景所用的炙甘草是炒甘草，并非我们当今的蜜炙甘草。此外，小建中汤，黄芪建中汤，泻心汤类方如半夏泻心汤、甘草泻心汤、生姜泻心汤都能体现炙甘草补益中气的作用。

3. 烦痛挛急。甘草可以治疗烦痛躁逆，如甘麦大枣汤治疗妇人脏躁之"烦"，"妇人脏躁，喜悲伤欲哭，象如神灵所作，数欠伸，甘麦大枣汤主之"。治疗疼痛的方剂如桂枝芍药知母汤治"诸肢节疼痛"，小建中汤治"腹中痛"，柴胡桂枝汤治"肢节烦疼"，芍药甘草汤治"脚挛急"。此外，芍药甘草汤还有酸甘化阴、缓急止痛的功效，国医大师吕仁和教授常用于治疗急性脑梗后膈肌痉挛导致的呃逆。

4.调和药性。甘草与峻烈药物一同使用可以缓和药性。如调胃承气汤，用甘草可缓和大黄、芒硝之峻猛，使其缓缓下之。关于调和诸药，《本经疏证》指出："《伤寒论》《金匮要略》两书中，凡为方二百五十，用甘草者至百二十方，非甘草之主病多，乃诸方必合甘草，始能曲当病情也。凡药之散者，外而不内（如麻黄汤、桂枝汤、青龙汤、柴胡汤、葛根汤等），攻者下而不上（如调胃承气汤、桃仁承气汤、大黄甘草汤等），温者燥而不濡（四逆汤、吴茱萸汤等），清者洌而不和（白虎汤、竹叶石膏汤等），杂者众而不群（诸泻心汤、乌梅丸等），毒者暴而无制（乌梅汤、大黄䗪虫丸等），若无甘草调剂其间，遂其往而不返。以为行险侥幸之计，不异于破釜沉舟，可胜而不可不胜，讵诚决胜之道耶？"说明甘草在方剂中，可以使方中药物协调而不相争，根据病情需要共同发挥作用，同时甘草能牵制发散药、攻下药、温燥药、清热药、有毒药之峻烈，使治病的同时不伤正气。

（三）目前中药学对甘草的认识

甘草味甘，性平，归心、肺、脾、胃经。

1.健脾益气。如四君子汤是健脾益气的基础方，组成包括人参、白术、茯苓、甘草。此外，还有四君子汤类方，如六君子汤、香砂六君子汤、参苓白术散等。

2.润肺止咳。无论寒热咳嗽，甘草均能起止咳之功效。如治疗风寒咳嗽的华盖散（华盖麻杏紫苏子，茯苓陈草桑白皮，风寒束肺痰不爽，急宜煎服莫迟疑），治疗风热咳嗽的桑菊饮。

3.扶正祛邪。如《幼科类萃》中"甘桔汤"，用药为人参五钱，桔梗一两，甘草二钱，治疗"小儿感冒风热，火气熏逼，痘疮蕴毒上攻，咽喉肿胀，痰气不顺，咳嗽失音"，炙甘草与人参可补气扶正祛邪，生甘草与桔梗可利咽喉。《太平圣惠方》记载"甘草汤"，用药为炙甘草一两，栀子仁一两，黄柏一两，白术一两，治疗"脾脏瘀热不散，心神烦乱，小便赤涩，或汗出如柏汁"。《圣济总录》记载"甘草汤"用药炙甘草半两，生姜一分，生蜜一合，治疗"夏月暴下热痢"。

4.解毒。甘草解毒似黄芪，可通过补益中气以托毒外出，《汤液本草》指出甘草"能消五发之疮疽"，且"消疮与黄芪同功，黄芪亦能消诸肿毒疮疽"。《本草约言》云："生用性寒，能泻胃火，解热毒，诸痈疽疮疡，红肿未溃者，宜生用。其已溃与不红肿者，宜蜜炙用。"指出甘草解热毒需生用。

（四）使用甘草注意事项

"十八反"中"藻戟遂芫俱战草"，指甘草与海藻、大戟、甘遂、芫花相反，不宜同用。因为甘者令人中满，湿热内蕴导致脘腹痞满也不适合使用甘草。甘草有肾上腺皮质激素样作用，需注意可能导致水钠潴留，造成水肿、低钾血症。复方甘草片为常用的止咳药，由甘草流浸膏、阿片粉、樟脑、八角茴香、苯甲酸钠所组成。其中甘草流浸膏为保护性镇咳祛痰剂，阿片粉有较强镇咳作用。本药不可长期服用，可导

上品

致患者对药物产生依赖性，运动员、孕妇及哺乳期妇女和胃炎及胃溃疡患者慎用该药品，高血压患者服用本品期间应注意监测血压。

（五）典型医案

1.岳美中医案：阎某，男性，21岁，唐山市人，汽车司机。素患鼻衄，初未在意。某日，因长途出车，车生故障，修理3日始归家，当晚6时许开始衄血，势如涌泉，历5个多小时不止，家属惶急无策，深夜叩诊，往视之，见患者头倾枕侧，鼻血仍滴沥不止，炕下承以铜盆，血盈其半。患者面如白纸，近之则冷气袭人，抚之不温，问之不语，脉若有若无，神智已失，急疏甘草干姜汤（甘草9g，炮干姜9g），即煎令服，2小时后手足转温，神智渐清，脉渐起，能出语，衄亦遂止，翌晨更与阿胶12g，水煎日服2次，后追访，未复发。

按： 患者素有鼻衄，阳络已伤，今因事不如意，肝气大升，遂至血出如涌。《灵枢·寒热病》所谓"暴瘅内逆，肝肺相搏，血溢鼻口"即其病因病机。然此例出血过多，阴液骤失，阳无所附，又值夜半，阴自旺于阳时，阳气暴亡之象毕现，如执补血、止血之法，阴或可挽而阳终难复，变生顷刻。此际，唯冀速回其阳，待厥愈足温，脉续出，神志清醒之后，方可缓图徐治，甘草干姜汤之施，意即在此，然甘草干姜汤非止血之剂，而血竟得止，是因为"阳者，卫外而为固也"（《素问·生气通天论》），阳固则阴自安于内守，即堤防既固，水流则无泛滥之虞。（中国中医研究院.岳美中医案集.北京：人民卫生出版社，2005：152.）

2. 张圭甫医案：蔡某，男，34岁。初诊：1985年6月17日。主诉：胸闷心慌不适1个月余。患者胸闷心慌，心电图示：室性早搏呈二联律，诊为"病毒性心肌炎"，收入病房。刻诊：胸闷心慌伴乏力肢软，夜寐欠安，舌质淡红，苔薄，脉结代。检查：心律不齐，早搏7～8次/分，未闻及明显病理性杂音。心电图示：室性早搏。此乃营血亏损，心无所养。拟通阳复脉，滋阴养血。予炙甘草汤加减：炒党参15g，生姜片5片，生地黄12g，熟地黄12g，川桂枝9g，大麦冬12g，胡麻仁9g，珍珠母30g，桑椹10g，炙甘草9g，大红枣7枚。5剂。早搏仍明显，8次/分左右，舌质淡红苔薄，脉细结代。原法甘草加至24g。5剂。药后症状明显好转，早搏消失，心电图正常。再拟原法出入。服药2个月余，随访2年，未复发。

按：本例病毒性心肌炎，室性早搏频繁，符合脉结代心悸的证候，因而投以炙甘草汤主之。初不效，关键在于甘草的用量，仲景以炙甘草汤命名，显然以甘草为君，笔者竟退甘草于附属地位，不知甘草具有通经脉、利血气之功能，而只重视了甘草调和诸药的功效，故在治疗上往往失败。当重用甘草加至24g时，收效满意。[张圭甫.重用甘草医案三则.辽宁中医杂志，1990（9）：36-37.]

大　枣

味甘，平。主心腹邪气，安中养脾，助十二经，平胃气，通九窍。补少气、少津液，身中不足，大惊，四肢重。和百药。

（一）原文阐释

1. 主心腹邪气。大枣"主心腹邪气"，柴胡"主心腹，去肠胃中结气"，二者都可以主治心腹相关疾病，但作用有别，大枣扶正以祛邪，柴胡祛邪以扶正。

2. 安中养脾，助十二经，平胃气，通九窍。《素问·灵兰秘典论》云："脾胃者，仓廪之官，五味出焉。"《灵枢·五味》云："胃者，五脏六腑之海也，水谷皆入于胃，五脏六腑皆禀气于胃。"可见脾胃为气血生化之源，大枣可以健脾益胃，以生气血，助十二经。《素问·通评虚实论》云："头痛耳鸣，九窍不利，肠胃之所生也。"大枣补益脾胃，通九窍，因此可以治疗九窍不利。

3. 补少气、少津液。一方面大枣有补益脾气的功效，另一方面有养阴益津液的功效，如炙甘草汤，炙甘草汤里面用12枚大枣，主治气血阴阳亏虚，治疗"心动悸，脉结代"。

4. 身中不足，四肢重。《素问·太阴阳明论》云："脾病不能为胃行其津液，四肢不得禀水谷气，气日以衰，脉道不利，筋骨肌肉皆无气以生，故不用焉。"脾主肌肉、四肢，大枣健脾，为胃行其津液，四肢得充，因此可以治疗"身中不足，四肢重"。

5. 大惊。大枣有安神定惊的功效，如治疗"妇人脏躁，喜悲伤欲哭"，方用甘麦大枣汤。

6. 和百药。和百药意为调和诸药，应用广泛。

（二）张仲景对大枣的运用

《伤寒论》中含"大枣"的方剂有40方，《金匮要略》中含"大枣"的方剂有28方，去掉重复的方剂，共39方。见表4。

表4　张仲景使用大枣方剂

方　名	大枣剂量（枚）
薯蓣丸	100
炙甘草汤，橘皮竹茹汤	30
当归四逆汤，当归四逆加吴茱萸生姜汤	25
黄芩加半夏生姜汤	20
茯苓桂枝甘草大枣汤，越婢加术汤，越婢加半夏汤，越婢汤，竹叶汤	15
桂枝汤，桂枝加葛根汤，桂枝加厚朴杏子汤，桂枝加附子汤，桂枝加芍药汤，桂枝去芍药加附子汤，桂枝去桂加茯苓白术汤，葛根汤，葛根加半夏汤，小柴胡汤，新加汤，小建中汤，大柴胡汤，桂枝去芍药加蜀漆牡蛎龙骨救逆汤，半夏泻心汤，生姜泻心汤，甘草泻心汤，旋覆代赭汤，黄芩汤，黄芩加半夏生姜汤，桂枝附子汤，去桂加白术汤，吴茱萸汤，桂枝加芍药汤，麻黄连翘赤小豆汤，桂枝加大黄汤，黄连汤，葶苈大枣泻肺汤，栝楼桂枝汤，黄芪桂枝五物汤，桂枝加龙骨牡蛎汤，黄芪建中汤，桂枝加桂汤，桂枝加黄芪汤，桂枝去芍药加麻黄细辛附子汤，麦门冬汤	12
十枣汤，大青龙汤，排脓汤，附子粳米汤，甘麦大枣汤，厚朴七物汤	10
射干麻黄汤	7
柴胡桂枝汤，柴胡加龙骨牡蛎汤，白术附子汤，柴胡桂枝汤	6
桂枝二麻黄一汤	5

续表

方 名	大枣剂量（枚）
桂枝二越婢一汤，柴胡加芒硝汤，桂枝麻黄各半汤	4
乌头桂枝汤	2
防己黄芪汤	1
皂荚丸	枣膏和汤
竹皮大丸	枣肉和丸

1. 虚人外感常用大枣。如桂枝汤，"头痛发热，汗出恶风，桂枝汤主之"。中风表虚汗出易伤津液，用大枣养津液，联系《本经》大枣"补少津液"。

2. 凡逐水峻剂常用大枣。如十枣汤，大枣和甘遂、大戟、芫花等峻猛泻水逐饮药物合用以治疗悬饮。我们在学习十枣汤时，要掌握它的方药组成，最关键是要学习用药调护："先煮大枣肥者十枚，取八合，去滓，内药末，强人服一钱匕，羸人服半钱，温服之，平旦服。若下少病不除者，明日更服，加半钱，得快下利后，糜粥自养。"一，"先煮大枣肥者十枚"，送服散剂，取大枣和百药之功。二，"强人服一钱匕，羸人服半钱"，即因人制宜，体质强壮的人可服一钱匕，体质虚弱的人服半钱即可。三，"平旦服""温服"，晨起温服，便于药物吸收，提高疗效。四，注意观察用药反应，下少可再服，中病即止，如"得快下利后"食用米粥，固护胃气。北京中医药大学已故周平安教授曾在东直门医院"铿锵中医行"学术沙龙中介绍他在急诊科当主任的时候，用十枣汤治疗难治性胸腔积液，取得了较好疗效。此外，还有葶苈大枣泻肺汤、枣膏和汤送服皂荚丸，都体现了逐水峻剂多合用大枣。如"咳逆倚息不得卧，葶苈大枣泻肺汤主之""咳逆上气，时时吐浊，但坐不得眠，皂荚丸主之"。

3. 凡和剂常用大枣。如小柴胡汤，小柴胡汤的主要病机是"血弱气尽，腠理开，邪气因入，与正气相搏"，患者体质虚弱，腠理疏松，就容易感受外邪，本方用大枣有扶正祛邪之意。若咳者，小柴胡汤去人参、大枣、生姜，加干姜、五味子，说明治疗寒饮咳喘应去大枣，大枣为甘味之药，甘者易生满病，有助痰湿之弊。

4. 治疗神志病用大枣。甘麦大枣汤治疗妇人脏躁，喜悲伤欲哭，临床常用于治疗神经官能症、抑郁焦虑、更年期综合征。本方需要与酸枣仁汤相鉴别，二者不可混淆，酸枣仁养心安神，治疗"虚劳虚烦不得眠"。

5. 凡挛引强急多用大枣。日本医家吉益东洞《药征》云："大枣主治挛引强急也。"考十枣汤证"引胁下痛"，苓桂枣甘汤证"欲作奔豚"，小柴胡汤证"颈项强""胁痛"，小建中汤证"急痛"，黄连汤证"腹中痛"，葛根汤证"项背强"。"历观此诸方，皆其所诸证，而有挛引强急之状也，用大枣则有治矣。"吉益东洞归纳了仲景方剂中使用大枣"挛引强急"的规律性。

6. 津亏血少多用大枣。如炙甘草汤治疗心气血阴阳亏虚"心动悸"，当归四逆汤治疗血虚寒厥，麦门冬汤治疗津液亏虚，胃气上逆所致"咽喉不利"。

（三）目前中药学对大枣的认识

大枣味甘，性温，归脾、胃、心经，健脾益气，养血安神。大枣与党参、白术、茯苓配伍可以健脾益气，治疗脾虚湿盛参苓白术散；枣汤调服健脾益气，治疗心脾两虚，心烦失眠，用大枣养血安神。此外大枣可以调和中药，改善汤药口感。生姜和大枣配伍可以调和脾胃。脾胃湿热的患者，多有脘腹痞满，避免使用大枣，有助湿生热之弊，王好古云："中满者勿食甘，甘令人满。"此外，不可贪食大枣，《本草纲目》云："若无故频食，则生虫损齿，贻害多矣。"

（四）典型医案

1. 岳美中医案：1936 年于山东菏泽县医院，诊一男子，年约 30 岁，中等身材，黄白面色，因患精神病，曾两次去济南精神病医院治疗无效而来求诊。查其具有典型的悲伤欲哭，喜怒无常，不时欠伸，状似"巫婆拟神灵"的脏躁症。遂投以甘麦大枣汤：甘草 9g，小麦 9g，大枣 6 枚。药尽 7 剂而愈，追踪三年未发。（中国中医研究院．岳美中医案集．北京：人民卫生出版社，2005：96.）

2. 刘渡舟医案：赵某，男，46 岁。患肝硬化腹水，腹胀如瓮，大便秘结不畅，小便点滴不利，中西医屡治无效，痛苦万分，自谓必死无救。切其脉沉弦有力，舌苔白腻而润。观其人神完气足，病虽重而体力未衰。刘老辨为肝硬化腹水之实证。邪气有余，正气不衰。治当祛邪以压正。如果迟迟坐视不救，挽留水毒而不敢攻下之，医之所误也。处以桂枝汤减甘草合消水丹方：甘遂 10g，沉香 10g，琥珀 10g，枳实 5g，麝香 0.15g。上药共研细末，装入胶囊中，每粒重 0.4g，每次服 4 粒。晨起空腹用桂枝 10g，芍药 10g，生姜 10g，肥大枣 20 枚煎汤送服。服药后，患者感觉胃肠翻腾，腹痛欲吐，心中懊憹不宁，未几则大便开始泻下，至两三次之时，小便亦随之增加，此时腹胀减轻，如释重负，随后能睡卧休息。时隔两日，切脉验舌，知其腹水犹未尽，照方又进一剂，大便作泻3次，比上次药后更为畅快，腹围减少，肚胀乃安。此时患者唯觉疲乏无力，食后腹中不适，切其脉沉弦而软，舌苔白腻变薄，改用补中益气汤加砂仁、木香补脾醒胃，或五补一攻，或七补一攻，小心谨慎治疗，终于化险为夷，死里逃生。

按："肝硬化腹水"是一个临床大证，若为消除腹水与肿胀，概用峻药利尿，虽可暂时减轻痛苦，但时间一长，则利尿无效，水无从出，患者鼓胀反而会加重，甚至导致死亡。刘老治此病，不急于利水消肿，而是辨清寒热虚实然后为之。本案肝硬化腹水出现小便黄赤而短，大便秘结不通，腹胀而按之疼痛，神色不衰，脉来沉实任按，舌苔厚腻，乃是湿热积滞、肝不疏泄、脾肾不衰的反映，此时可以考虑攻水消胀，用桂枝汤去甘草合消水丹。消水丹为近代医人方，内有甘遂与枳实，破气逐水，以祛邪气。然毕竟是临床大证，利之过猛，恐伤正气，故此合桂枝汤。用桂枝护其阳；芍药以护其阴；生姜健胃以防呕吐；肥大枣用至20枚之多，以减甘遂之峻猛，又预防脾气胃液之创伤，具有"十枣汤"之意。去甘草者，以甘草与甘遂相反之故也，本方祛邪而不伤正，保存了正气，则立于不败之地。（刘渡舟，陈明．刘渡舟临证验案精选．北京：学苑出版社，1996：76-77．）

地 黄

味甘，寒。主折跌绝筋，伤中，逐血痹，逐骨髓，长肌肉，作汤除寒热积聚，除痹。生者尤良。

（一）原文阐释

1. 主折跌绝筋。地黄可作为伤科用药，内服外用均可，主治跌打损伤。《本草求真》云："折跌伤筋而见血瘀血痹之症者，无不采其同入，以为活血生新之用。"

2. 逐血痹。地黄或鲜或生，都主治各种血分病证。出血者用其清热凉血之功，釜底抽薪则血不妄行，以达到止血的目的。因堕坠、折跌筋伤导致瘀血、留血或血痹者，亦常用之，或内服，或外敷，取其活血祛瘀生新之效。正如后世《本草正义》认为："颐谓伤瘀发肿发热，用以外治，清热定痛、散瘀之功，固不可没。"

3. 主伤中。《素问·诊要经终论》云："凡刺胸腹者，必避五脏……中膈者，皆为伤中，其病虽愈，不过一岁必死。"可见"伤中"指五脏、膈膜损伤。

4. 填骨髓，长肌肉。熟地黄味甘，性微温，归肝、肾经，有补血养阴、填精益髓的功效，可治疗精血亏虚所致腰膝酸软、头昏眼花、耳聋耳鸣、须发早白等症。

5. 作汤除寒热积聚。治疗的是因寒热内伤积聚，通过"除痹"而通血脉，故积聚癥瘕可去。

需要说明的是：其一，《本经》所载地黄为干地黄，但在主治中记载了鲜生地与干地黄功效；其二，关于服用剂型，有汤，可能也有丸、散，正如《本经疏证》云："古人服药，缘有法律，故为丸为散为汤，当各得其宜而效始著。如《本经》此条，宜作两层读：主伤中，逐血痹，填骨髓，长肌肉，疗跌折绝筋，丸散之功也；除寒热积聚除痹，汤饮之功也……故仲景两书，用地黄者八方，为丸者三，为汤者五，炙甘草汤之续绝伤，防己地黄汤、百合地黄汤之除寒热积聚，黄土汤、芎归胶艾汤之除痹，薯蓣丸之治伤中、长肌肉，大黄䗪虫丸之逐血痹，肾气丸之填骨髓，俱若合符节。"

（二）张仲景对地黄的运用

《伤寒论》中含"地黄"的方剂有1方，《金匮要略》中含"地黄"的方剂有8方，去掉重复的方剂，共8方。见表5。

表5　张仲景使用地黄方剂

方　名	地黄剂量
防己地黄汤（生地黄）	二斤
炙甘草汤（生地黄）	一斤
大黄䗪虫丸（干地黄）	十两
肾气丸（干地黄）	八两
芎归胶艾汤（干地黄）	四两
黄土汤（干地黄）	三两
薯蓣丸（干地黄）	十分
百合地黄汤（生地黄汁）	一升

1. 滋阴养血。八味肾气丸中，其重用八两地黄滋补肾阴，配伍少量附子、桂枝以"少火生气"，后世医家深受启发和影响，如张景岳提出关于补肾的著名论断："善补阳者，必于阴中求阳，则阳得阴助而生化无穷；善补阴者，必于阳中求阴，

则阴得阳胜而泉源不竭。"又如炙甘草汤治疗心气血阴阳亏虚"心动悸，脉结代"，方中生地黄、麦冬、阿胶滋阴养血；清代吴鞠通的加减复脉汤就是炙甘草汤去人参、桂枝、生姜、大枣而成；胶艾汤中地黄、川芎、当归、芍药补血活血，补而不滞，后世《仙授理伤续断秘方》四物汤即源于此。

2.清热养阴生津。如百合地黄汤治疗百合病，症见虚烦惊悸、神志恍惚、失眠多梦等。生地黄在此主要发挥清热养阴生津的作用。

（四）目前中药学对地黄的认识

地黄生用则寒，干则凉，熟则温，根据炮制方法不同，有四种产品，同时其药性和功效也有较大的差异。按照《中华本草》功效分类：鲜地黄为清热凉血药，熟地黄则为补益药；把鲜生地黄烘干至软润色黑者叫生地黄，古称干地黄；用生地黄加工蒸熟后叫熟地黄，简称熟地；把生地黄或熟地黄煅炭存性，叫地黄炭。

从性味归经看：鲜地黄味甘、苦，性寒，归心、肝、肾经；生地黄味甘、性寒，归心、肝、肾经；熟地黄味甘，性微温，归肝、肾经。从功能主治看：鲜地黄苦甘大寒，滋阴之力虽弱，但长于清热凉血，泻火除烦，用于温病热入营血，发斑发疹，甚至吐血，衄血；生（干）地黄甘寒质润，凉血之力稍差，但长于养心肾之阴，故用于骨蒸潮热、内热消渴以及一些血热内盛皮肤病证，如紫癜性肾炎、带状疱疹等。生地黄与麦冬配伍润肺清火，与天冬配伍滋肾降火，与玄参配伍解毒清热凉血，与水牛角配伍凉血化斑。

熟地黄味甘，性温，入肝、肾经而功专养血滋阴、填精益髓，可用于治疗心肝血虚所致的面色萎黄、眩晕、心悸失眠、唇甲色白等病证。与当归、川芎、白芍同用为四物汤，是补血调经的基本方剂；与山药、山萸肉、泽泻等配伍，成六味地黄丸，治疗肾阴亏虚引起的各种证候，如腰酸乏力、头晕眼花、耳鸣耳聋、潮热、盗汗、遗精等；与逍遥散配伍，则成黑逍遥散，《医宗己任篇》云："黑逍遥散，治肝郁血虚，胁痛头眩，或胃脘当心而痛，或肩胛绊痛，或时眼赤痛，连及太阳；及妇人郁怒伤肝，致血妄行，赤白淫闭，沙淋崩浊。"熟地黄与当归配伍则补血，与白芍配伍则养肝，与柏子仁配伍则养心，与麻黄配伍则养血通脉。地黄炭能止血，可用于崩漏等血虚出血证。

六味地黄丸的类方包括六味地黄丸加枸杞子、菊花为杞菊地黄丸；加知母、黄柏为知柏地黄丸；加麦冬、五味子为麦味地黄丸；加肉桂、附子为桂附地黄丸；加桂枝、附子为肾气丸；加当归、白芍为归芍地黄丸；加柴胡、煅磁石为耳聋左慈丸；加柴胡、当归、白芍、酸枣仁、栀子为滋水清肝饮。

（五）张炳厚教授运用熟地黄的经验

张炳厚教授的学术特色为"肾龟地，气参芪，类方虫蚁更稀奇"，治疗慢性肾脏病重视补肾，提出补肾八法，具体为缓补法、峻补法、清补法、温补法、涩补法、通补法、双补法、间接补法。张教授临床治疗诸多肾病均以熟地黄为君，且重用，30～45g，指出熟地黄能独入肾家为培补下元首药，临床很少用金匮肾气丸，而多用桂附八味丸。金匮肾气丸用干地黄，即现在的生地黄，生地黄滋阴清热，不寒不腻，为治疗阴虚血亏之上品；而桂附八味丸所用地黄为熟地黄。张教授认为生地黄性凉，脾阳不足者所当慎用，而熟地黄则不需禁忌。张教授在使用地黄时，一定要询问患者大便情况，如大便稀溏，次数多者，不用生地黄，仍可使用熟地黄，因为熟地黄经过九蒸九晒，不仅可以增加其和血、温补之功用，还避免了其腻膈之弊端。但临床上也有很多肾阴虚而兼脾胃虚弱的患者，可配伍砂仁、炒建神曲、焦三仙等药物，减轻熟地黄滋腻之性。此外，张教授治疗肾虚腰痛、足跟痛，必用熟地黄 30g，桑寄生 30g。

（六）典型医案

1. 蒲辅周医案：患者，男，86 岁。1960 年 4 月 25 日初诊。刻下：患者腰背酸痛，足冷，小便短而频，不畅利，大便难，口干口苦，饮水不解，舌淡少津无苔，脉象右洪大无力，左沉细无力。处方：八味地黄丸加减，熟地黄 9g，云茯苓 6g，怀山药 6g，杜仲盐水炒 9g，泽泻 4.5g，熟附片 4.5g，肉桂去粗皮、盐水炒 1.5g，怀牛膝 6g，补骨脂 9g，水煎服，加蜂蜜 30g，兑服，连服 3 剂。复诊：服前方，腰背酸痛，口苦口干均减，足冷转温，大便溏，小便如前，舌无变化，原方再服 3 剂。三诊：因卧床日久未活动，腰仍微痛，小便仍频，西医诊断为前列腺肥大，其余无不舒感觉，高年腰部疼痛虽减，但仍无力，宜继续健补肾气，以丸剂缓服。处方：熟地黄 90g，山萸肉 30g，怀山药 60g，泽泻 30g，熟附片 30g，肉桂 18g，怀牛膝 30g，补骨脂 60g，菟丝子 60g，巴戟天 30g，各研细末和匀，炼蜜为丸，每 9g，每服 1 丸。并每早服桑椹膏一汤匙，开水冲服，连服 2 剂恢复健康，至 5 年多未复发。

按：肾者作强之官，伎巧出焉。肾藏精，主水，司二便及生殖功能，分野在下焦，膀胱为其腑。患者肾精亏虚，腰府失养，故腰部酸痛；肾气不足，气化无力，故小便短而频；脉证合参，证属阴阳两虚，水火皆不足，故以八味地黄丸温肾阳滋肾阴。且以丸剂缓服，微生肾火，则诸症可愈。（李文瑞.金匮要略汤证论治.北京：中国科学技术出版社，1995：174.）

2. 王肃明医案：赵某，男，39岁，干部。1981年4月25日初诊。患者手足指、趾关节酸痛3年余。近6个月来，腕、踝关节肿大变形，屈伸不利，伴足跟、足心疼痛，着地加重，行走困难。舌红有裂纹，脉弦缓。实验室检查：类风湿因子胶乳试验（+），抗链球菌溶血素"O"正常。西医拟诊为"类风湿关节炎"，曾用激素治疗，效果不显，故求治于中医。王老认为，此系痰瘀交阻于关节所致，遂予养血行瘀、疏经化痰。当归、鸡血藤、怀牛膝、桑枝等各15g，红花、桃仁、陈皮各10g，土鳖虫6g，白芥子12g。5剂。每日1剂，水煎服2次。复诊：两腕关节红肿减轻，右指关节肿痛亦减，足趾关节肿消，余症同上。守原方加乳香、没药各10g，10剂。三诊：两手指已能并拢，两膝关节隐痛消失，腕、踝关节仍肿大变形。脚跟、足心酸痛，行走困难。舌质偏红有裂纹，脉弦细。此系痰瘀阻络伤阴之象，守原方加生地黄50g。10剂。四诊：腕、踝关节肿大已消，两手握拳自如，脚痛消失，行路复常。胶乳试验（−）。守原方继进10剂，以资巩固。随访至今未发。

按：本病属中医学中"痹证"范畴，其发病机理，正如《类证治裁》所云："诸痹……良由营卫先虚，腠理不密，风寒湿乘虚内袭，正气为邪所阻，不能宣行，因而留滞，气血凝滞，久而成痹。"治之宜养血行瘀、疏经化痰之品。王老于本方之中重用生地黄一味，一者取其"甘寒生津养血和营"之用，盖久痹正虚，入络客血之邪与亏虚之营血交混，非但瘀阻失濡之络脉，更耗伤不足之阴血，故非攻邪所能疗治，当配以养血滋阴、通络和血之品，方利于祛邪，诚如《临证指南医案》云："有血虚络涩及营虚而成痹者，以养营养血为主。"二者取其通络除痹，《本草正义》云："地黄散瘀是其特长。"《本经逢原》亦云："为散血之专药。"《神农本草经》亦用以"除痹"。盖地黄祛邪基于培元，王老重用生地黄意在寓补于攻，攻补兼施。药后诸恙尽退，陈年痼疾，得以霍然而解。[姚玉芳，施卫兵.王肃明运用生地验案三则.安徽中医学院学报，1991（2）：19-20.]

阿 胶

味甘，平。主心腹内崩，劳极，洒洒如疟状，腰腹痛，四肢酸疼，女子下血安胎。

（一）原文阐释

1. 主心腹，内崩。心腹指部位而言，概指胸腹。《本经》中柴胡也主心腹。内崩可以理解为内脏出血，所以阿胶具有止血功效。

2. 劳极，洒洒如疟状。劳极指虚劳病证，"洒洒如疟状"如疟疾一样，指又怕冷又怕热的一种感觉，可以联系《金匮要略》薯蓣丸治疗"虚劳诸不足"，方中就有阿胶。

3. 腰腹痛，四肢酸疼。不荣则痛，正如《神农本草经读》云："脾为后天生血之本，脾虚则阴血内枯，腰腹空痛，四肢酸疼，阿胶养血补脾阴，故能治之。"

4. 女子下血安胎。阿胶补血止血，可以治疗崩漏、经期出血量大，并有安胎之功。正如《本草发挥》云："阴不足者以甘补之，阿胶之甘以补血。"《得配本草》云："阿胶固胎漏，止诸血。"此外，桑寄生、黄芩也有安胎功效。

（二）张仲景对阿胶的运用

《伤寒论》中含"阿胶"的方剂有4方，《金匮要略》中含"阿胶"的方剂有9方，去掉重复的方剂，共11方。见表6。

表6　张仲景使用阿胶方剂

方　名	阿胶剂量
黄连阿胶汤，黄土汤	三两
炙甘草汤，大黄甘遂汤，芎归胶艾汤，白头翁加甘草阿胶汤，温经汤	二两
猪苓汤	一两
薯蓣丸	七分
鳖甲煎丸	三分

1. 出血病证。黄土汤温阳健脾摄血来治疗便血远血，"下血，先便后血，此远血也，黄土汤主之"。芎归胶艾汤可治疗女子崩漏，"妇人有漏下者，有半产后因续下血都不绝者，有妊娠下血者。假令妊娠腹中痛，为胞阻，胶艾汤主之"。温经汤治疗妇人月经量多，崩漏，正如温经汤方后注"亦主妇人……兼取崩中去血，或月水来过多"。这些与阿胶止血功效密不可分。

2. 虚劳。薯蓣丸为代表，治疗"虚劳诸不足，风气百疾"。

3. 下痢虚极。"产后下利虚极，白头翁加甘草阿胶汤主之。"可与《本经》中"劳极"相参。产后下利虚极，气血亏虚，方中阿胶养阴止血。

4. 不得卧。"少阴病，得之二三日以上，心中烦，不得卧，黄连阿胶汤主之。"方中阿胶重在滋养肾阴。

5. 阴虚小便不利。"若脉浮，发热，渴欲饮水，小便不利者，猪苓汤主之。"岳美中教授常用猪苓汤来治疗泌尿系感染、慢性肾盂肾炎，疗效明显。

（三）目前中药学对阿胶的认识

阿胶味甘，性平，归肺、肝、肾经。

1. 止血。目前普遍将阿胶当作补血药物来使用，但在古人用方时，养血补血类药方中少有阿胶，而在治疗出血性病证方药中却经常可见阿胶，所以我们应该重视阿胶在尿血、便血、崩漏下血等病证中的具体应用。正如《景岳全书》云："阿胶止吐血衄血，便血尿血，肠风下痢，及妇人崩中带浊血淋，经脉不调。"

2. 补血滋阴。阿胶补血滋阴可与其他养血补血类药物同用，如熟地黄、白芍、当归等。正如《本草思辨录》云："阿胶为补血圣药，不论何经，悉其所任。"

3. 润肺。清燥救肺汤中用阿胶，治疗温燥伤肺、气阴两伤证，阿胶起养阴润燥的功效。另有补肺阿胶散养阴润肺，止咳止血。

（四）使用阿胶的注意事项

阿胶需烊化兑服。关于阿胶的来源问题，文献记载，在唐代以前均以牛皮为主，在宋代以后才逐渐以驴皮为主。阿胶过于滋腻，在临床应用时，如患者脾胃虚弱，则应与砂仁、陈皮等和胃理气药物同用。

（五）典型医案

1. 刘奉五医案：李某，女，30 岁。初诊日期：1972 年 1 月 22 日。主诉：妊娠 48 天，近 3 来腰腹疼痛，阴道流血。现病史：患者妊娠 48 天，近 3 天来，腰腹痛，阴道有血性分泌物，妊娠免疫试验阳性。舌象：舌质红。脉象：细滑。西医诊断：先兆流产。中医辨证：脾虚血热证。治法：健脾清热，凉血安胎。方药：生山药八钱，石莲三钱，黄芩三钱，马尾连三钱，椿根白皮三钱，侧柏炭三钱，阿胶块五钱（烊化）。治疗经过：1月26日，服上方3剂后，阴道血性分泌物已止，腰腹痛缓解，继服上方3剂巩固疗效。

按：先兆流产，中医称为"胎漏"或"胎动不安"。刘老认为胎漏多因肾气不足或脾虚胃弱，以致胎元不固，或因素体阳盛热迫血行所致。脾气虚弱，血热伤胎者，多见身热，喜冷饮，食少，尿黄便干，少腹坠胀，腰酸痛，阴道出血色鲜红，舌质红，脉弦滑稍数。治以健脾清热，凉血安胎，常用经验方清热安胎饮进行治疗。出血量多者，加贯众炭、棕榈炭、生地黄、旱莲草。脾肾两虚，胎系不固者，则见食纳少，腰酸痛，小腹坠胀，阴道断续出血，色淡红，舌质淡，苔白，脉滑无力或沉弱。治以健脾益肾，养血安胎，方用寿胎丸（菟丝子、川续断、桑寄生、阿胶），加山药、石莲。出血量多时加椿根白皮、棕榈炭；气虚明显者加党参、黄芪；少腹下坠者加升麻炭。阴虚血热者，多见胎动不安或有小腹疼痛，有时头晕，舌质偏红，脉细滑，治以养阴柔肝，清热安胎，方用芩连芍药甘草汤加减。本案属脾虚血热，方用清热安胎饮。（北京中医医院.刘奉五妇科经验.北京：人民卫生出版社，1982：172-173.）

2. 刘春圃医案：郑某，男，39岁。主症：失眠已久，睡眠不安，多梦纷纭，心慌，惊悸，头晕，倦怠，易汗出，体瘦，面苍，舌少苔质红，脉细弱。辨证：心肾两虚。治法：养心气，益肾阴，交心肾。方药：首乌藤31g，知母10g，黄柏 10g，龙眼肉 12g，杭芍 12g，地骨皮 15g，合欢皮 12g，龟甲胶 10g，炒酸枣仁 15g，柏子仁 12g，阿胶珠 12g，山药 15g，熟地黄 12g。

　　按：因心主汗，汗为心之液，因心气不固，而易汗出，故方中用柏子仁、龙眼肉、阿胶等助心气；又因肾藏精，肾虚精少则见头晕乏力，方中用龟甲胶、熟地黄等滋补肾阴，加之首乌藤、炒酸枣仁安神。患者服药 2 剂后，梦减，汗出减少，但睡眠仍易醒，且醒后难以入睡，舌略赤，脉细。再以上方加党参 18g，五味子 10g 以助滋补之力；佐谷芽炒香 25g，陈皮 10g，芳香快脾助胃气。连服 5 剂自汗止，睡眠增至 6～7 小时，梦大减，仍感气短，嘱其再服 5 剂。患者谓睡眠已恢复正常，无其他不适感，气血复，脉力增，临床治愈停药。（编委会 . 北京市老中医医案选编 . 北京：北京出版社，1980：258-259.）

酸 枣

味酸，平。主治心腹寒热，邪结气聚，四肢酸疼湿痹。

（一）原文阐释

1. 心腹寒热，邪结气聚。"心腹"指部位而言，多指胸腹部脏器而言；"寒热""邪结气聚"，指的各种邪气结聚致病，如柴胡"主心腹肠胃结气"。

2. 四肢酸疼湿痹。《本经疏证》云："酸枣主四肢酸疼湿痹，是鼓其经气，使其转接之间，留著解散，惟其力厚，则既助十二经之行，仍能使全气内转。"

由上可见，《本经》所言酸枣实为酸枣果实入药，其所主病证，非目前所常用酸枣仁功效，正如《本草纲目》所言："枣仁，味酸性收，故主肝病，寒热结气，酸痹久泄，脐下满痛之证。其仁甘而润，故熟用疗胆虚不得眠、烦渴虚汗之证；生用疗胆热好眠，皆足厥阴、少阳药也。"

（二）张仲景对酸枣仁的运用

《金匮要略》云："虚劳虚烦不得眠，酸枣仁汤主之。"酸枣仁汤方：酸枣仁二升，甘草一两，知母二两，茯苓二两，川芎二两，以水八升，煮酸枣仁，得六升，纳诸药，煮取三升，分温三服。可见张仲景用的是酸枣仁，并非酸枣。酸枣仁汤之"虚烦"是肝血不足，虚热内扰，需要与栀子豉汤上焦郁热"虚烦不得眠"相鉴别。

（三）目前中药学对酸枣仁的认识

酸枣仁味甘、酸，性平，归心、肝、胆经。

1. 养心益肝。主要用于心肝血虚引起的失眠、惊悸怔忡等症，可配伍当归、白芍、龙眼肉、熟地黄等同用。若肝虚有热之虚烦失眠，常与知母、茯神等同用；若阴虚阳亢所致虚烦失眠、腰酸乏力、头晕耳鸣、口燥咽干、舌红少苔者，可与生地黄、麦冬、牡丹皮、天麻、钩藤、石决明、柏子仁等药同用。

2. 安神敛汗。用于体虚自汗、盗汗等症。有一定的敛汗作用，常与煅牡蛎、浮小麦、生黄芪、五味子、山茱萸等同用。

《景岳全书》："味微甘，气平。其色赤，其肉味酸，故名酸枣。其仁居中，故性主收敛而入心。多眠者生用，不眠者炒用。宁心志，止虚汗，解渴去烦，安神养血，益肝补中，收敛魂魄。"可见炒酸枣仁多用于治疗失眠，生酸枣仁所用于治疗多眠。

（四）张炳厚教授二仁安寐汤

二仁安寐汤组成：酸枣仁 30～60g，柏子仁 30g，珍珠母 30g，紫贝齿 30g。酸枣仁，味酸，其形象心，主要功能在治肝胆，以酸补肝，治心次之。黄连、酸枣仁、柏子仁都治疗心烦不得眠，而黄连治心中烦不得眠，是心火有余；酸枣仁治虚烦不得眠，是肝血不足，阴虚阳亢，用酸枣仁补肝阴宁魄；柏子仁治疗心烦不得眠，重点治心，富含油脂，能养心而补心。临床失眠因肾阴虚造成心肾不交者，是由于肾阴虚不能上奉于心，引起的心慌失眠这些症状，并伴见腰酸腿软、头晕目眩、手脚心发热、夜半咽干等症，重点在补肾阴，用补肾阴药为主药再合入二仁安寐汤，常合黄连阿胶汤，治疗失眠，药物服用时间也非常关键，下午2点服1次，睡前再服1次，并且睡前这次要用药汤冲一个鸡子黄服用。

（五）典型医案

1.张炳厚医案：林某，女，45岁，居住沈阳。失眠多梦10余年，多处求治罔效，慕名前来就诊。主诉：失眠10余年，伴有心悸心烦，面色萎黄，月经量少，经行腹痛，舌质红苔少，脉细数。揆其病情，诊为心血不足，心神失养，法以补血安神，方宜滋阴补血安神汤加减。方药：熟地黄20g，白芍20g，川芎12g，当归15g，阿胶10g，党参15g，黄芪30g，炒酸枣仁60g，生龙齿30g，珍珠母30g。7剂，水煎服，每日1剂，午后2时及睡前分服。上方加减，共服56剂（其中42剂是在沈阳照方取药服用的）。两个月后前来复诊，喜而告曰失眠痊愈，每天能睡7小时以上，诸症消失，唯饮食量少，问上方还是否继服。张老遂以开胃进食汤调补脾胃，开胃进食，补其营血化源，以杜复发。医嘱：广泛摄取食物，不可挑食，患者欣喜而去。

按：本案处方由熟地黄、白芍、阿胶合为基础方，即二仁安寐汤加减而来。主治阴血不足，心神失养之失眠易醒，兼有心悸心烦，面色萎黄，妇人月经不调，脐腹作痛，舌苔薄白或薄黄，脉细或细数。方中以熟地黄、阿胶滋阴补血，白芍和营理血，合基础方共奏滋阴养血、益气宁心、镇静安神之效，故又称滋阴补血安神汤。（张炳厚.神医怪杰张炳厚.北京：中国中医药出版社，2007：102.)

2.吕仁和医案：宗某，女，61岁，北京市朝阳区人。2013年1月11日初诊。主因头痛、头晕反复发作3年，加重2个月。患者于2009年无明显诱因出现头痛，每次发作时间持续30分钟以上，严重时伴恶心、呕吐，疼痛发作无规律，先后在北京多所三甲医院就诊，查头部MRI示：脑白质多发斑点状脱髓鞘改变，右侧上颌窦炎症。以神经性头痛治疗，予舒血宁、灯盏细辛静点疏通血管，疼痛可暂时缓解，但头痛反复发作，每次发作都需服用洛芬待因、通迪胶囊，缓解不明显，剂量逐渐增大。1月4日下午无明显诱因出现头痛，疼痛持续至午夜，服用洛芬待因后症状缓解不明显，遂求治于中日友好医院急诊，静点长春西汀后疼痛稍缓解。因其女儿长期在吕教授门诊治疗，经介绍求治于吕教授。刻下：头痛反复发作，绞痛，每次发作持续时间2～3小时，严重时恶心、呕吐，每两个月大发作一次，纳可，眠差，急躁易怒，二便可，舌质暗红，苔白，脉弦细涩。脑血管超声：椎－基底动脉早期血流改变。头部MRA检查未见异常。颈椎MRL：颈椎退行性改变。B超：右侧锁骨下动脉斑块，右侧颈动脉内中膜增厚，左侧颈总动脉硬斑。既往体健，无高血压病史。西医诊断：头痛原因待查，神经性头痛待查。中医诊断：头痛。辨证：阴阳失调，气滞血瘀，阴虚肝旺，血脉不活。治法：疏通血脉，调肝理气，滋阴补肾，平肝潜阳。处方：酸枣仁40g，玫瑰花10g，百合10g，龟甲10g，葛根10g，川芎10g，白蒺藜30g，桑寄生30g，牡蛎15g，广郁金12g，夜交藤30g，白果10g，茯苓30g，14剂。

2013年2月1日二诊。服上方第1周头痛与以前无差别，其间出现一次剧烈头痛，持续1天，服用中成药后缓解（具体不详）；服药第2周，头痛次数较前减少，尚有眠差，时有烘热汗出，善太息，口干，纳可，二便调，舌质暗红，苔白，脉沉。上方加补骨脂10g，覆盆子10g，14剂。

2013年2月19日三诊。服上方后头痛几无，偶有一过性头痛，烘热汗出已无，睡眠有改善，但时好时差，口腔溃疡，口干，夜间较著，渴欲热饮，饮水可解，善太息，大便偏干，小便可，舌尖红，苔白，脉沉。1月11日方去白果，加牡丹皮30g，升麻6g，黄连10g。14剂。

2013年3月29日四诊。自诉服2月19日方期间曾犯头痛一次，目前已无口干，口腔溃疡已愈，感觉良好，继服上方14剂，此期间并无发生头痛。刻下：近一周口腔溃疡复发，纳可，眠可，大便偏干，舌质淡红，苔白，脉沉。处方：1月11日方加升麻6g，黄连10g，牡丹皮30g，赤芍30g。再继14剂。随诊1年头痛未再发作。

按：酸枣仁、百合、玫瑰花、龟甲是方中主药，为吕老常用药串，治疗脏腑分别对应"心、肺、肝、肾"。《金匮要略》中酸枣仁汤主治"虚劳虚烦不得眠"，方中酸枣仁为主药以养心益肝。张仲景用百合剂主治心肺有热的百合病，症见"意欲食复不能食，常默默，欲卧不能卧，欲行不能行；饮食或有美时，或有不用闻食臭时；如寒无寒，如热无热；口苦，小便赤；诸药不能治，得药则剧吐利"，可见百合能润肺清心。玫瑰花疏肝解郁，活血止痛，气血兼调。龟甲滋阴潜阳，益肾健骨。四药并用，心、肺、肝、肾同调，主治气滞日久化热伤阴，其病多与情绪相关，症可见头痛、失眠、心烦意乱、急躁易怒、胸闷憋气、善太息、乏力、情绪低落、纳差、小便短赤、大便不畅、腰酸疼、月经失调等，临床运用广泛。难治性头痛多病程较长，病久入络，古人云"不通则痛"，法当活血化瘀通络，故加葛根、川芎活血通脉。现代药理认为葛根可以扩张脑血管，增加脑血流量，仲景葛根汤、桂枝加葛根汤用葛根舒经通脉，主治"项背强几几"。白蒺藜平抑肝阳，桑寄生、牡蛎滋阴益肾，郁金助玫瑰花活血理气，夜交藤养心安神，白果安神益智，茯苓利湿健脾宁心，诸药共用，以期"阴平阳秘，精神乃治"。二诊患者头痛复犯，四诊合参则知病程日久，阴阳失调已久，阴不胜其阳，故加用覆盆子、补骨脂，滋阴补肾。三诊患者出现口疮，加用黄连、牡丹皮、升麻，取法于"清胃散"，口疮病机多为脾胃蕴热，气血同病，黄连苦寒泻火，清气分实热，牡丹皮凉血活血，清血分郁热，二药合用气血两清，升麻散火解毒，取"火郁发之"之意，三药合用治疗口疮，每取良效。四诊加赤芍，吕老认为赤芍、牡丹皮凉血活血，还可通大便，利小便，同黄连去心火，治心烦急躁。[申子龙，王世东，黄苗等.吕仁和治疗顽固性头痛案2则.环球中医药，2015，8（1）：97-98.]

麦门冬

味甘,平。主治心腹结气,伤中,伤饱,胃络脉绝,羸瘦,短气。

(一) 原文阐释

1. 心腹结气。"心腹"指胸腹,"结气"指气结为病,联系柴胡"主心腹,去肠胃中结气",丹参"主心腹邪气"。

2. 伤中,伤饱,胃络脉绝。"伤中"即中焦脾胃所伤,联系地黄"伤中";"伤饱"指饮食失节,伤及脾胃,《素问·痹论》云:"饮食自倍,肠胃乃伤。""胃络脉绝"指由于饥饱劳役,饮食失调,伤及脾胃,胃络失养,气血乏源,《素问·平人气象论》云:"胃之大络,名曰虚里,贯膈络肺,出于左乳下,其动应衣,脉宗气也。"因此"胃络脉绝"进一步会导致宗气亏虚,甚至宗气外泄。

3. 羸瘦,短气。"羸瘦"指身体羸弱消瘦,"短气",气短不足以息,肺气亏虚者多见。

(二) 张仲景对麦冬的运用

《伤寒论》中含"麦冬"的方剂有 2 方,《金匮要略》中含"麦冬"的方剂有 4 方,去掉重复的方剂,共 5 方。见表 7。

表 7　张仲景使用麦冬方剂

方　名	麦冬剂量
竹叶石膏汤	一斤

方　名	麦冬剂量
麦门冬汤	七升
温经汤	一升
炙甘草汤	半升
薯蓣丸	六分

1.津液不足导致的气逆病证。如治疗肺胃阴伤，肺失肃降，胃失和降所致"大逆上气，咽喉不利"用麦门冬汤；治疗热病后期，胃热阴伤，胃气上逆所致的"气逆欲呕"用竹叶石膏汤。气逆可见咳嗽、咯痰，恶心、呕吐、呃逆等，关键配伍在于麦冬与半夏的用量比例，麦门冬汤中麦冬与半夏的用量比例为7∶1，竹叶石膏汤麦冬与半夏的用量比例为2∶1，可见半夏虽有"下气"功效，但"气逆"源头在于肺胃阴液亏虚，因此麦冬用量要大于半夏的用量，不可本末倒置。

2.虚劳。"虚劳诸不足，风气百疾，薯蓣丸主之。"联系《本经》麦冬主"羸瘦"。

3.津液不足病证。炙甘草汤治疗心气血阴阳亏虚所致"脉结代，心动悸"，温经汤治疗妇人月经不调症见"手掌烦热，唇口干燥"。

（三）目前中药学对于麦冬的认识

麦冬味甘、微苦，性微寒，归胃、肺、心经。

1.润肺养阴。配伍百合、生地黄、熟地黄、玄参、贝母、芍药、当归等治疗阴虚肺热干咳，甚者痰中带血，舌红少津，脉细数，如百合固金汤；配伍桑叶、生石膏、人参、阿胶等治疗温燥伤肺，气阴两伤，乏力气短，干咳少痰，口鼻干燥，如清燥救肺汤；治疗肺热阴伤，咽喉不利，口干，甚至咽喉肿痛，方用玄麦甘桔汤，即玄参、麦冬、生甘草、桔梗，加板蓝根、牛蒡子解毒利咽提高疗效。

2. 益胃生津。清代吴鞠通《温病条辨》云："燥伤肺胃阴分，或热或咳者，沙参麦冬汤主之。"治疗肺胃阴伤所致的咳嗽。"阳明温病，下后汗出，当复其阴，益胃汤主之。"治疗胃阴亏虚所致食欲不振，口干咽燥，舌红少苔，脉细数；《济生》橘皮竹茹汤用于热病后胃热、口渴、呕哕不食，组成：橘皮、赤茯苓、炙杷叶、麦冬、半夏、竹茹、人参、炙甘草、生姜。

3. 清心除烦。治疗心阴虚内热所见心烦，失眠，舌红，脉细数，如天王补心丹中麦冬与天冬同用，二者均有养阴功效，但麦冬重在养肺胃之阴，兼有清心除烦功效，而天冬重在养肾阴，性寒，偏于清热降火。

（四）典型医案

1. 蒲辅周医案：余某，女，73岁，1965年12月9日初诊。肺炎之后，仍头昏，怕冷，微有咳嗽，汗出心慌，胸闷烦热，口苦，口干不欲饮，睡眠欠佳。脉洪大无力，舌质淡红，苔白而燥。因热病未解，恣食羊肉，汗出不止，阴液受伤，心神不宁。治宜养阴安神，清热理痰。处方：北沙参三钱，麦冬二钱，五味子一钱，海蛤壳四钱，橘红一钱，浮小麦三钱，知母一钱，冬瓜仁三钱，枇杷叶三钱，大枣三枚。3剂，每剂两煎，共取200mL，分早晚两次温服。

按：患者七旬高龄，热病后期余邪未尽，阴液未复，又因饮食不节，恣食大热之品，遂至大汗不止，心液已伤。根据"救阴不在血，而在津与汗"的经验，以生脉散合甘麦大枣汤加海蛤壳、知母等益气养阴，兼清热豁痰之意，使肺胃阴复，痰热亦去，则诸症随之消失。（中医研究院.蒲辅周医疗经验.北京：人民卫生出版社，1976：155-156.）

2. 张炳厚医案：宋某，女，25岁。症见咳嗽4个月，咽痒，胸闷憋气，易感冒，无痰，心烦，大便偏干，畏风，舌苔薄黄欠津，脉细数。方药：炙桑白皮15g，炙桑叶10g，生石膏20g，阿胶珠10g，川贝母10g，炙枇杷叶20g，潞党参10g，桃仁、杏仁各10g，寸麦冬30g，肥知母12g，润玄参15g，信前胡20g，青黛3g（包），炙甘草10g。患者服7剂药后咳嗽明显减轻，咽痒消失，胸闷憋气消失，大便调，效果甚佳。再服7剂药后咳退。

按：患者干咳无痰，咽痒，便干，舌苔薄黄欠津，脉细数。辨证为温燥伤肺证。治以清燥润肺，用清燥救肺汤加减化裁。辨证准确，故效果显著。咳嗽一病大致分为外感咳嗽、内伤咳嗽两大类。外感咳嗽多见于风寒咳嗽、风热咳嗽、肺燥咳嗽。内伤咳嗽则"五脏六腑皆令人咳，非独肺也"。古代咳嗽，以风寒咳嗽居多，风热咳嗽次之，燥热咳嗽尤次之。近代北方（北京）夏日少雨，冬天缺雪，加之膏粱厚味，所以燥证较多。燥证咳嗽特点为干咳，少痰或痰如细粉兼有咽痒，阵咳胸痛，甚者痰如血丝。治疗必润肺燥、养肺阴，常用方剂有三，即桑杏汤、清燥救肺汤、养阴清肺汤。桑杏汤治燥邪较轻者，清燥救肺汤治疗肺燥较重者。养阴清肺汤治疗肺燥更甚者。就临证所见，清燥救肺汤用之最多，因为此汤既有润燥之品，又有辛凉解表之药，更适合外感燥咳。养阴清肺汤适合内伤燥咳。燥咳病史长者久病累肾，以上三方无效者可用百合固金汤，兼治肺肾之燥，但必无外邪者方可用之，以防闭门留寇。（张炳厚．神医怪杰张炳厚．北京：中国中医药出版社，2007：174-175.）

茯　苓

味甘，平。主胸胁逆气，忧恚惊邪，恐悸，心下结痛，寒热烦满，咳逆，口焦舌干，利小便。

（一）原文阐释

1. 胸胁逆气。"胸胁"，指胸胁部；"逆气"，可表现为胸胁胀满或自觉有气上冲感觉。如《伤寒论》苓桂术甘汤证"伤寒若吐若下，心下逆满，气上冲胸"，《金匮要略》苓桂术甘汤证"心下有痰饮，胸胁支满"。

2. 忧恚惊邪，恐悸。《广雅·释诂》云："恚，怒也。"《灵枢·忧恚无言》云："人之卒然忧恚，而言无音者。""忧恚"，即忧恨忿怒。"无音"，是指失音，突然忧郁或愤怒，引起张口说话但不能发音。"忧恚，恐悸"均指情志异常，"惊邪"指外受惊恐，"恐悸"指自觉恐惧、心悸，可由感惊邪而来。可以从两个方面来认识：①茯苓有安神的功效；②奔豚病，《金匮要略》云："奔豚病从何得之，有惊怖，有火邪。"可见外受惊邪，可导致奔豚。《伤寒论》茯苓四逆汤："发汗，若下之，病仍不解，烦躁者，茯苓四逆汤主之。"本方以茯苓命名，意在茯苓可安神除烦。

3. 心下结痛。《伤寒论》中栀子豉汤证可见"心下结痛"，但栀子豉汤证的病机为火热内结，而茯苓主治"心下结痛"为水饮为患，二者有区别。

4. 寒热烦满，咳逆。即发热、咳喘病证。

5. 口焦舌干。茯苓主治的口焦舌干与阳明腑实证的口焦舌干不同，茯苓主要治疗水饮内停，津液不化，津不上承所导致的口焦舌干；而阳明腑实证所出现的口焦舌干，是热伤津液所致。

6. 利小便。指出茯苓有利小便的功效，在治疗水饮内停、泄泻、黄疸病证中有具体体现。

（二）张仲景对茯苓的运用

《伤寒论》中含"茯苓"的方剂有 11 方，《金匮要略》中含"茯苓"的方剂有 24 方，去掉重复的方剂，共 30 方。见表 8。

表 8　张仲景使用茯苓方剂

方　名	茯苓剂量
茯苓桂枝甘草大枣汤，茯苓戎盐汤，茯苓泽泻汤	半斤
防己茯苓汤	六两
茯苓四逆汤，小柴胡汤（心下悸，小便不利者去黄芩加茯苓），小青龙汤（小便不利少腹满者，去麻黄加茯苓），茯苓桂枝白术甘草汤，木防己去石膏加茯苓芒硝汤，甘草干姜茯苓白术汤，半夏厚朴汤，赤丸，当归芍药散	四两
桂枝去桂加茯苓白术汤，附子汤，真武汤，小半夏加茯苓汤，茯苓杏仁甘草汤，栝楼瞿麦丸，肾气丸，葵子茯苓散	三两
茯苓甘草汤，理中丸（悸者加茯苓），酸枣仁汤	二两
柴胡加龙骨牡蛎汤	一两半
猪苓汤，黄芪建中汤（腹满去枣加茯苓）	一两
五苓散	十八铢
麻黄升麻汤	六铢
四逆散（小便不利者加茯苓）	五分
猪苓散	1/3 方寸匕
薯蓣丸	五分

方　名	茯苓剂量
侯氏黑散	三分
桂枝茯苓丸	详见原文
茵陈五苓散	详见原文

1. 小便不利。小柴胡汤加减，或心下悸，小便不利，去黄芩加茯苓；小青龙汤加减，或小便不利，去麻黄加茯苓；四逆散加减，或小便不利，加茯苓；真武汤加减，若小便利，去茯苓；桂枝去桂加茯苓白术汤"小便不利者"，这与《本经》指出茯苓"利小便"功效一脉相承。

2. 悸。指心下悸、脐下悸动。"发汗后，脐下悸者，欲作奔豚，茯苓桂枝甘草大枣汤主之。"其中茯苓用量多至半斤。理中丸加减中，心下悸加茯苓。

3. 眩晕。五苓散证中"吐涎沫而癫眩"，苓桂术甘汤证中"目眩""起则头眩"，皆为水饮作患。

4. 神志病证。柴胡加龙骨牡蛎汤治疗"谵语"，再者"虚劳虚烦不得眠，酸枣仁汤主之"。酸枣仁汤养血除烦治疗失眠，主要成分虽然是酸枣仁，但茯苓在本方起到宁心安神功效。

5. 皮水。"皮水为病，四肢肿，水气在皮肤中，防己茯苓汤主之。"

6. 癥瘕。茯苓与活血化瘀药合用，以消癥瘕积聚，如桂枝茯苓丸治疗"妇人宿有癥病"。

（三）目前中药学对于茯苓的认识

茯苓味甘、淡，性平，归肾、膀胱经，利水消肿，渗湿健脾，宁心安神。利水消肿可用于治疗水肿病证如五苓散，温阳利水真武汤；健脾益气可用于治疗脾胃虚弱病证如四君子汤类方；渗湿止泻可用于治疗泄泻病证如胃苓汤，体现了"利小便而实大便"的思想，参苓白术散治疗脾虚湿盛泄泻；除湿健脾可用于治疗痰湿病证如二陈汤；宁心安神可用于治疗心脾两虚失眠、心悸等如归脾汤。《岳美中医话集》中曾介绍用茯苓打磨成粉治疗与水气相关的斑秃。现代药理研究发现，茯苓的成分之一茯苓多糖对于治疗肾病蛋白尿有一定疗效。

茯苓是孔菌科真菌茯苓的干燥菌核，最外面的一层皮为茯苓皮，侧重利水消肿；茯苓菌核内白色部分为白茯苓，侧重健脾益气；在茯苓皮和白茯苓之间的褐色部分为赤茯苓，侧重清热利湿；菌核中最里面的松根部分叫茯神，侧重宁心安神。

（四）典型医案

1. 刘渡舟医案：金某，女，52岁。1992年1月15日就诊。主诉下肢浮肿按之凹陷不起时轻时重。小便不利，色如浓茶，排尿时见足跟麻木。口渴，胸闷，气上冲咽，腰酸，困倦无力，时发头晕。舌体胖大，苔白，脉弦无力。刘老辨为气虚受湿，膀胱气化不利，水湿内蓄之证。治应补气通阳，化湿利水。拟春泽汤：茯苓30g，猪苓20g，白术10g，泽泻20g，桂枝12g，党参12g。服3剂，小便畅利，下肢之浮肿随之消退，口渴与上冲之症皆愈。转方党参加至15g，又服5剂，肿消溲利，诸症若失。

按：《素问·灵兰秘典论》云"膀胱者，州都之官，津液藏焉，气化则能出矣"。气化不及、水蓄于州都，则上不能润而口渴、下不能通而小便不利。水气内蓄，代谢不利，导致下肢浮肿。春泽汤转载于《医方集解》，为"气虚伤湿，渴小便不利"设。方用五苓散洁净府以通足太阳之气。渗利水湿从小便而出，加党参者，补益脾肺之气，复振气化之机，佐桂枝之温通，则水能化气，输布津液于周身。（刘渡舟，陈明等．刘渡舟临证验案精选．北京：学苑出版社，1996：113-114.）

2. 赵炳南医案：刘某，男，6个月，初诊日期1984年3月17日。家长代诉：患儿面、颈、前胸部起红疹，流水，瘙痒近半年。现病史：出生后数日，头顶即生颗粒作痒，日渐扩展。半个月前用温水洗脸，症状反而加重，逐渐发展到面部、颈部及前胸部糜烂流水，遇热痒甚，烦躁不安。母乳加牛奶喂养，胃纳佳，便中带奶瓣，小便短赤。在某医院治疗，内服药片（药名不详），外搽白色药膏，效果不明显。检查：营养中等，面色红润，指纹紫，颜面、头顶及颈下胸前皮肤多数粟疹，水疱密集成片，皮色潮红，部分皮损显露出鲜红色的糜烂面，湿润渗出液较多，有较多的痂皮。西医诊断：婴儿湿疹。中医辨证：湿热内蕴，兼有食滞。立法：清热利湿，佐以消导。方药：金银花一钱半，连翘一钱，黄芩五分，菊花五分，赤芍一钱，竹叶五分，焦麦芽二钱，茯苓皮一钱，外用马齿苋、黄柏各等份，煎水湿敷；甘草油、新三妙散调为糊状外搽。服药3剂后，颜面、头顶皮损渗出液停止，皮肤趋于干燥，红晕消退，但仍有新生皮疹出现。再服前方3剂和外用药后，皮损大部消退，瘙痒减轻，大便有时量多带少许奶瓣，前方去茯苓皮、菊花，加焦神曲一钱，再服两剂痊愈。

按：婴儿湿疹在古代文献上称为胎瘢、奶癣、胎风、胎赤等。赵老认为《医宗金鉴·外科心法要诀》中所描述的胎瘢疮比较详细，而且将渗出液不多的称为干瘢，渗出液多的称为湿瘢，与婴儿湿疹更为相似，所以他称本病为胎瘢疮。（北京中医医院．赵炳南临床经验集．北京：人民卫生出版社，2006：175-176.）

滑 石

味甘，寒。主身热泄澼，女子乳难，癃闭，利小便，荡胃中积聚寒热，益精气。

（一）原文阐释

1. 身热泄澼。《素问·至真要大论》云："热者寒之，寒者热之。"滑石性寒，可治疗发热、泄泻、痢疾病证，如《医方集解》中指出六一散（滑石、甘草）可用于治疗"伤寒中暑，表里俱热，烦躁口渴，小便不通，泻痢热疟，霍乱吐泻"。

2. 女子乳难。两种说法，其一认为女子生产困难，其二认为滑石有通乳之功。

3. 癃闭。利小便以治疗癃闭，《素问·宣明五气》提出"膀胱不利为癃，不约为遗溺"。《医宗金鉴》提出："膀胱热结为癃闭，寒虚遗尿与不禁，闭即尿闭无滴出，少腹胀满痛难伸，癃即淋沥点滴出，茎中涩痛数而勤，不知为遗知不禁，石血膏劳气淋分。"由上可以看出，癃闭的主要病机为热结膀胱，气化不利，轻者表现为小便点滴而出，重者表现为无尿。滑石有清热利尿之功，因此可以治疗癃闭。

4. 荡胃中积聚寒热。寒热之邪积聚胃中，滑石可清热利湿。《神农本草经百种录》云："滑石荡胃中积聚寒热，滑利大肠，凡积聚寒热由蓄饮垢腻成者，皆能除之。"

5. 益精气。滑石祛邪扶正，间接起到补益精气的功效。

（二）张仲景对滑石的运用

《伤寒论》中含"滑石"的方剂有 1 方，《金匮要略》中含"滑石"的方剂有 6 方，去掉重复的方剂，共 6 方。见表 9。

表 9　张仲景使用滑石方剂

方　名	滑石剂量
风引汤	六两
滑石代赭汤，百合滑石散	三两
猪苓汤	一两
当归贝母苦参丸（男子加滑石）	半两
蒲灰散	三分
滑石白鱼散	二分

1. 小便不利。"若脉浮，发热，渴欲饮水，小便不利者，猪苓汤主之。"猪苓汤与五苓散均可见小便不利，发热，渴欲饮水，脉浮，但二者病机不一样，五苓散病位在三焦，病机为水饮内停，三焦气化失司，可治上焦癫眩、中焦心下痞满、水逆，下焦小便不利。猪苓汤证病机为阴虚水热互结，其口渴的病机在于两方面，其一为阴虚，津液不足；其二为水热互结，津液不能上呈。另外，当归贝母苦参丸方后注中指出，男子小便不利，加滑石。

2. 发热病证。"百合病变发热者，百合滑石散主之。"在百合滑石散中用量为三两，方后见"当微利者，止服"，由此可知此病不宜利尿太过，方用滑石可使其微利。胡希恕教授在《金匮要略讲座》中讲道："这个滑石利尿并不重，它解热的力量挺强。"可见滑石清热利尿以治疗发热病证。

3. 癫痫。风引汤除热癫痫，方用滑石六两。

（三）目前中药学对于滑石的认识

滑石味甘、淡，性寒，归膀胱、肺、胃经，利尿通淋。热淋主方八正散；血淋主方小蓟饮子；石淋主方石韦散，可合用三金二石汤；清热解暑主方六一散。《温病条辨》三仁汤，杏仁滑石汤，黄芩滑石汤治疗湿温病证；三石汤治疗暑温病证。外用收湿敛疮，可治疗湿疮。

（四）名老中医经验

1. 张炳厚教授运用滑石经验

（1）清解暑热。滑石寒滑通利，因此能够清解暑热，治疗中暑，身热小便不利者，如六一散，即滑石与甘草6∶1，主治感受暑邪，体热烦渴，小便不利，或吐利泄泻。方中以滑石为君药，味淡性寒，有四大特点：①质重而滑，淡能利湿；②寒能清热；③重能清降；④滑能利窍。少佐甘草，和其中气，并能调和滑石之寒滑太过。六一散为治暑常用方，盖暑病多夹湿，宜清热利小便，使内蕴之湿热从小便而解，则热可退，渴可解，利可止。暑病若未夹湿，则不可用此方，以免淡利而耗伤津液。六一散又名天水散，能够清热渗湿；加辰砂名益元散，兼能镇心安神；或加青黛，名碧玉散，兼能凉肝；或加石膏，名玉泉散，兼能解胃热；或加薄荷，名鸡苏散，兼能除暑热，清解风热。

（2）利水通淋。滑石性寒而滑，寒能清热，滑能利窍，解膀胱之热结，通利水道，用于小便不利、淋沥涩痛等症，如《备急千金要方》之滑石散，以滑石配冬葵子、车前子、通草等，治疗淋证，尤为产后热淋，疗效更佳。再如《太平惠民和剂局方》之八正散，即滑石、车前子、木通、萹蓄、大黄、栀子、瞿麦、甘草梢、灯心草成方，清热泻火，利尿通淋，主治湿热下注，少腹急满，小便混赤，尿时涩痛，淋沥不止，甚则癃闭不通，咽干口燥，渴欲饮冷。八正散主治之淋证，是湿热下注证，蓄于膀胱，则水道不利，小便淋涩疼痛，甚则不通。故以清热利水之剂，使邪从下达，而癃闭自通。

（3）导赤通淋汤。组成：熟地黄、生地黄、淡竹叶、川木通、生甘草、滑石块、萹蓄、瞿麦、蒲公英、鱼腥草、草河车、苦参。病机：肾阴亏虚，心肾失交，心火下移小肠，下焦湿热。症状：反复尿频、尿急、尿热、尿痛，过劳则复发，腰酸乏力，心烦急躁，口干，小腹胀满，甚者疼痛，舌质红，苔黄腻，脉沉细数。治法：补肾阴，降心火，清利湿热。尿热、尿痛严重者，加大黄、白花蛇舌草；口干，口苦，胸胁苦满者，加柴胡、黄芩；手足心热，夜间盗汗者，加地骨皮、山萸肉；小腹胀痛者，加延胡索、川楝子。方解：本方为导赤散化裁而来，导赤散出自宋代钱乙《小儿药证直诀》，原文指出："导赤散治小儿心热，视其睡，口中气温，或合面睡，及上窜切牙，皆心热也。心气热则心胸亦热，欲言不能，而有就冷之意，故合面睡。"明确提出了导赤散主要在于治疗小儿"心热"，即常言心火上炎，心与小肠相表里，心火下移小肠，则见尿热、尿痛。导赤通淋汤方中熟地黄滋补肾阴以培本，生地黄清热凉血，养阴生津以清心火，《神农本草经》云："干地黄，味甘，寒。主治折跌，绝筋，伤中，逐血痹，填骨髓，长肌肉。"指出地黄一方面有补肾益髓功效，另一方面有清热凉血活血功效。川木通利尿通淋，兼清心火，正如《本草备要》云："上通心包，降心火……下通大小肠膀胱，导诸湿热由小便出……故导赤散用之。"竹叶清热除烦利尿，生甘草清热解毒，滑石块清热利尿，滑石、甘草合用又为六一散，为清暑利湿名方，萹蓄、瞿麦利尿通淋，瞿麦兼可破血通经，《神农本草经》云："瞿麦味苦，寒。主治关格诸癃结，小便不通。"二药为治疗热淋主方八正散方中要药。蒲公英、鱼腥草、草河车清热利尿，草河车尚有解毒功效，并且有很好的抗菌效果。刘渡舟教授治疗肝炎名方——柴胡解毒汤方中也有草河车，均取其清热利湿解毒之功。苦参清热除湿止痒，为治疗湿热下注，外阴瘙痒的良药，《金匮要略》云："妊娠小便难，当归贝母苦参丸主之。"可见苦参也有利尿功效。综上，诸药合用，标本兼治，共奏滋阴补肾、清心利尿之功。导赤通淋汤是张炳厚教授治疗复杂性尿路感染、前列腺炎、尿道炎等常用经验方，效果明显。[申子龙.张炳厚导赤通淋汤.中国中医药报，2020-05-11（4）.]

2. 印会河教授三金排石汤

组成：海金沙60g，川金钱草60g，鸡内金12g，石韦12g，冬葵子9g，滑石15g（包），车前子15g（包）。功效：利尿排石。主要症状：尿中夹有砂石，小便刺痛窘迫，时或突然尿中断，少腹连腰而痛，或尿中带血。舌红脉数。凡尿中发现有砂石状物，即可用之。一般砂石较小者效果明显，而肾与膀胱之间结石较大者，则效果较差。加减：尿石不尽加煅鱼脑石30g（黄花鱼头脑颅腔之两块硬石），以加强排石的作用，痛甚者加琥珀末3g（冲服）。（印会河.中医内科新论.太原：山西人民出版社，1983：163-164.）

上
品

（六）典型医案

1. 祝伯权医案：李某，女，33岁。于1977年7月10日因头晕、恶心、身倦、无力、腰背抽痛等症至某院就诊，经做血常规、尿常规、便常规、胸部X线等一系列常规检查，未见异常。在急诊室予对症治疗，观察一天病情丝毫不减，家属要求转至另一医院治疗。共住院14天，除对症治疗外，又经一系列化验检查仍未查明何病，患者前症不减，身体衰弱加重，乃出院约余诊之。望其体弱，行走困难，饮食不进，面色苍白，舌苔淡白而干，切脉虚而无力。追询患者于发病当日曾集中于该校礼堂开会听报告，室内闷热，空气甚不流通，会后即发此病。当时正值暑日，结合脉证系内热蓄湿中暑之症，由于病后十多天诊断不明，治疗未恰，以致暑湿内伤，身体衰弱。故治当以养阴清热、利湿扶正之品。方药据香薷饮、六合定中汤、人参白虎汤等方加减：佩兰10g，生地黄10g，麦冬10g，藿香10g，竹茹10g，半夏曲10g，陈皮10g，扁豆10g，川厚朴6g，焦神曲12g，茯苓10g，滑石块10g。两剂后前症略减，精神稍好。复诊去焦神曲、扁豆、陈皮，加太子参6g，生石膏10g，知母10g。3剂后前症均减，能进饮食，体力亦增，精神大爽。休息一周后，即恢复工作。

按：方用生地黄、麦冬养阴生津；佩兰、藿香清暑化湿祛浊，醒脾和中止呕；竹茹清胃热止呕；半夏曲、神曲健脾胃，消食止呕；陈皮、厚朴行气除湿散满；扁豆清暑渗湿和脾；茯苓健脾祛湿；滑石清暑除热，渗湿利尿。两剂后证稍减，加太子参以补元调中生津；加生石膏、知母以增清肺胃热之力。前后共服药5剂，暑去、湿除、脾胃得健，一切恢复正常。（编委会.北京市老中医医案选编.北京：北京出版社，1980：272-273.）

2.申子龙医案：荣某，女，70岁，2019年6月17日初诊。主诉：血肌酐升高伴血尿、尿热、尿痛两年，加重1个月。现病史：患者2017年劳累后出现肉眼血尿，就诊于北京某三甲医院，诊断为"左侧输尿管癌"，予手术切除部分左侧输尿管，并内置输尿管支架管（DJ管），术后查血肌酐160μmol/L，再次出现肉眼血尿，尿频、尿热、尿痛，考虑"泌尿系感染"，予抗感染治疗，症状略减轻，之后患者反复出现肉眼血尿，尿热、尿痛，在外院反复使用抗生素，半年更换1次DJ管，症状未见明显改善，2019年5月再次出现肉眼血尿，呈浓茶色，伴尿频、尿热、尿痛，发热，体温最高39℃，伴腰痛，就诊于北京某三甲西医院，查尿常规可见白细胞70/μL，红细胞200/μL。尿培养：大肠埃希菌。肾功能：血肌酐135μmol/L，尿素氮7.53mmol/L。予厄他培南静点抗感染治疗14天，体温降至正常，但肉眼血尿、尿频、尿热、尿痛未见明显改善，现为进一步诊治，收入我科。

入院症见：肉眼血尿，呈浓茶色，尿频、尿热、尿痛，每日尿量约1000mL，腰酸乏力，口干，心烦急躁，活动后胸闷、气短，时有头晕、头痛，纳差，无恶心、呕吐，睡眠可，大便干，每天1次，腹胀，双下肢无水肿。舌质红，苔黄，脉沉细数。既往史：高血压病史6年，2型糖尿病病史6年，冠心病病史6年，高脂血症病史6年。辅助检查：尿常规＋镜检（病）见尿蛋白（＋＋＋），白细胞15～20/HP，红细胞＞100/HP。肾功能：血肌酐118μmol/L，尿素氮

9.56mmol/L。中医诊断：肾衰病，劳淋，血淋。辨证属肾阴亏虚，心肾失交，心火下移小肠，迫血妄行，下焦湿热证。西医诊断：慢性肾衰竭（CKD3 期），代谢性酸中毒，肾性贫血，泌尿系感染，2 型糖尿病，2 型糖尿病性视网膜病变，高血压 2 级（很高危），冠状动脉粥样硬化性心脏病，高脂血症。患者多重耐药，青霉素过敏，予中药治疗。处方：导赤通淋汤加减。熟地黄 30g，生地黄 15g，川木通 10g，生甘草 10g，滑石粉 30g，白花蛇舌草 30g，蒲公英 30g，鱼腥草 30g，萹蓄 30g，大黄 10g，小蓟 30g，白茅根 30g，莱菔子 30g，桑寄生 30g，醋香附 12g，乌药 15g。5 剂，每剂 200mL，每日 1 剂，水煎温服，200mL，每日 2 次。

6 月 21 日患者肉眼血尿消失，尿频、尿热、尿痛明显减轻，大便通畅，尚有腹胀满，小腹胀痛，查尿常规：尿蛋白（±），白细胞 10 ～ 15/HP，红细胞 8 ～ 10/HP。肾功能：血肌酐 122μmol/L，尿素氮 6.7mmol/L。上方去香附、乌药，加延胡索 15g，厚朴 10g 巩固疗效。

按：本案左侧输尿管部分切除，并内置 DJ 管，因而反复尿路感染，尿培养提示大肠埃希菌，多重耐药，青霉素过敏，厄他培南治疗效果不佳，所以患者只能寻求中医药治疗。本案在劳淋的基础上，尚出现肉眼血尿，也应属于血淋的范畴，在张炳厚教授的导赤通淋汤基础上加用小蓟、白茅根凉血止血，清热利尿；此外患者腹胀、大便干，燥热伤津，阳明腑实，加大黄、莱菔子泻热通便，行气消胀；因患者老年女性，病程较长，肾虚突出，故加用桑寄生补益肝肾；熟地黄、桑寄生合用为张炳厚教授治疗肾阴亏虚，腰府失养所致腰酸痛的常用药对。二诊患者尚有腹胀，小腹痛，考虑香附、乌药行气消胀力量较弱，改用厚朴下气除满，延胡索活血止痛，故取得较好疗效。

柴 胡

味苦,平。主心腹,去肠胃中结气,饮食积聚,寒热邪气,推陈致新。

(一) 原文阐释

1. 味苦辛。苦能泄、能燥、能坚,辛能散、能行,《素问·阴阳应象大论》云:"辛甘发散为阳,酸苦涌泄为阴。"

2. 主心腹。主心胸、胸胁、腹部等病位。

3. 去肠胃中结气。《素问·阴阳别论》云:"二阳结谓之消。""二阳结"指的就是胃肠结热。《伤寒论》大柴胡汤主治"心中痞硬,呕吐而下利",此处心中指胃脘,柴胡在本方有"去胃肠结气"作用。此外四逆散方中柴胡、枳实药对,柴胡主升散配枳实通下以去胃肠结气,调节胃肠气机。

4. 饮食积聚。饮食积聚有新久轻重之分,新病可予大柴胡汤,如《金匮要略》云:"按之心下满痛者,此为实也,当下之,宜大柴胡汤。"久病饮食积聚又称宿食,方用大承气汤。如《金匮要略》云:"脉数而滑者,实也,此有宿食,下之愈,宜大承气汤。""下利不欲食者,有宿食也,当下之,宜大承气汤。"

5. 寒热邪气。柴胡除寒热邪气体现在柴胡剂类方当中,如小柴胡汤、大柴胡汤、柴胡桂枝干姜汤、柴胡加龙骨牡蛎汤。柴胡解表散邪。

6. 推陈致新。柴胡、大黄、硝石都有推陈致新的作用。

（二）张仲景对柴胡的应用

《伤寒论》中含"柴胡"的方剂有 7 方，《金匮要略》中含"柴胡"的方剂有 4 方，去掉重复的方剂，共 9 方。见表 10。

表 10 张仲景使用柴胡方剂

方　名	柴胡剂量
小柴胡汤，大柴胡汤，柴胡桂枝干姜汤	半斤
柴胡桂枝汤，柴胡加龙骨牡蛎汤	四两
柴胡加芒硝汤	二两十六铢
四逆散	十分
鳖甲煎丸	六分
薯蓣丸	五分

1. 发热病证：小柴胡汤治疗 7 种发热。①往来寒热："伤寒五六日中风，往来寒热，胸胁苦满，嘿嘿不欲饮食，心烦喜呕，或胸中烦而不呕，或渴，或腹中痛，或胁下痞硬，或心下悸、小便不利，或不渴、身有微热，或咳者，小柴胡汤主之。"小柴胡汤是治疗少阳病的主方，少阳病的发热类型为往来寒热。②潮热："阳明病，发潮热，大便溏，小便自可，胸胁满不去者，小柴胡汤主之。"③头痛发热："伤寒，脉弦细，头痛发热者，属少阳。少阳不可发汗，发汗则谵语，此属胃，胃和则愈，胃不和，烦而悸。"④瘥后发热："伤寒差以后，更发热，小柴胡汤主之。"⑤身热恶风："伤寒四五日，身热恶风，颈项强，胁下满，手足温而渴者，小柴胡汤主之。"⑥呕而发热："呕而发热者，小柴胡汤主之。"⑦热入血室发热："妇人中风，七八日，续得寒热，发作有时，经水适断者，此为热入血室，其血必结，故使如疟状，发作有时，

小柴胡汤主之。"

2. 腹痛。"伤寒，阳脉涩，阴脉弦，法当腹中急痛，先与小建中汤，不差者，小柴胡汤主之。""按之心下满痛者，此为实也，当下之，宜大柴胡汤。"小柴胡汤主肝脾不和型腹痛，大柴胡汤主肝胃郁热、气血郁滞型腹痛。

3. 胆热犯胃恶心、呕吐。"太阳病，过经十余日，反二三下之，后四五日，柴胡证仍在者，先与小柴胡。呕不止，心下急，郁郁微烦者，为未解也，可与大柴胡汤，下之则愈。""呕不止，心下急"为胆热犯胃的表现。"伤寒发热，汗出不解，心中痞硬，呕吐而下利者，大柴胡汤主之。"大柴胡汤治疗下利，体现通因通用思路，临床上急性胰腺炎、急性阑尾炎患者常表现为心下满痛，发热，大便次数多，量少，可予大柴胡汤去心腹肠胃结气。大柴胡汤为小柴胡汤去人参、甘草加大黄、枳实、芍药。其中《伤寒论》中记载无大黄，《金匮要略》中记载有大黄。

4. 少阳病。以小柴胡汤为代表。小柴胡汤中柴胡、黄芩，半夏、生姜，人参、甘草、大枣分别为3个药对，体现扶正祛邪的思想。在其原文加减中，除了柴胡、甘草，其他药都可以减。

5. 关节痛。"伤寒六七日，发热微恶寒，支节烦疼，微呕，心下支结，外证未去者，柴胡桂枝汤主之。"柴胡桂枝汤是小柴胡汤与桂枝汤的合方，既有小柴胡汤证的"心下支节，微呕"，又有桂枝汤证的"发热微恶寒，支节烦疼"；既具桂枝汤调和营卫、调理气血之功，又兼小柴胡汤疏肝利胆、调畅三焦气机之能。临床可以用于类风湿关节炎等关节痛的治疗，患者表现为既有关节疼痛，恶风怕冷，又有急躁易怒，口干口苦，用小柴胡汤清利肝胆，桂枝汤舒筋活络，常加用桑枝、片姜黄、鸡血藤、青风藤、海风藤等祛风通络。

刘渡舟教授认为本方尚可治疗：①肝气窜证，发病特点是患者自觉有一股气在胁脘胸背，甚至流窜四肢，或上或下，或左或右，凡气所窜之处，觉疼痛和胀满，用本方有特效。②本方去人参、大枣，加牡蛎、鳖甲、红花、茜草等软坚化瘀之药，治疗慢性肝炎、肝脾肿大及早期肝硬化等，出现腹胀、胁痛如针刺、面色黧黑、舌质紫暗或有瘀斑等症，坚持久服，常有良效。③痹证，见有肢节烦疼、胸胁苦满、脉弦等症者。

陈亦人教授主编的《伤寒论译释》言本方尚可治：①肝木乘脾土之脘腹疼痛。②面神经麻痹。③溃疡性结肠炎，十二指肠壅积症。④更年期综合征。⑤肾盂肾炎，肾病综合征。⑥自主神经功能紊乱性疾病。⑦癫痫。本方倍芍药。⑧慢性胆囊炎，胆道功能紊乱。

6. 胆热脾寒病证。刘渡舟教授将柴胡桂枝干姜汤证的病机特点概括为胆热脾寒，主症特点为口苦便溏。原文见于《伤寒论》："伤寒五六日，已发汗而复下之，胸胁满微结，小便不利，渴而不呕，但头汗出，往来寒热，心烦者，此为未解也。柴胡桂枝干姜汤主之。"本方为小柴胡汤去半夏、生姜、人参、大枣，加桂枝、干姜、栝楼根、牡蛎。桂枝、干姜温脾散寒，栝楼根生津止渴，牡蛎软坚散痞。本方和解少阳兼治脾寒，与大柴胡汤和解少阳兼治胃实可以一起对照学习，可见少阳为病影响脾胃时，有寒热虚实之别。

7. 神志病证。柴胡加龙骨牡蛎汤为小柴胡汤去甘草，加龙骨、牡蛎、桂枝、茯苓、大黄、铅丹，多用于治疗癫痫和精神病，原文："伤寒八九日，下之，胸满烦惊，小便不利，谵语，一身尽重，不可转侧者，柴胡加龙骨牡蛎汤主之。"方中柴胡、桂枝、黄芩和解表里，以治寒热往来、身重；龙骨、牡蛎、铅丹重镇安神，以治烦躁惊狂；半夏、生姜和胃降逆；大黄泄里热，和胃气；茯苓安心神，利小便；人参、大枣益气养营，扶正祛邪。全方共奏和解清热、镇惊安神之功。

8.气机郁滞病证。"少阴病四逆，其人或咳，或悸，或小便不利，或腹中痛，或泄利下重者，四逆散主之。"四逆散证的形成与体质相关，其形成是在少阴阳虚体质基础上所形成的肝气郁滞证。

（三）目前中药学对柴胡的认识

柴胡味苦、辛，性微寒，归肝、胆经。

1.解表退热。治疗外感发热，如小柴胡汤；配伍葛根、羌活、石膏等为柴葛解肌汤，治疗三阳合病；配伍陈皮、防风、赤芍、甘草、生姜为正柴胡饮，治疗风寒感冒轻症。

2.疏肝解郁。常与白芍、当归、白术、茯苓等同用，疏肝养血健脾，如逍遥散；若肝郁气滞，症见胸腹胁肋胀痛，可配伍香附、川芎、枳壳之类疏肝解郁，如柴胡疏肝散。

3.升举阳气。气虚下陷所致的脱肛、子宫脱垂，常与升麻同用，并配伍人参、黄芪、白术等补脾益气药物，如补中益气汤。此外，柴胡尚可治疗胸中大气下陷，如张锡纯升陷汤，柴胡升举阳气用量须小，3～6g。

（四）名医名方

1.印会河教授舒肝散结方

组成：柴胡9g，丹参15g，赤芍15g，当归15g，生牡蛎

30g（先煎），玄参15g，川贝母3g（冲服），夏枯草15g，海藻15g，昆布15g，海浮石15g（先煎），牛膝9g。

功效：舒肝散结。主治前列腺肥大，小便癃闭不通，多先由小便滴沥不尽开始，多见于老年人。苔腻，脉弦有力。临床有老年前列腺肥大，小便癃闭者患者，率先用此，效果良好。

加减：本方用治乳腺增生、肋软骨炎，则去牛膝，加蒲公英30g，全瓜蒌30g。治子宫肌瘤则就原方加泽兰叶15g，茺蔚子30g。治颈淋巴结炎则去牛膝，加桔梗9g，枳壳9g，一般效果良好。可见中医经络之说，用之有验，盖此等结块，皆肝之经脉所过之地也。（印会河. 中医内科新论. 太原：山西人民出版社，1983：171-172.）

2. 赵进喜教授解郁明目丸

组成：柴胡9g，黄芩9g，葛根30g，丹参30g，三七粉6g（冲服），白芍30g，薄荷6g（后下），防风6g，决明子15g，茺蔚子9g，浙贝母9g，密蒙花15g。

用法：水煎400mL，每日1剂，早晚分服。

功用：疏肝解郁，化瘀散结，祛风明目。

主治：糖尿病视网膜病变，证属肝气郁结，瘀结络脉，风邪袭目，体质属少阳气郁，厥阴肝旺者。症见情绪急躁，或性格内向，多愁善感，头晕目眩或视物昏花，纳眠可，大便偏干，舌质暗红，苔白，脉弦。

方解：糖尿病视网膜病变属于中医学"消渴病目病"范畴，处于消渴病之消瘅期（糖尿病并发症阶段）。《灵枢·五变》云："怒则气上逆，胸中蓄积，血气逆留，髋皮充肌，血脉不行，转而为热，热则消肌肤，故为消瘅。"指出消瘅期的形成与怒气相关，病机主要为"血脉不行"。此外，肝开窍于目，足厥阴肝经连及目系，足少阳胆经起于目锐眦，且自古有"目病多郁"之说，故方中用柴胡疏肝解郁，黄芩清解胆热，为药对之一，取法于小柴胡汤，正如《伤寒论》263条云："少阳之为病，口苦，咽干，目眩。"葛根、丹参活血化瘀，为药对之二，出自祝谌予教授。祝谌予教授在施今墨先生的黄芪、山药、苍术、玄参降糖基本方基础上，结合自己的临床实践，将山药改为生地黄，并加用葛根、丹参，开活血化瘀治疗糖尿病先河。三七粉化瘀止血，尚可防治眼底出血，芍药柔肝敛阴；薄荷、防风祛风明目，《医方集解》云："巅顶之上，唯风药可到。"决明子、茺蔚子、密蒙花清肝明目，密蒙花尚有养肝之效，浙贝母有散结之功。诸药并用，补泻兼施，气血同调，内外兼治，共奏疏肝解郁，化瘀散结，祛风明目之功，效果明显。

加减运用：急躁易怒，头晕目眩甚者，加夏枯草15g，桑叶15g，菊花12g；头痛者，加川芎12g，白芷10g，蔓荆子10g；双目干涩者，加枸杞子10g，菊花10g；迎风流泪者，加木贼草10g。[申子龙.解郁明目方.中国中医药报，2014-12-11（4）.]

（五）《伤寒论》四逆散证析疑

有关四逆散证病因病机的认识，历代医家莫衷一是，历览古今文献可见，有关四逆散证实质的论述不外乎"热厥论""阳郁论""枢机论""肝脾不和论""寒厥论"，诸医家多围绕"四逆散证并非少阴病""四逆散证为少阴病的疑似证""四逆散证条文次序有误，主症并非只有四逆"三个方面进行探讨。笔者经过深入研究发现上述诸论或根于临床，以今解古，或先入为主，以经解经，或执于偏见，以讹传讹，难自圆其说，有违仲景本意。而运用赵进喜教授提出的"三阴三阳体质学说"可从理论和临床角度解释四逆散证的形成。四逆散证的形成与体质相关，是在少阴阳虚体质基础上形成的肝气郁滞证。

1. 热厥论

成无己《注解伤寒论》云："伤寒邪在三阳，手足必热；传至太阴，手足自温；至少阴则邪热渐深，故四肢逆而不温也；及至厥阴，则手足厥冷，是又甚于逆。四逆散以散传阴之热也。"其认为本证"四逆"的形成源于邪热入里，阳气不得外达所致，虽未直接提出"热厥"一词，但其含义接近，只不过程度不同而已，此段论述也成为后世所称"热厥论"的肇始。

方有执《伤寒论条辨》云："人之四肢，温和为顺，故以不温和为逆。但不温和而未至于厥冷，则热犹为未入深也，故用柴胡解之也，枳实泄之也。然热邪也，邪欲解本阴也，阴欲收，芍药收之也。"

徐大椿《伤寒论类方·伤寒方论》云："此乃少阴传经之热邪，并无脉微恶寒等阴症，即下利一端，并非清谷，而反下重，故不得用温热。"又云："疏邪通气，同名四逆，与前者（指四逆汤之类）去迥异。"徐氏和方氏均认为本证"四逆"为少阴传经热邪内郁，阳气不达四末所致。

吴谦《医宗金鉴》云："方名四逆散，与四逆汤均治手足逆冷，但四逆汤治阴邪寒厥，此则治阳邪热厥。"吴谦正式提出四逆散证为"热厥"所致，但观仲景有关"热厥"论述：

"伤寒一二日至四五日厥者，必发热。前热者，后必厥。厥深者热亦深，厥微者热亦微。厥应下之。"（335条）如若本证为邪热内郁，为何其或然证还用干姜、附子等热药，一方面与仲景所言"厥应下之"冲突，另一方面与"热厥"的病机矛盾，参考350条"伤寒脉滑而厥者，里有热，白虎汤主之"之论热厥，其意自明，因此"热厥论"并不能自圆其说。

2. 阳郁论

李翰卿《李翰卿伤寒讲义集要》云："四逆散是阳气被郁不能宣达之方，并能和解肝郁之证。"又云："其或然证状，从现象上看，虽然宜于温药活之，但也没有真正不敢服寒凉的表现，因此，我认为古人'阳为阴郁'的说法是有一定价值的。"王琦认为："四肢厥逆有寒热之不同。本条四逆既非阴盛阳衰之寒厥，亦非'热深厥亦深'之热厥，乃是肝郁气滞，阳不得外达所致。热厥重在'热'，本条之厥侧重于'郁'。"又云："凡此种种皆由气滞阳郁、升降失调所致，故用四逆散以宣畅气机，通达郁阳为活。"上述医家均认为四逆散证之四逆为阳气内郁不得外达所致。验之临床，四逆散治疗外邪入侵或情志不畅所致气机郁滞的手足冷确有佳效，但他们均未对其或然证所用药物做出一个明确的解释。"阳为阴郁"的主要矛盾是阴气太盛，故温热药物应为主药，如置于加减药物中，似为不妥，故李氏"阳为阴郁"之说也较牵强。

普通高等教育"十五"国家级规划教材《伤寒学》认为："本证的四逆是肝郁气滞，阳气内郁不达四肢而致，证属实、属郁。阳气郁遏，气机不畅，可见诸多或然证，若兼肺寒气逆，则为咳；心阳不足则为悸；气化不行，则小便不利；阳虚中寒，则腹中痛；兼中寒气滞，则泄利下重。"教材虽认识到本证为肝郁气滞证兼有阳气不足，但未阐明何来阳气不足，既然认为"少阴病是以心肾虚衰、水火不交为主要病理变化的疾病"，那么又怎么解释少阴病中四逆散证为肝气郁滞？由此可见，教材所言前后矛盾。

3. 枢机论

尤在泾《伤寒贯珠集》云："四逆，四肢逆冷也。此非热厥，亦太阳初受寒邪，未郁为热，而便入少阴之证。少阴为三阴之枢，尤少阳为三阳之枢也，其进而入则在阴，退而出则就阳，邪气居之，有可进可退、时上时下之势。故其为病，有或咳，或悸，或小便不利，或腹中痛，或泄利下重之证。夫邪在外者，可引而散之，在内者，可下而去之，其在外内之间者，则和解而分消之，分消者，半从外半从内之谓也。"尤氏认为四逆散为和解少阴枢机之方，其或然证为气机升降不利所致。

柯琴《伤寒来苏集》云："条中无主症，而皆是或然症，四逆下必有阙文。今以泄利下重四字，移至'四逆'下，则本方乃有纲目。""此少阴枢机无主，故多或然之症。""此症以泄利下重，然少阴之阳邪内扰于阴，四逆即非寒证矣。四逆皆少阴枢机无主，升降不利所致，只宜治下重，不须兼治诸症也。仲景因有四逆症，欲以别于四逆汤，故以四逆散名之。"柯氏亦认为四逆散证为少阴枢机无主，与尤氏不同的是，他认为本方主症应为"四逆"和"泄利下重"，病因是"少阴之阳邪内扰于阴"。

李宇航认为："四逆散'制方大意，亦与小柴胡相似'，以其'辅正逐邪，和解表里'而皆为运转枢机之剂。"又云："四逆散治疗少阴枢机不利采用了开阖以运转枢机的手法。而四逆散则是《伤寒论》中治疗三阴枢机不利的主方。"少阴主枢机出自《素问·阴阳离合论》曰："三阴之离合也，太阴为开，厥阴为阖，少阴为枢。三经者不得相失也。"张仲景虽在《伤寒杂病论》序言中提到"撰用《素问》《九卷》"，但不能把《黄帝内经》与《伤寒论》中的三阴三阳概念等同。《素问·阴阳离合论》所指三阴三阳有经络的含义，如"太阴根起于隐白……少阴根起于涌泉……厥阴根起于大敦……三经者，不得相失也"。而《伤寒论》中所论"少阴"绝不是单用经络所能概括的，所以"少阴枢机论"来解释四逆散证有以经解经、偷换概念之嫌，况且以枢机不利、升降失调来解释四逆散或然证所用药物，也无根据。

4. 肝脾不和论

唐宗海《血证论》云："此汤与小柴胡转输外达相似，又疏平肝气，和降胃气之通剂，借用处尤多。"普通高等教育"十五"国家级规划教材《方剂学》认为："四逆散除治疗阳郁厥逆外，尚可治疗肝脾气郁证。四逆散柴胡配枳实，升清降浊，疏肝理脾作用较著，为调和肝脾的基础方。"唐氏和教材均从临床运用出发，从药物功效角度分析四逆散证，实际上是运用后世的脏腑辨证来解释张仲景的"三阴三阳辨证"。运用四逆散调和肝脾，扩大了经方应用范围，但如用今人的观点来揣测四逆散证的证治，实为不妥。

5. 寒厥论

舒驰远《伤寒集注》云："腹痛作泄，四肢厥冷，少阴虚寒证也，虚寒协饮，上逆而咳，凌心而悸……小便不利者，里虚寒不足以化其气。"郑钦安《伤寒恒论》云："少阴病而至四逆，阳微阴盛也。其中或咳或悸者，水气上干也；小便不利者，阳不化阴也，腹痛下重，阴寒之极也。法宜大剂回阳为是，而此以四逆散主之，吾甚不解。"舒氏和郑氏均认为根据四逆散证条文，本证应为少阴虚寒之证，而所用柴胡、芍药、枳实、甘草皆非温阳散寒之药，陷入了药证不合的矛盾当中，故郑氏长叹"吾甚不解"。他们对于四逆散证的困惑实际上是没有对少阴病形成一个正确的认识，局限于四逆汤证，这样既抹杀了四逆散的临床运用，又误解了《伤寒论》，有失仲景原意。

除上述五种观点外，王庆国教授认为："四逆散为宣通气血之方，兼能解除痰、食、湿、热诸郁，四逆散证为伤寒夹郁之证，其或然证及加减法体现了仲景'以解郁为主，又步步不能忘顾护正气'的治变之法，条文冠以'少阴病'皆因本证发展有形成少阴虚寒证之一端。"较为全面地概括了四逆散的现代临床运用，但用于解释四逆散证条文，尚有欠缺。

6.少阴体质论

笔者在研读多位古今医家有关四逆散证论著的基础上，深入学习了赵进喜教授提出的"三阴三阳体质学说"和"三阴三阳辨证"，再读《伤寒论》，先前诸多困惑顿然冰释。赵进喜教授认为："此少阴病乃少阴阳虚体质之人为病，阳虚故四肢逆冷，但证候为肝气郁滞证，所以临床症状特别复杂。或咳，或悸，或小便不利，或腹中痛，或泄利下重者，或然证多种多样。既然是肝气郁滞证，治疗当然应以疏肝理气为主，所以用四逆散主之。同时还应该照顾到患者少阴阳虚的体质和临床具体症状，所以方后注加减所用药物皆有一定的温阳散寒作用。"

三阴三阳作为人体六系统，与五脏五系统一样，都是客观存在的，二者具有相关性，但各有特点，从不同角度阐述人体的生命活动。三阴三阳六系统在人体健康情况下的总体功能是统一的，但并不是一一对等的，六系统既有统一性，又有特殊性。三阴三阳各系统功能不平衡，决定了人群体质可划分为三阴三阳六个类型，即太阳体质、阳明体质、少阳体质、太阴体质、少阴体质、厥阴体质。针对少阴体质之人，赵进喜教授认为："可分为少阴阳虚之人、少阴阴虚之人、少阴阴阳俱虚之人。少阴阳虚之人，体质虚弱，平素畏寒，腰膝酸冷，性功能减退，发病易表现为畏寒肢冷、腰膝冷痛、神疲思睡，甚至可见四肢厥冷、冷汗淋漓等阳衰危证（少阴寒化证），即四逆汤证、真武汤证、附子汤证等。"既然少阴有体质的概念，那么少阴阳虚体质之人不管是感受外邪还是内伤七情，均可表现为肝气郁结的四逆散证。如果阳虚体质由于外界诱因转化为阳虚的病理状态，则势必不能温化水饮，水邪变动不居，横窜三焦，而成"或咳，或悸，或小便不利，或腹中痛，或泄利下重"，因此治疗上既要疏肝理气，又须兼顾阳虚体质，所以或然证所用桂枝、干姜、附子、薤白、茯苓有温阳散寒利水作用。

综上所述，"阳郁论""肝脾不和论""枢机论"从不同角度探析了四逆散的证治，丰富了经方的研究思路，但是用以解释《伤寒论》第318条依据不足。"热厥论""寒厥论"则误读了《伤寒论》，陷入了"四逆"非寒即热、非热即寒的困局。本文提出四逆散证为在少阴阳虚体质基础上形成的肝气郁滞证，既解决了诸家对于四逆散证缘何为少阴病的困惑，又阐明了其或然证所用温热药物的理由，较为完备。

（六）典型医案

1.张锡纯医案：一人年过四旬，胁下焮疼，大便七八日未行，医者投以大承气汤，大便未通而胁下之疼转甚。其脉弦而有力，知系肝气胆火恣盛也，投以拙拟金铃泻肝汤（系川楝子五钱，乳香、没药各四钱，三棱、莪术各三钱，甘草一钱）加柴胡、龙胆草各四钱，服后须臾大便通下，胁疼顿愈。审是则《本经》谓"柴胡主肠胃中饮食积聚，推陈致新"者，诚非虚语也。且不但能通大便也，方书通小便亦多有用之者，愚试之亦颇效验。盖小便之下通，必由手少阳三焦，三焦之气化能升而后能降，柴胡不但升足少阳，实兼能升手少阳也。（张锡纯《医学衷中参西录·柴胡解》）

2.吕仁和医案：向某，女，48岁。2007年10月17日初诊。自诉间断头痛5年，夜间为甚，用去痛片可缓解。2007年10月2日饮酒后头痛再次发作，服用去痛片多次不能缓解，急到天坛医院诊治，查颅脑核磁诊断为"左三叉神经纤维瘤"，次日行手术切除，疼痛缓解。术后出现反复黑蒙症状合并头部剧痛，以两侧为著，时而表现胀痛，时而表现刺痛，服用去痛片不能缓解。舌暗红，苔黄腻，脉弦滑。西医诊断：左三叉神经纤维瘤切除术后。中医诊断：头痛，气血痰湿郁滞少阳。治法：疏肝理气，活血通络，祛湿化痰。处方：醋柴胡10g，赤芍30g，白芍30g，枳实10g，甘草10g，川芎15g，丹参30g，牡丹皮20g，三棱10g，莪术10g，蜈蚣3条，甲珠6g，鳖甲20g（先煎）7剂。10月26日二诊。服药后当晚未服用去痛片就可入睡，精神饮食好转，苔仍腻，脉仍弦。宗10月17日方加香附10g，砂仁6g（后下），药后疼痛缓解，继服上方 20 剂，至今疼痛未复发。

　　按： 四逆散见于《伤寒论》318 条："少阴病四逆，其人或咳，或悸，或小便不利，或腹中痛，或泄利下重者，四逆散主之。"《本经》云："柴胡主心腹，去肠胃结气，饮食积聚，寒热邪气，推陈致新。"可见柴胡不仅有疏肝解郁之功，更有推陈致新之力。《本经》云："白芍主邪气腹痛，除血痹，破坚积，治寒热疝瘕，止痛，利小便。"可见柴胡、白芍共用实为气血同调，再加枳实、甘草，内含"枳实芍药散"之意，《金匮要略》用其治疗气血不和之"产后腹痛，烦满不得卧"，更有"芍药甘草汤"缓急止痛，《伤寒论》用其治疗"脚挛急"。本案头痛辨证为气血痰湿瘀滞少阳，吕仁和教授认为用四逆散来调和气血最为合适。"气为血之帅，气行则血行"，枳实尚可化痰消积除湿。"血为气之母，血活则气顺"，故加用丹参、牡丹皮活血化瘀。"久病入络"故用三棱、莪术、蜈蚣、甲珠破血通络。"纤维瘤"属中医"癥瘕"范畴，患者纤维瘤虽已切除，但微小"癥瘕"实际仍有残留，故用鳖甲软坚散结。诸药并用，使气血调达，络脉通畅，故"通则不痛"。二诊效不更方，加用香附疏肝理气，砂仁化湿行气，以巩固疗效。[申子龙，王世东，黄苗等.吕仁和治疗顽固性头痛案 2 则.环球中医药，2015（1）：97-98.]

桂 枝

味辛，温。主上气咳逆，结气，喉痹，吐吸，利关节，补中益气。

（一）原文阐释

1.主上气咳逆。肺主肃降，外邪犯肺，肺气上逆，可见咳喘病证。桂枝有下气平喘之功，如小青龙汤、桂枝加厚朴杏子汤；同时还可用于气上冲胸所致奔豚病，如《伤寒论》云："烧针令其汗，针处被寒，核起而赤者，必发奔豚，气从少腹上冲心者，灸其核上各一壮，与桂枝加桂汤，更加桂二两也。"患者自觉症状常有气从少腹上冲的感觉，头晕耳鸣，恶心呕吐。病性属寒者予桂枝加桂汤，属热者予奔豚汤。《金匮要略》云："奔豚，气上冲胸，腹痛，往来寒热，奔豚汤主之。"

2.结气喉痹。桂枝可通阳散结治疗胸痹病，如《金匮要略》云："胸痹心中痞，留气结在胸，胸满，胁下逆抢心，枳实薤白桂枝汤主之。"此外桂枝治疗喉痹，如《伤寒论》云："少阴病，咽中痛，半夏散及汤主之。"

3.吐吸。即喘证。

4.利关节。通利关节治疗痹证，如"湿家身烦疼，可与麻黄加术汤发其汗为宜，慎不可以火攻之"。"风湿相搏，骨节疼烦，掣痛不得屈伸，近之则痛剧，汗出短气，小便不利，恶风不欲去衣，或身微肿者，甘草附子汤主之。""诸肢节疼痛，身体尪羸，脚肿如脱，头眩短气，温温欲吐，桂枝芍药知母汤主之。"伤寒六七日，发热，微恶寒，支节烦疼，微呕，心下支结，外证未去者，柴胡桂枝汤主之。"

5.补中益气。代表方小建中汤、黄芪建中汤、当归建中汤。

（二）张仲景对桂枝的运用

《伤寒论》中含"桂枝"的方剂有40方，《金匮要略》中含"桂枝"的方剂有50方，去掉重复的方剂，共74方。见表11。

表11 张仲景使用桂枝方剂

方　名	桂枝剂量
乌梅丸，天雄散	六两
桂枝加桂汤	五两
桂枝甘草汤，茯苓桂枝甘草大枣汤，桂枝人参汤，桂枝附子汤，甘草附子汤，理中丸（脐上筑者去术加桂），桂枝芍药知母汤	四两
桂枝汤，桂枝加厚朴杏子汤，桂枝加附子汤，桂枝去芍药汤，桂枝去芍药加附子汤，小柴胡汤（若不渴，外有微热者去人参加桂枝），小青龙汤，新加汤，茯苓桂枝白术甘草汤，小建中汤，桂枝去芍药加蜀漆牡蛎龙骨救逆汤，柴胡桂枝干姜汤，桂枝加芍药汤，当归四逆汤，炙甘草汤，桂枝加大黄汤，黄连汤，当归四逆加吴茱萸生姜汤，瓜蒌桂枝汤，黄芪桂枝五物汤，桂枝加龙骨牡蛎汤，黄芪建中汤，小青龙加石膏汤，桂枝生姜枳实汤，防己茯苓汤，芪芍桂酒汤，桂枝加黄芪汤，桂枝去芍药加麻黄细辛附子汤，泽漆汤，白虎加桂枝汤，风引汤	三两
桂枝加葛根汤，葛根汤，葛根加半夏汤，麻黄汤，大青龙汤，茯苓甘草汤，桃核承气汤，木防己汤，木防己去石膏加茯苓芒硝汤，麻黄加术汤，茯苓泽泻汤，温经汤，厚朴七物汤	二两
桂枝麻黄各半汤	一两十六铢
桂枝二麻黄一汤	一两十七铢
柴胡加龙骨牡蛎汤，柴胡桂枝汤	一两半

方 名	桂枝剂量
桂枝甘草龙骨牡蛎汤，枳实薤白桂枝汤，竹叶汤，肾气丸	一两
五苓散，蜘蛛散，乌头桂枝汤	半两
桂枝二越婢一汤	十八铢
麻黄升麻汤	六铢
半夏散及汤	1/3 方寸匕
薯蓣丸	十分
四逆散（悸者加桂枝）	五分
防己地黄汤，防己黄芪汤（气上冲者加桂枝），土瓜根散，鳖甲煎丸，侯氏黑散	三分
竹皮大丸	一分
桂枝茯苓丸	详见原文
茵陈五苓散	详见原文

1. 温通心阳。桂枝、甘草合用辛甘化阳，如："发汗过多，其人叉手自冒心，心下悸，欲得按者，桂枝甘草汤主之。""火逆下之，因烧针烦躁者，桂枝甘草龙骨牡蛎汤主之。""伤寒，脉结代，心动悸，炙甘草汤主之。"

2. 补中益气。代表方如前文提到的小建中汤、黄芪建中汤等。

3. 温通经脉。"手足厥寒，脉细欲绝者，当归四逆汤主之。"病机主要是血虚有寒，寒凝筋脉。再如温经汤中用桂枝温经活血。

4. 活血化瘀。桂枝茯苓丸治疗"妇人宿有癥病"。西医学的子宫肌瘤、子宫腺肌症，均可用本方加减治疗，主症可见痛经、血块多、色暗、小腹压痛。

5. 解肌调营卫。桂枝汤中用桂枝、芍药相须而用解肌祛风、调和营卫。

6. 化气利水。苓桂剂为代表，如苓桂术甘汤，苓桂枣甘汤，五苓散等。刘渡舟教授苓桂类方有苓桂茜红汤、苓桂杏甘汤、苓桂杏薏汤等。

(三) 目前中药学对于桂枝的认识

桂枝味辛、甘，性温，归心、肺、膀胱经，解肌祛风，温通经脉，助阳化气。《本经疏证》记载用桂枝之道有六，"曰和营，曰通阳，曰利水，曰下气，曰行瘀，曰补中"。

常用配伍：桂枝、麻黄解表散寒；桂枝、芍药调和营卫；桂枝、附子温通经脉；桂枝、当归温通活血。

桂枝需与肉桂相鉴别：肉桂是桂树的树皮，桂枝为桂树的嫩枝。桂枝的主要作用发汗解肌，温通经脉，助阳化气，肉桂的作用补火助阳，散寒止痛，温通经脉，引火归原，二者有别。

(四) 典型医案

1. 张锡纯医案：一妇人，年二十余，因与其夫反目，怒吞鸦片。已经救愈，忽发喘逆，迫促异常。须臾又呼吸顿停，气息全无，约十余呼吸之顷，手足乱动，似有蓄极之势，而喘复如故。若是循环不已，势近垂危，延医数人，皆不知为何病。后愚诊视其脉，左关弦硬，右寸无力，精思良久，恍然悟曰：此必怒激肝胆之火，上冲胃气。夫胃气本下行者也，因肝胆之火冲之，转而上逆，并迫肺气亦上逆，此喘逆迫促所由来也。逆气上干，填塞胸膈，排挤胸中大气，使之下陷。夫肺悬胸中，须臾无大气包举之，即须臾不能呼吸，此呼吸顿停所由来也。迨大气蓄极而通，仍上达胸中，鼓动肺脏，使得呼吸，逆气遂仍得施其击撞，此又病势之所以循环也。《神农本草经》载，桂枝主上气咳逆、结气、喉痹、吐吸，其能降逆气可知。其性温而条达，能降逆气，又能升大气可知。遂单用桂枝尖三钱，煎汤饮下，须臾气息调和如常。夫以桂枝一物之微，而升陷降逆，两擅其功，以挽回人命于顷刻，诚天之生斯使独也。然非亲自经验者，又孰信其神妙如是哉！继用参赭镇气汤，去山药、苏子，加桂枝尖三钱、知母四钱，连服数剂，病不再发。此喘证之特异者，故附记于此。（张锡纯《医学衷中参西录·桂枝解》）

2. 王琦医案：赵某，女，22岁。患者14岁时即患"病毒性心肌炎合并频发性室性早搏"，经抗病毒治疗后心肌炎治愈，但遗留室性快速型心律失常。8年来每于感冒、劳累或情绪激动时则出现阵发性心悸、气短等不适，早搏每分钟可达数十次。心电图示频发性室性早搏，二联律，三联律。外院给予心律平长期维持用药，一旦停药则心悸等症状加重。近半个月来患者因考试复习紧张又反复出现心悸气短、自汗，并伴有神疲乏力、失眠多梦等，服用心律平后症状未见明显缓解。经人介绍来王氏处就诊，舌质淡红，苔薄，脉沉细、结代，重按无力，心电图检查同前。予服经验方平冲饮，药用：川桂枝15g，炙甘草10g，龙骨15g(先煎)，牡蛎15g(先煎)，紫石英15g（先煎），磁石15g（先煎），党参10g，麦冬10g，五味子10g，酸枣仁15g，川黄连10g，蝉蜕10g，延胡索10g，6剂，水煎服，并嘱其停用心律平。患者服用4剂即来诉症状明显改善，早搏次数亦显著减少。24小时动态心电图示偶发室性早搏，并且未出现停用心律平后的反跳现象，又嘱继服30剂以巩固疗效，随访2年来未见复发。

    按：快速型心律失常与中医"心悸""怔忡"相关。心脏的正常搏动节律赖于心气之推动，心阳之温煦，心阴之滋养。心阳不振，相火失位，虚阳浮越，冲气上冒，则致心神不宁，表现为心悸脉数。阳气不足，气不化精，则心阴亦亏，阴虚火旺，上扰心神更加重心悸。故王氏认为本病的主要病机在于心阳浮越兼气阴两虚，治当以温通心阳、镇心安神为主，辅以养心护脉。方中重用桂枝强心定悸，和营通阳；炙甘草又能养营补阴、温通经脉；龙骨、牡蛎重镇潜阳，安神定志；紫石英补心气，安惊悸，定魂魄，与磁石共同加强重镇降逆、平抑心气之效；酸枣仁、五味子既能收敛浮越之气，又能敛汗止汗；黄连清心降火，与桂枝配伍有温凉相济、交通心肾之意。延胡索、蝉蜕调畅气机，宣通阻遏之心阳。全方温清消补配合，药性平和，温阳不忘滋阴，重降佐以宣通，使阴平阳秘从而共奏定悸平冲之效。（邱德文，沙凤桐，熊兴平.中国名老中医药专家学术经验集第五卷.贵阳：贵州科技出版社，1999：178-179.）

细　辛

味辛，温。主咳逆，头痛，脑动，百节拘挛，风湿，痹痛，死肌。

（一）原文阐释

1. 主咳逆。《本经》中多味中药都主治咳逆，如桂枝、麻黄、杏仁、附子、茯苓等。细辛能够治疗咳逆与其性味有关，辛温散寒，《难经》云："形寒饮冷则伤肺。"细辛外可解散表寒，内可温化寒饮，故可以治疗寒饮咳喘病证。

2. 头痛，脑动。即头痛病证。头痛可以按部位辨治，颠顶多属厥阴经脉病变，两侧多属少阳经脉病变，额头多属阳明经脉病变，头项多属太阳经脉病变。张元素指出："太阳则羌活，少阴则细辛，阳明则白芷，厥阴则川芎、吴茱萸，少阳则柴胡。用者随经不可差。"

3. 百节拘挛，风湿痹痛。《素问·痹论》云："风寒湿三气杂至，合而为痹也。其风气盛者为行痹，寒气盛者为痛痹，湿气盛者为着痹也。"后世治疗风湿痹证如独活寄生汤、大秦艽汤均用到细辛。

4. 死肌。《本草经解》云："地之湿气，感则害人。皮肉筋骨，百节拘挛，湿伤筋骨也；风湿痹痛，湿伤肉也；死肌，湿伤皮也。细辛辛温散湿，活血，则皮肉筋骨之邪，散而愈也。"

（二）张仲景对细辛的运用

《伤寒论》中含"细辛"的方剂有 6 方，《金匮要略》中含"细辛"的方剂有 11 方，去掉重复的方剂，共 11 方。见表 12。

表 12　张仲景使用细辛方剂

方　名	药物剂量
乌梅丸	六两
小青龙汤，当归四逆汤，当归四逆加吴茱萸生姜汤，射干麻黄汤，小青龙加石膏汤	三两
麻黄附子细辛汤，厚朴麻黄汤，大黄附子汤，桂枝去芍药加麻黄附子细辛汤	二两
真武汤（咳者加干姜、五味子、细辛），白术散（心烦吐痛，不能食饮，加半夏、细辛），赤丸	一两
防己黄芪汤（下有陈寒者加细辛），侯氏黑散	三分

1. 阳虚外感。"少阴病，始得之，反发热脉沉者，麻黄细辛附子汤主之。"见于少阴肾阳虚体质之人感受风寒之邪所致，临床多见于老年患者，体质较弱，易感风寒之邪，表现为低热、畏寒、无汗、倦怠乏力、脉沉无力，方中细辛起到助阳解表的作用。

2. 寒饮咳喘病证。小青龙汤、小青龙加石膏汤、射干麻黄汤、厚朴麻黄汤、苓甘五味姜辛汤，以及真武汤、四逆散的加减治咳中均有细辛的应用。

3. 血虚有寒厥逆病证。当归四逆汤治疗手足厥寒，脉细欲绝。当归四逆汤加吴茱萸生姜汤，治疗内有久寒。此外，还有赤丸治疗寒气厥逆。

4. 风寒湿痹。防己黄芪汤治疗风湿，方后注指出，"下有陈寒者，加细辛三分"。

5. 寒结里实。"胁下偏痛，发热，其脉紧弦，此寒也，以温药下之，大黄附子汤主之。"赵进喜教授常用本方治疗身体单侧痛，效果明显。大黄附子汤为温下法的代表方，后世温脾汤由此化裁而来。

（三）目前中药学对细辛的认识

细辛味辛，性温，有小毒，归肺、肾、心经，解表散寒，祛风止痛，通鼻窍，温肺化饮。解表散寒代表方有麻黄附子细辛汤、九味羌活汤；通鼻窍，常与苍耳子、辛夷、白芷合用，治疗鼻渊病证；止痛，治疗各种头痛及风湿痹痛、牙疼，若为热性牙疼可配伍石膏等清热药。温肺化饮代表方为苓甘五味姜辛汤。

（四）名老中医经验

1. 张炳厚教授运用细辛经验

张炳厚教授认为细辛味辛而厚，气温而烈，使用较难。在江南有"细辛不过5分"之说，因为江南人体弱、腠理疏开不密，所以有"细辛不过5分"之据。临床用量不可过于拘泥，但不可不慎。张炳厚教授治疗某些病证，细辛用量甚大，如治风寒湿痹，与熟地黄配伍，常用15g以上，临床往往取得佳效；熟地黄配麻黄，麻黄不发汗，熟地黄不滋腻，但张老不用麻黄，改用细辛，同样取到麻黄配熟地黄的作用。张炳厚教授治疗头痛效果突出，常用川芎茶调散作类方。《方剂学》教材上讲川芎茶调散治疗风寒头痛，内伤不能用；药物除了甘草都为辛温走窜之品，虚证不能用。张老打破篱障，将川芎茶调散广泛应用于内伤头痛，以该方为基础方治疗共性头痛，加减药物治疗个性头痛。如头痛属肝肾阴虚，中气不足，痰湿阻闭，瘀血阻络，加补肝肾、养气血、化痰、理气活血的药物，以川芎茶调散为基础方，加熟地黄 30g，何首乌 15g，枸杞子 15g，药味少，量大力宏。临床用细辛取其定痛和散寒结时，多重用到 15g。

2. 谢海洲教授运用细辛经验

细辛辛温发散治风寒，温通阳气解寒结，温脏祛寒又止利，温通经络蠲痹证，散寒通脉除厥逆，化饮行水消咳逆。细辛配伍人参，治少阴头痛，专长引经搜风；配伍牙皂，治气闭阳脱，贵在开窍回苏；配伍肉桂，治风寒腰痛，借以温经活络。细辛的用量问题，久为人们重视，习惯常用量最好不超过一钱（3g），也有过于谨慎者，用量不过五分（1.5g），要重视体质差异，注意地域气候，分辨是否为顽疾。细辛对中枢神经有抑制作用，因此具有明显的镇痛、镇静、解热、抗惊厥、抗炎作用。如脑部肿瘤头痛剧烈，用量可在 3～12g；又如血管神经性头痛可用大剂量 15g。谢老从事多年癫痫病的研究，发现细辛可以用于抢救癫痫持续状态，用量一般 1 次 5g，水煎服。此可能与细辛的有效成分对中枢神经系统的抑制有关，治疗癫痫病一般采用《医学心悟》定痫丸，有时也根据不同症状加减，如内热痰盛，加牛黄；肝热神昏，加羚羊角粉；痰湿盛，加黑丑、白丑；连续发作不解，常加细辛，一般用 5g，常能逐渐达到稳定状态，解除连续发作之苦。（朱世增.谢海洲论神经科.上海：上海中医药大学出版社，2009：1-20.）

（五）细辛毒性问题

宋代陈承《本草别说》云："细辛若单用末，不可过半钱，多则气闭塞，不通者死。"这是超量服用细辛引起中毒的首次记载，指出细辛用散剂不可超半钱。现代药理研究发现细辛中主要含挥发油，其药用有效成分为甲基丁香酚，其中黄樟醚为主要有毒成分。由于黄樟醚的挥发性胜于甲基丁香酚，因此在煎煮超过半小时以后，黄樟醚的含量已下降至2%，此量已不会引起人体中毒反应。另外细辛为马兜铃科属植物，有一定肾毒性，不可久用。对于初学者或用药经验较少者，建议严格按国家药典规定剂量用药。

（六）典型医案

1. 吴佩衡医案：张某，42岁，住云南省昆明市武庙下南联升巷底。肾气素亏，1929年9月2日返家途中，时值阴雨，感冒风寒而病。初起即身热恶寒，头疼体痛，沉迷嗜卧（即少阴病但欲寐之病情也），兼见渴喜热饮不多，脉沉细而兼紧象。舌苔白滑，质夹青紫，由于肾气素亏，坎阳内弱，无力卫外固表以抵抗客邪，以致寒风乘虚直入少阴，阻塞真阳运行之机，而成是状。以仲景麻辛附子汤，温经解表扶正除邪治之。处方：黑附片36g，麻黄10g（先煮数沸，去沫），北细辛5g，桂尖13g。3日，服上方1剂即汗，身热已退，唯觉头晕咳嗽、神怯。表邪虽解，肺寒尚未肃清，阳气尚虚，以四逆合二陈加细辛、五味子，扶阳温寒主之。处方：黑附片50g，干姜26g，甘草10g，广陈皮10g，法半夏13g，茯苓13g，北细辛4g，五味子2g。1剂尽，咳嗽立止，食量增加，精神恢复，病遂痊愈。

按：患者张某，肾气素亏。肾象一坎卦，二阴在外，一阳在内，此一阳乃元阳，坎之主持耳，亦肾之主持耳。肾主封藏，即将此一元龙火封藏于水宅之内，故能藏精而起亟。患者肾气素亏，即此一元真火之不足，风寒袭表，无力抗邪，寒邪长驱直入，直入太阳底面少阴，故病之初起即见沉迷嗜卧，兼有表证存在，复有身热恶寒、头疼体重之征。患者阳虚故喜热饮，然阳虚不用水，又饮而不多，脉沉细而紧，舌白滑，质夹青紫，乃为里寒之象，遂以仲景麻附辛汤表里两解。1剂则身热已退。唯觉头晕、咳嗽、神怯，此乃表邪已解，里寒尚存，故以四逆加细辛、五味子温阳散寒，1剂而诸证皆愈，良可叹也！古人云："一剂知二剂已。"概言此乎？[赵春江，蔡辉.吴佩衡麻黄附子细辛汤医案二则分析.四川中医，2012，30（11）：22-23.]

2. 章真如医案：曾治一剧烈头痛患者，中西药久治不愈，头痛发作时全身畏寒，战栗不休，不发热，脉沉细，医院检查怀疑为脑部肿瘤。辨证为少阴头痛，立麻黄细辛附子汤。麻黄9g，细辛9g，附片12g。3剂而痛止。此外有他方是兼用细辛者，如《寿世保元方》清上蠲痛汤、川芎茶调散等主治各种头痛；独活寄生汤、小续命汤主治身痛、关节疼痛；玉女煎加细辛治风火牙痛等，皆有赖于细辛疏风止痛。

按： 关于细辛使用剂量，前人有"辛不过五""辛不过钱"之说，指使用细辛不能超过五分（1.5g）或一钱（3g），防止辛温性烈，实际上细辛的用量可达3～9g而无不良反应，治疗时应因人或病而异。（邱德文，沙凤桐.中国名老中医药专家学术经验集第一卷.贵阳：贵州科技出版社.1994：39.）

芒 硝

味苦，寒。主治五脏积热，胃张闭，涤去蓄结饮食，推陈致新，除邪气。

(一) 原文阐释

1. 主治五脏积热。热者寒之，芒硝苦寒，可治疗热证，这里"五脏积热"主要指胃肠积热。

2. 胃胀闭，涤去蓄结饮食。联系张仲景大陷胸汤治疗水热互结所致"从心下至少腹满而硬痛"，大承气汤治疗"宿食"。

3. 推陈致新，除邪气。指祛除留饮宿食等有形之邪，从而达到祛邪扶正的效果。

(二) 张仲景对芒硝的运用

《伤寒论》中含"芒硝"的方剂有6方，《金匮要略》中含"芒硝"的方剂有3方，去掉重复的方剂，共8方。见表13。

表13 张仲景使用芒硝方剂

方　名	芒硝剂量
大陷胸汤	一升
调胃承气汤，大陷胸丸	半升
大黄牡丹汤，大承气汤，木防己去石膏加茯苓芒硝汤	三合
柴胡加芒硝汤，桃核承气汤	二两
己椒苈黄丸（渴者加芒硝）	半两

1. 阳明腑实证。临床上对于热结腑实便秘，多是用大黄、芒硝，如大承气汤治疗燥屎内结，胃肠结热;《伤寒论》阳明病篇用大承气汤，则反复提到不大便五六日。调胃承气汤不仅治疗热结便秘，具有热实表现即可使用。比如《伤寒论》29 条:"若胃气不和，谵语者，少与调胃承气汤。"病机主要是里热内盛，胃气不和，热扰神明，出现谵语。"太阳病三日，发汗不解，蒸蒸发热者，属胃也，调胃承气汤主之。"可见调胃承气汤证不一定出现大便秘结，阳明实热腹胀满，也可用调胃承气汤。

2. 下焦蓄血。桃核承气汤治疗下焦蓄血"其人发狂"。

3. 黄疸。"黄疸腹满，小便不利而赤，自汗出，此为表和里实，当下之，宜大黄硝石汤。"

4. 癥瘕积聚。代表方鳖甲煎丸，可联系《本经》"涤去蓄结"。

5. 支饮。代表方为木防己去石膏加茯苓芒硝汤。

6. 肠痈。代表方为大黄牡丹汤。

（三）目前中药学对芒硝的认识

芒硝为硫酸盐类矿物，粗制品为朴硝。取萝卜洗净切片，置锅内加水煮透后，加入朴硝共煮，至完全溶化，取出过滤，滤液放冷析出结晶，即为芒硝。芒硝经加工处理使之失去水分，即为玄明粉。芒硝的主要成分是 $Na_2SO_4 \cdot 10H_2O$，玄明粉的主要成分是 Na_2SO_4。

芒硝味咸、苦，性寒。泻下通便，润燥软坚，清热消肿。芒硝和大黄都可以泻下攻积，但是二者作用机理不同。药理研究发现大黄主要是促进胃肠蠕动；芒硝的主要成分是

$Na_2SO_4 \cdot 10H_2O$，具有渗透性，进入胃肠黏膜之后会导致液体向肠胃聚集，引起渗透性腹泻。芒硝外用，经常用于疮疡肿毒病证。芒硝为苦寒之药，孕妇和脾胃虚寒之人禁用。其余需小剂量（3～6g）起用，逐渐加量。

（四）芒硝外用经验方

首都医科大学附属北京中医医院肾病科治疗肾病综合征阴囊重度水肿外用经验方：10% 氯化钠注射液 50mL，芒硝 30g，医用敷料 3 块，阴囊外敷，每天 1 次，每次 20 分钟，消肿效果明显。

（五）典型医案

1. 祁振华医案：李某，男，2 岁。初诊日期 1965 年 6 月 7 日。3 天来高热、腹痛，来诊时体温 39.7℃，头面红肿，全身有皮疹呈块状如地图样，疹周有红圈，隆起皮肤表面，痒痛难忍，患儿烦躁不宁，手足心肿胀不能握，不能站立。舌苔薄白，脉浮数。西医诊断：荨麻疹（合霉素药物过敏）。辨证：肠胃滞热，外感风邪。治法：疏表散风、清热导滞。方药：荆芥穗 6g，大青叶 6g，薄荷 3g，生栀子 4.5g，熟军 1.8g，芒硝 4.5g，防风 4.5g。治疗经过：服药 2 剂后，6 月 9 日来诊，热略降，皮疹减退，皮肤红肿亦大为减轻，唯四肢及躯干皮肤仍有痒感，昨日大便稀溏，一次量多，舌苔中心白厚，脉略数，上方去芒硝，加川木通 4.5g，继服 3 剂，痊愈。

按：本例患儿继痢疾之后，肠滞未尽，热邪内伏，故表现为腹痛，烦躁不宁。高热，头面肿，全身痦瘰多，痒甚难忍，脉浮数，为风邪偏胜，治以疏表散风为主，佐导下化滞。用荆芥穗6g，防风4.5g，薄荷3g，加强发汗，宣湿疏表；佐以清热导滞之熟军、芒硝。药后，热退，大便通下而获愈。（邵慧中．祁振华临床经验集．沈阳：辽宁科学技术出版社，1985：81-82.）

2. 陈全忠医案：郑某，女，29岁。患者因月经来潮忽然中止，初起发热恶寒，继即寒热往来，傍晚发热更甚，并自言乱语，天亮时出汗，汗后热退，又复恶寒。口苦、咽干、目眩、目赤，胸胁苦满，心烦喜呕，不欲饮食，神倦，9天不大便。经某医疗室血液检查：疟原虫阳性。诊为疟疾。按疟疾治疗无效。追询病史，据云结婚多年，未曾生育。月经不正常，一般都是推迟，3～4个月来潮1次，经期甚短、量少，继即恶寒发热，虽经服药治疗，但未能根治，舌苔白，脉象弦数。处方：黄芩、柴胡、半夏、党参、生姜各9g，炙甘草6g，大枣6枚，芒硝9g（另冲），加清水2杯，煎取半杯，一次服。当日上午10时服药，下午4时许通下燥屎，所有症状解除。嘱常服当归流浸膏，月经恢复正常。至今4年未见复发，并生育2个女孩。

按：经水适来，感受外邪，而见少阳诸症，本用小柴胡汤治疗；又见大便秘结，为少阳阳明并病。但虽大便秘结而无腹胀满等其他阳明腑实证，则知仅为燥实微结，不宜用大柴胡汤重剂治疗，宜用小柴胡加芒硝汤，和解少阳，轻去阳明燥结。治法得当，是获佳效。[陈全忠．热入血室．福建中医药，1964（1）：43.]

中品

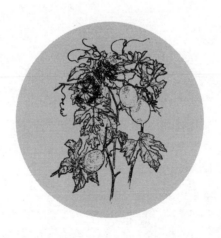

厚 朴

味苦,温。主中风,伤寒,头痛,寒热,惊悸,气血痹,死肌,去三虫。

(一) 原文阐释

1. 中风、伤寒、头痛。伤寒表实证。《本经》指出:"麻黄主中风、伤寒、头痛,发表出汗,去邪热气,除寒热。"联系《金匮要略》厚朴麻黄汤。厚朴在治疗伤寒表实证时,很少单独运用厚朴,多配合麻黄、桂枝等药来治疗。

2. 惊悸。悸者,心中悸动也,属于受惊之后的表现。

3. 气血痹。厚朴性温,温则能散能行,多用于治疗气血运行不畅所致的痹证。《圣济总录·痹气》云:"痹气内寒者,以气痹而血不能运,阳虚而阴自胜也,血凝泣而脉不通,故其证身寒如从水中出也。"

4. 死肌。脾主肌肉,湿邪困脾日久,则导致肌肉痹阻,进而引起肌肉萎缩等一系列病变。

5. 去三虫。有医家解释为去寄生虫。《扁鹊心书》云:"三虫者,蛔虫,蛲虫,寸白虫也。幼时多食生冷硬物,及腥厌之物,久之生虫。若多食牛肉,则生寸白。其蛔虫长五六寸,发则令人心痛,吐清水,贯心则死。寸白虫如葫芦子,子母相生,长二三寸,发则令人腹痛。蛲虫细如发,随气血周游遍身,出皮肤化为疯癫,住腹中,为蛲瘕,穿大肠为痔漏。"

中品

（二）张仲景对厚朴的运用

《伤寒论》中含"厚朴"的方剂有6方，《金匮要略》中含"厚朴"的方剂有11方，去掉重复的方剂，共14方。见表14。

表14　张仲景使用厚朴方剂

方　名	厚朴剂量
大承气汤，厚朴生姜半夏甘草人参汤，厚朴三物汤，厚朴七物汤	半斤
厚朴麻黄汤	五两
栀子厚朴汤，枳实薤白桂枝汤	四两
半夏厚朴汤	三两
小承气汤，桂枝加厚朴杏子汤	二两
厚朴大黄汤，麻子仁丸	一尺
鳖甲煎丸	三分
王不留行散	二分

1.腹胀满。"发汗后，腹胀满者，厚朴生姜半夏甘草人参汤主之。""病腹满，发热十日，脉浮而数，饮食如故，厚朴七物汤主之。""痛而闭者，厚朴三物汤主之。"腹痛，大便不通，推测腹满也是必有症状，而且厚朴治疗实证腹满需重用。

2.胸满。"胸痹心中痞，留气结在胸，胸满，胁下逆抢心，枳实薤白桂枝汤主之。"胸痹的病机为阳微阴弦，胸阳不振，寒饮内停，轻者表现为胸闷，重者表现为胸痛。厚朴有温散除满之功，能化寒饮，解胸痹。"支饮胸满者，厚朴大黄汤主之。""咳逆倚息，短气不得卧，其形如肿，谓之支饮。"厚朴燥湿化饮，以治疗支饮胸满。

3.便秘。病情较重，使用大承气汤；病情较轻，如脾约证，使用麻子仁丸。

4. 咳喘。以厚朴麻黄汤为代表，"咳而脉浮者，厚朴麻黄汤主之"，其他如桂枝加厚朴杏子汤。方中厚朴下气平喘。

5. 梅核气。"妇人咽中如有炙脔，半夏厚朴汤主之。"后世称之为梅核气，患者自觉咽中有异物，咯之不出，咽之不下，多见于女性患者情志不舒，气郁痰阻。

6. 关于厚朴的剂量需要重视。厚朴三物汤、小承气汤、厚朴大黄汤，三方药物相同，均是厚朴、枳实、大黄，却剂量不一，因此功效有别，主治病证各不相同。在小承气汤中，厚朴二两，枳实三枚，大黄四两；厚朴三物汤中，厚朴八两，大黄四两，枳实五枚，这也是大承气汤中的用量；厚朴大黄汤中，厚朴一尺，大黄六两，枳实四枚。贾孟辉教授考证，厚朴麻黄汤中厚朴的剂量"一尺"应为"一斤"，依据为东汉是隶书发展运用的鼎盛时代，如汉马王堆出土的古医籍即隶书所为，隶书的"尺"与"斤"两字字体相近，存在传抄失误的可能性。此外，《汉书·律历志》中并无以"尺"作为容量或重量的量器单位之记载。厚朴三物汤重用厚朴半斤为君药，治疗"痛而闭者"的气机闭塞，以行气导滞，通下里急。厚朴大黄汤治疗支饮胸满，厚朴为君药温散化饮，下气除满，治疗支饮咳喘。而小承气汤，君药为大黄峻下热结，厚朴二两行气除满，为臣药。

（三）目前中药学对于厚朴的认识

厚朴味苦、辛，性温，归脾、胃、肺、大肠经，燥湿消痰，下气除满。

1. 燥湿。平胃散治疗脾胃湿滞，患者可表现为腹胀，舌苔白腻，大便溏薄。小柴胡汤加平胃散，即柴平汤，主治患者既有肝郁化火，症见口干、口苦、急躁易怒，又有湿邪困脾，症见脘腹痞满、大便不爽。脾有寒湿，多用厚朴温中汤。藿香正气散用于治外感风寒，内有湿滞。《温病条辨》三仁汤、加减正气散中均有厚朴。加减正气散中藿香、厚朴、陈皮、苏梗是基础药物，五个加减正气散均在此基础上加味而来，正如方歌所言："加减正气朴陈皮，藿梗茯苓四必俱，一加杏曲腹麦茵，二加防己通豆蔻，三加滑石杏藿叶，四加草果楂神曲，五加腹皮苍谷芽，湿着三焦变通宜。"

2.下气。苏子降气汤，多见于基础病多、体质虚弱的老年人，外感之后，多表现为上实下虚的证候，如痰涎壅盛，胸膈满闷，喘咳短气，呼多吸少，或腰疼脚弱，肢体倦怠，或肢体浮肿，舌苔白滑或白腻，脉弦滑。

3.关于厚朴的配伍及鉴别应用。厚朴、杏仁配伍，多治疗咳喘病证；厚朴、枳实配伍，多用于治疗胸腹胀满；厚朴、大黄配伍，多用于治疗热结便秘。厚朴花相较于厚朴的作用较弱，仅为化湿和中理气之用。厚朴与枳实均可行气除满，二者也需要鉴别。厚朴偏温，多用于寒湿痞满；枳实偏寒，多治疗热积痞满。

（四）关于藿香正气散在新冠肺炎防治当中的思考

《新型冠状病毒感染的肺炎诊疗方案》第六版当中指出，在医学观察期的患者可以用藿香正气软胶囊治疗。那为什么藿香正气散在新型冠状病毒肺炎医学观察期可以使用呢？

藿香正气散出自宋代《太平惠民和剂局方》，由藿香、大腹皮、白芷、紫苏、茯苓（去皮）、半夏曲、白术、陈皮、厚朴、桔梗、炙甘草组成。原书主治："伤寒头疼，憎寒壮热，上喘咳嗽，五劳七伤，八般风痰，五般膈气，心腹冷痛，反胃呕恶，气泻霍乱，脏腑虚鸣，山岚瘴疟，遍身虚肿；妇人产前、产后，血气刺痛；小儿疳伤，并宜治之。"

　　分析一下藿香正气散的组成，实际是由二陈汤、平胃散去苍术，加藿香、大腹皮、白芷、紫苏、桔梗而成。二陈汤是治痰的基础方，平胃散是治湿的基础方，因此，《医宗金鉴·杂病心法要诀》指出"诸痰橘半茯苓草""平胃散治湿淫于内，脾胃不能克制"，二者合用可以说是治疗痰湿的基础方。加藿香芳香化湿止呕，大腹皮行气消胀利水，白芷、紫苏解表散寒，桔梗宣肺，畅通气机。由上可见藿香正气散主要用来治疗外感风寒、内有痰湿的患者，常见恶寒发热、头痛、胸膈满闷、脘腹疼痛、恶心呕吐、肠鸣泄泻、舌苔白腻等表现。夏月乘凉饮冷多见，冬季也不是没有。《太平惠民和剂局方》也明确指出本方可以治疗"山岚瘴疟"，也是一种四时不正之气。

　　武汉大学人民医院呼吸与危重症一科主任陈国忠教授介绍，许多新型冠状病毒肺炎患者并无发热、咳嗽等呼吸系统典型症状，仅以消化系统症状为首发表现如轻度纳差、乏力、精神差、恶心呕吐、腹泻等，以神经系统症状为首发表现如头痛，以心血管系统症状为首发表现如心慌、胸闷等，以眼科症状为首发表现如结膜炎或仅有轻度四肢或腰背部肌肉酸痛。从中医整体观念来看，湿邪时疫之气，弥漫三焦，表现或上，或中，或下，或表，或里，或表里同病，清代薛雪《湿热论》言："湿热病属阳明、太阴经者居多。中气实则病在阳明，中气虚则病属太阴。病在二经之表者，多兼少阳三焦；病在二经之里者，每兼厥阴风木。阳明、太阴湿久郁生热，热甚则少火皆成壮火，而表里上下充斥肆逆。"所以临床应该从湿论治。

曾前往武汉一线的广安门医院仝小林院士在接受健康报采访时指出："新型冠状病毒肺炎是由寒湿之疫邪引起，病性上属于阴病，是以伤阳为主线。所以在治法上，一定是针对寒和湿。具体来说，因为寒邪被湿邪所抑遏，治疗寒邪，要温散、透邪，用辛温解表之法。治疗湿邪，要芳香避秽化浊。"而这种寒湿之气和武汉的气候密切相关，因此藿香正气散才有用武之地。在武汉支援的北京中医医院院长刘清泉教授也指出，新型冠状病毒肺炎属于中医"疫病""湿瘟"的范畴，其病因属性为"湿毒之邪"致病。

那么是不是新型冠状病毒肺炎医学观察期患者都可以使用藿香正气散治疗了呢？并不是，只有病机属于外感风寒、内伤湿滞证的患者才可以使用，以恶寒发热、恶心、泄泻、舌苔白腻为辨证要点。健康人不必使用，也起不到预防新型冠状病毒肺炎的作用。

（五）典型医案

1. 岳美中医案：尹某，男性，患腹胀症，自述心下胀满，日夜有不适感，是属虚胀症。投以厚朴生姜半夏甘草人参汤，组成：厚朴12g，生姜9g，半夏9g，炙甘草6g，党参4.5g。经复诊1次，未易方而愈。

按： 腹胀一症，有实有虚，实者腹坚硬，拒按而痛，舌苔黄厚或滑腻，是食积或秽滞，宜小陷胸汤或消导、攻下剂。虚者腹虽胀而按之柔软，且喜按压，按下去也不作痛，即使痛也很轻微，舌无苔或稍有薄白苔。病机是胃机能衰弱，致使食物有所残留，分解，产气，壅塞于胃中而作胀。这个病例，既主诉腹胀满，且为按之不痛，是属虚胀，故投以此汤即迅速收到效果。"胀非苦不泄"，厚朴味苦性温，通泄脾胃之气分，用作主药；"满非辛不散"，半夏辛温和胃，生姜辛通滞气，用作辅药；人参鼓舞胃气，主治心下虚痞胀满，佐以甘草滋胃生津。通补兼施，法颇完密。适应证：慢性胃炎等病腹胀满者，发汗后或下后腹胀者均验。（中国中医研究院.岳美中医案集.北京：人民卫生出版社，2005：41.）

2. 刘渡舟医案：王某，女，37岁，住北京西城区。1994年8月29日初诊。患者性格内向，素日寡言少语，喜独处而不善与人交往，因家庭琐事烦思忧虑，导致情绪不稳，时悲时恐，悲则欲哭，恐则如人将捕之状。更为痛苦者，自觉有一胶冻块物梗噎咽喉，吐之不出，咽之不下。心慌、胸闷、头目眩晕、失眠，食少，恶心呕吐，大便每日行2次。舌苔白，脉沉弦而滑。辨为肝胆气机不疏，痰气交郁于上之梅核气。治当疏肝解郁，化痰开结。方用柴胡半夏厚朴汤。柴胡16g，黄芩6g，半夏15g，生姜10g，党参8g，炙甘草8g，大枣7枚，厚朴14g，紫苏8g，茯苓20g。服药7剂，咽喉梗噎消失，情绪逐渐稳定，诸症渐愈，继服逍遥丸疏肝补血以善其后。

按：梅核气以咽中如物梗噎，咯吐不出，吞之不下为主症。《金匮要略》形容为"咽中如有炙脔"。吴谦解释说："咽中如有炙脔，谓咽中有痰涎，如同炙肉，咯之不出，咽之不下者，即今之梅核气病也。此病得于七情郁气，凝涎而生。"验之于临床，本病多由情志不遂，肝气郁结，肺胃宣降不利，以致津聚为痰，与气搏结，阻滞于肺胃之门户，故为咽喉梗噎，吞吐不利。所见胸闷、食少呕恶、亦悲亦恐、脉沉弦而滑以及失眠、头眩目昏之症，皆为肝郁气滞痰阻所致。故治疗必以疏肝理气、化痰开结为法，张仲景所创半夏厚朴汤对此证有独特功效。主药半夏，一用三举，一者降气，二者和胃，三者化痰开结。余药则为之佐助，如厚朴助半夏降气，茯苓助半夏化痰，生姜助半夏和胃。紫苏理肺舒肝，芳香行气，使肝者左升，肺者右降。又因本病起于气机郁滞，故刘老时时以开郁为先务，常合小柴胡汤疏利肝胆，疗效更佳。（刘渡舟，陈明等 . 刘渡舟临证验案精选 . 北京：学苑出版社，1996：131-132.）

麻 黄

味苦,温。主中风伤寒头痛温疟,发表,出汗,去邪热气,止咳逆上气,除寒热,破癥坚积聚。

(一)原文阐释

1. 中风伤寒头痛。即麻黄主治伤寒表实证,感受风寒之邪后,寒邪束表,经脉郁滞,气血不通,不通则痛故见头痛;卫阳被遏,腠理闭塞故见恶寒无汗,联系《伤寒论》中麻黄汤证:"太阳病,头痛发热,身疼,腰痛,骨节疼痛,恶风,无汗而喘者,麻黄汤主之。"大青龙汤证:"太阳中风,脉浮紧,发热恶寒,身疼痛,不汗出而烦躁者,大青龙汤主之。"

2. 温疟。《金匮要略》中讲:"温虐者,其脉如平,身无寒但热,骨节疼烦,时呕,白虎加桂枝汤主之。"用白虎加桂枝汤来治疗温疟。《本经》讲麻黄也能治疗温疟,意在祛邪。

3. 发表,出汗,去邪热气。从这一句开始,由上文麻黄的主治转而论述麻黄的功效,可以理解为麻黄具有辛温解表发汗的功效。

4. 除寒热。麻黄"除寒热"与柴胡主治"寒热邪气"有所不同,麻黄"除寒热"是指发热恶寒并见,有时如疟状,《伤寒论》中桂枝麻黄各半汤证:"太阳病,得之八九日,如疟状,发热恶寒,热多寒少,其人不呕,清便欲自可,一日二三度发。"而柴胡所主"寒热邪气"多指往来寒热,如小柴胡汤证。

5. 止咳逆上气。用于治疗咳喘病证,效果明显,如麻黄汤之"无汗而喘",麻杏石甘汤之"汗出而喘",小青龙汤之"咳而微喘",越婢加半夏汤之"咳而上气,其人喘,目如脱状",小青龙加石膏汤之"烦躁而喘"等。

6.除癥坚积聚。联系后世阳和汤治疗阴疽,用麻黄来温阳活血,散寒通滞。大黄也有"破癥瘕积聚"功效,二者可以互参。

正如《神农本草经百种录》云:"麻黄,味苦,温。主中风伤寒,头痛温疟,发表出汗,去邪热气,凡风寒之在表者,无所不治,以能驱其邪,使皆从汗出也。止咳逆上气,轻扬能散肺邪。除寒热,散营卫之外邪。破癥坚积聚。散脏腑之内结。"

(二)张仲景对麻黄的运用

《伤寒论》中含"麻黄"的方剂有14方,《金匮要略》中含"麻黄"的方剂有13方,去掉重复的方剂,共28方。见表15。

表15　张仲景使用麻黄方剂

方　名	麻黄剂量
大青龙汤,越婢加术汤,越婢加半夏汤,越婢汤	六两
麻黄杏仁甘草石膏汤,射干麻黄汤,厚朴麻黄汤,甘草麻黄汤	四两
桂枝加葛根汤,葛根汤,葛根加半夏汤,麻黄汤,小青龙汤,麻黄加术汤,乌头汤,小青龙加石膏汤,麻黄附子汤	三两
麻黄升麻汤	二两半
麻黄附子细辛汤,麻黄附子甘草汤,麻黄连翘赤小豆汤,桂枝芍药知母汤,桂枝去芍药加麻黄细辛附子汤	二两
桂枝麻黄各半汤	一两
麻黄杏仁薏苡甘草汤,防己黄芪汤(喘者加麻黄)	半两

方　名	麻黄剂量
桂枝二越婢一汤	十八铢
桂枝二麻黄一汤	十六铢
半夏麻黄丸（麻黄与半夏等分，炼蜜和丸）	小豆大

1. 伤寒表实证。以麻黄汤为代表，不再赘述。

2. 咳喘辨证。①表寒里热或邪热壅肺：发汗后或下之后，"汗出而喘，无大热，可与麻黄杏仁甘草石膏汤"。②外寒里饮："伤寒表不解，心下有水气，干呕，发热而咳，或渴，或利，或噎，或小便不利，少腹满，或喘者，小青龙汤主之。"③外寒里饮夹热："肺胀，咳而上气，烦躁而喘，脉浮者，心下有水，小青龙加石膏汤主之。"④水饮夹热："咳而上气，此为肺胀，其人喘，目如脱状，脉浮大者，越婢加半夏汤主之。"⑤水气搏结于咽喉："咳而上气，喉中水鸡声，射干麻黄汤主之。"

3. 水肿。"风水恶风，一身悉肿，脉浮不渴，续自汗出，无大热，越婢汤主之。""里水者，一身面目黄肿……此亡津液，故令渴也，越婢加术汤主之。"临床多用于治疗急性肾炎、慢性肾炎水肿。

4. 溢饮。"饮水流行，归于四肢，当汗出而不汗出，身体疼重，谓之溢饮。""病溢饮者，当发其汗，大青龙汤主之；小青龙汤亦主之。"

5. 黄疸。"伤寒瘀热在里，身必发黄，麻黄连轺赤小豆汤主之。"

6. 痹证。"湿家，身烦疼，可与麻黄加术汤发其汗为宜，慎不可以火攻之。""诸肢节疼痛，身体尪羸，脚肿如脱，头眩短气，温温欲吐，桂枝芍药知母汤主之。"

7. 心下悸。"心下悸者，半夏麻黄丸主之。"

（三）目前中药学对麻黄的认识

麻黄味辛、微苦，性温，归肺、膀胱经，发汗解表，宣肺平喘，利水消肿，散结消癥。《本草纲目》云："麻黄乃肺经专药，故治肺病多用之。"可见麻黄为呼吸系统最常用的药物。焦树德教授应用经验为用麻黄、熟地黄、白芥子、桂枝、红花、鹿角霜等随症加减，治疗肢端动脉痉挛病、闭塞性脉管炎等病，确能取得一定的疗效。焦树德教授另有经验方麻杏二三汤治疗痰湿阻肺咳喘病证，即由二陈汤、三子养亲汤加麻黄、杏仁化裁而来。

麻黄配伍：①麻黄、桂枝，相须而用，散寒解表，治疗伤寒表实证，代表方麻黄汤。②麻黄、杏仁，一宣一降，治疗咳喘病证，代表方三拗汤。③麻黄、石膏，一散一清，风寒外袭，入里化热，根据外寒与里热的程度调节麻黄与石膏的用量比例，如北京四大名医施今墨先生治疗感冒，提出七清三解法、五清五解法等，可谓深得仲景之法。④麻黄、附子，一散一温，治疗阳虚外感，代表方麻黄附子细辛汤、麻黄附子甘草汤。⑤麻黄、熟地黄，养血活血，散寒通阳，治疗阴疽，代表方阳和汤。

生麻黄发汗解表力量大，炙麻黄相对弱一些。关于用麻黄的禁忌，《伤寒论》明确提出，咽干、淋证、阳疮、疮疾、失血、汗多、胃寒之人，不可发汗，不可不知。麻黄须与麻黄根相鉴别，二者虽同在一种植物上，但是麻黄为发汗效药，而麻黄根止汗之品。

麻黄的药理成分主要为麻黄碱，有肾上腺素的作用，激动 α 和 β 受体，具有兴奋心肌，促进心率增快，升高血压作用，因此心率快、心律失常患者避免使用麻黄；激动 α 受体，松弛支气管平滑肌，治疗哮喘，松弛胃肠道平滑肌，治疗胃痛；兴奋大脑皮层和皮层下中枢，产生精神兴奋、失眠、不安和震颤等。

（四）张炳厚教授运用麻黄的经验

张炳厚教授使用麻黄用于平喘，多用炙麻黄，重用多达20～30g，广泛用于治疗寒热虚实多种喘证。受刘渡舟教授的影响，张炳厚教授治喘证必加人参、沉香、蛤蚧。热性咳喘痰，常用麻杏石甘汤；寒性咳喘，痰湿重，以小青龙汤为主方。张炳厚教授治疗头面部水肿，常用炙麻黄10g，茯苓30g发汗利水；治疗晨起双手肿胀常用炙麻黄10g，白芥子10g散寒祛湿。

（五）典型医案

1.刘渡舟医案：患者，男，50岁。因工作需要，自北京赴甘肃省。当时正值隆冬季节，不慎冒受风寒而得"太阳伤寒证"。发热39.8℃，严重恶寒，周身大小关节无一不痛，身无汗，咳嗽，脉浮紧。处方：麻黄9g，桂枝6g，杏仁12g，炙甘草3g，1剂。服药后，盖被躺火炕上发汗。约1个小时，遍身，然汗出而解。

按：麻黄汤为太阳表实证而设。其病机是因风寒之邪客于太阳之表，卫阳被遏，营阴郁滞。因此，临床症状表现为无汗而喘和恶寒、头身疼痛的表实证候。本方能发汗解表，宣通肺卫，畅达营阴，使寒邪从汗外出。麻黄汤为发汗之峻剂，用之不当，易生他变，不少临床医生畏惧麻、桂，不敢投用。一见发热，便认为是温热之证，滥用辛凉之品，反令表寒阴郁，久久不解，或致久咳不已，或致低烧不退，或致咽喉不利等，不一而足。盖表实证之"发热"，乃由卫阳闭郁、正邪交争所致，故发热必伴有恶寒。这与温热病的发热不恶寒，并伴有口渴伤津之候，有本质的区别。风寒郁闭卫阳，故直须辛温发汗，寒随汗出，卫气一通，则发热自退，即《素问·生气通天论》所谓"体若燔炭，汗出而散"也。使用麻黄汤时，应注意以下两点：一，麻黄剂量应大于桂枝、甘草，否则将起不到发汗解表的作用，这是因为桂枝、甘草能监制麻黄之发散，若麻黄量小，则失去发汗解表之意义；二，应先煎麻黄，去上沫，以免服后发生心烦。（陈明，刘燕华，李方.刘渡舟验案精选.北京：学苑出版社，2006：1-2.）

2.房芝萱医案：周某，男，37岁。初诊日期：1973年2月21日。主诉：左侧附睾有一硬核已9年，近两年来明显增大。病史：左侧附睾发现一硬核9年，无明显症状，两年来硬核增大，并有抽搐，伴轻度腰痛。近日食欲不振，疼痛加重，活动多易出虚汗，性欲减退，经某医院诊断为"附睾结核"。患者已婚15年，育两子。长子13岁，次子10岁。检查：左侧附睾有硬核，按之疼，推之不动，与阴囊皮肤有粘连。左侧输精管呈串珠样改变。舌苔薄白，脉沉细。西医诊断：附睾结核。中医辨证：肾虚，寒湿凝滞。治法：补肾散寒，活血软坚。方药：当归尾9g，赤芍9g，白芥子9g，肉桂6g，炮姜6g，鹿角胶9g，熟地黄15g，甘草3g，炒山甲15g，麻黄3g，牛膝9g，猪苓9g，泽泻9g。

2月28日复诊。按上方服药 6 剂后症状如故,痛略轻,腰痛。上方加川续断 15g,延胡索 9g。外用紫色消肿膏,每日换 1 次。

3月9日三诊。腰痛已止,左侧附睾硬核如故,食欲稍增,虚汗已止。继用上方,早晚加服小金丹各两丸。外用阳和解凝膏,4 天换 1 次。

3月25日四诊。药后,局部硬核变软并缩小,能参加轻体力劳动。嘱其勿过劳累,忌食无鳞鱼、螃蟹及辛酸之物。继用上方,早晚改服舒解软坚丸各 9g,外用药同前。

7月23日五诊。附睾中硬核已明显缩小。停汤药,每日早晚各服舒解软坚丸 9g。外贴阳和解凝膏,每周换药 1 次。间断服用下方:玄参 16g,芝麻 16g,炒山甲 15g,牡蛎 16g,肉桂 9g,炒僵蚕 16g,三棱 9g,莪术 9g,白芥子 9g,半夏 9g,归尾 9g,赤芍 9g,甘草 3g,牛膝 6g。

11月30日六诊。全身及局部症状均消失。再服舒解软坚丸 1 个月,以资巩固。

按:患者病程长达 9 年,近两年症状明显加重,辨为肾虚寒湿凝滞。治以补肾散寒、活血软坚为法,补中有活,方以阳和汤为主。除服汤药外,早晚加服具有软坚散结之效的小金丹各两丸,继以软坚散结为主,故能起到消肿核的作用。在用药上,汤药、丸药合用,内服药、外敷药合治,根据病情灵活掌握。(北京中医医院.房芝萱外科经验.北京:北京出版社,1980:131-133.)

葛　根

味甘，平，主消渴，身大热，呕吐，诸痹，起阴气，解诸毒。

（一）原文阐释

1.消渴。《素问·奇病论》言"肥者令人内热，甘者令人中满，故其气上溢，转为消渴"，指出消渴的主要病机为热伤津液，《医学衷中参西录》治疗消渴的玉液汤方中就有葛根。

2.身大热。体现了葛根解肌退热的功效，《伤寒论》葛根芩连汤证表现为身热下利，俗称"协热利"。《伤寒六书》柴葛解肌汤治疗三阳合病发热患者，多有良效，如2018年冬季甲型流感肆虐，方用柴葛解肌汤取得了很好疗效。

3.呕吐。联系葛根加半夏汤，"太阳阳明合病，不下利，但呕者，葛根加半夏汤主之"。

4.诸痹。联系《伤寒论》桂枝加葛根汤、葛根汤治疗"项背强几几"，多加用桑枝、片姜黄等药物舒筋通脉，治疗项背不舒等症状。

5.起阴气。与"主消渴"密不可分，治疗津伤口渴之消渴病，如玉泉丸，此外治疗暑热气津两伤、湿热内蕴等证，如李东垣清暑益气汤。治疗泄泻，多用煨葛根。

6.解诸毒。目前多用葛花。

（二）张仲景对葛根的运用

《伤寒论》中含"葛根"的方剂有4方，《金匮要略》中含"葛根"的方剂有3方，去掉重复的方剂，共6方。见表16。

表16 张仲景使用葛根方剂

方　名	葛根剂量
葛根黄芩黄连汤	半斤
奔豚汤	五两
桂枝加葛根汤，葛根汤，葛根加半夏汤	四两
竹叶汤	三两

1.项背不舒。桂枝加葛根汤、葛根汤均可以治疗"项背强几几"，区别就在于桂枝加葛根汤汗出恶风，而葛根汤无汗恶风。

2.下利。葛根汤治疗"太阳阳明合病，必自下利"，葛根芩连汤治疗协热利。

3.产后中风。除了阳旦汤可以治疗产后中风，竹叶汤也可以治疗，方中含有葛根。《金匮要略》云："产后，中风发热，面正赤，喘而头痛，竹叶汤主之。"

（三）目前中药学对葛根的认识

味甘、辛，性凉，归脾、胃经，解肌退热，透疹，生津止渴，升阳止泻。葛根有柴葛根和粉葛根之别，二者都是豆科植物，科属相同，但不是一种植物。柴葛根主要成分是葛根素，目前多以入药用；而粉葛根主要含有淀粉，多以食用，如目前超市售卖的葛根粉。

（四）典型医案

1.刘渡舟医案：程某，女，25岁。初春感寒后，发热，头痛，恶风寒，呕吐，面色红赤。脉浮，舌苔白润。证属二阳合病，治用葛根加半夏汤。葛根 12g，麻黄 6g，桂枝 6g，生姜 6g，半夏 9g，白芍 6g，大枣 7 枚，炙甘草 6g。2 剂。服药后汗出热退，呕吐止。

按： 本案为太阳与阳明合病，发热，恶风寒，头痛而脉浮，是病在太阳经；面色红赤，呕吐是病在阳明经。《伤寒论》206 条说："阳明病，面合色赤，不可攻之。"说明了面色红赤是属于阳明经表的病变。经中有邪，就会影响到在里脏腑之气失合，所以胃气上逆而呕吐。治疗"合病"的一个基本原则是根据邪气偏重于哪一经，做到分清主次，两经兼顾。本案就是根据这一原则选用葛根汤，治疗重点在太阳经，同时兼顾阳明。如尤在泾所说："邪盛于外而之内者，仍当先治其邪。"（刘渡舟，姜元安.经方临证指南.天津：天津科学技术出版社，1993：22.）

2.黄煌医案：王某，男，55 岁。2007 年 5 月 10 日初诊。患者平素喝酒较多，有糖尿病史多年，一直服用降糖药控制。刻诊：形体壮实，脸色暗红，后背肌肉僵痛，时有心慌，汗多色黄，黏衣，腰腿麻木，时有针刺样感觉，大便偏稀，舌红。黄煌予以葛根黄芩黄连汤加味。处方：葛根 60g，黄连 6g，黄芩 15g，生甘草 3g，桂枝 15g，赤芍、白芍各 20g，怀牛膝 25g。常法煎服。患者服药后较为舒适，坚持服药 2 个月后腰腿麻木、针刺样感觉好转，汗出减少。后坚持服用多年，症状平稳，血糖稳定，大便正常。

按：《伤寒论》用葛根主治项背强痛、下利、口渴等。项背强痛，即"项背强"，是一种从后头部至后背部的肌肉疼痛感，有时范围可达腰部，同时多伴有头痛、头昏、头晕等。

黄煌临床观察发现葛根证多见于体形较胖，面色黄暗，四肢肌肉松软，而项背部肌肉厚实拘紧的患者。葛根黄芩黄连汤在《伤寒论》中治疗"利遂不止"，即热利，相当于肠道感染。由于抗生素的广泛运用，本方用于感染性肠炎的机会不多，相反，对于糖尿病伴有腹泻、脑供血不足等症状时，常加味治之，属于专病专方用药。该患者"形体壮实，背部肌肉丰厚"，属于葛根体质；下利而项背强痛者，为葛根药证所独有。此外，《神农本草经》载葛根"主消渴，解毒"，《药性论》载葛根"主解酒毒"，黄煌常用此方治疗嗜酒之糖尿病患者。故本案重用葛根60g，既能降糖、解酒，又能解肌，还能升阳止泻。葛根、桂枝、芍药、甘草等还可组方桂枝加葛根汤，主治"项背强，汗出恶风"。[宋永刚.黄煌教授药证相应用药验案举隅.江苏中医药，2009，41（7）：51-52.]

石 膏

味辛，微寒。主中风寒热，心下逆气惊喘，口干，苦焦，不能息，腹中坚痛，除邪鬼，产乳，金创。

（一）原文阐释

1. 味辛微寒。辛者能散能行，寒者清热，因此石膏能辛寒解肌，透热外出。

2. 中风寒热。外感病证，如桂枝二越婢一汤证"太阳病，发热恶寒，热多寒少"；大青龙汤证"太阳中风，脉浮紧，发热恶寒，身疼痛，不汗出而烦躁者"，外感风寒兼有里热，里热明显者，可增加石膏用量。此外，中风也可见肢体偏瘫，《金匮要略》言："夫风之为病，当半身不遂，或但臂不遂者……中风使然。"《古今录验》续命汤治疗"中风痱，身体不能自收持，口不能言"，方中含石膏。

3. 心下逆气惊喘。咳喘病证，可联系越婢半夏汤证"咳而上气，其人喘"。原文见于《金匮要略》："咳而上气，此为肺胀，其人喘，目如脱状，脉浮大者，越婢加半夏汤主之。"

4. 口干，苦焦，不能息。口干口渴严重表现，如《伤寒论》222条云："渴欲饮水，口干舌燥者，白虎加人参汤主之。"《温病条辨》云："太阴温病，脉浮洪，舌黄，渴甚，大汗，面赤，恶热者，辛凉重剂，白虎汤主之。"热邪内盛，耗气伤阴，阴液亏虚，津不上呈，导致口干舌焦。

5. 腹中坚痛，除邪鬼。邪热内扰阳明，气血阻滞，不通则痛，则腹中坚痛。除邪鬼则是因为热扰神明，神志异常，出现神昏谵语。这种情况可结合《伤寒论》219条所讲白虎汤证："三阳合病，腹满，身重，难以转侧，口不仁，面垢，谵语，遗尿。发汗，则谵语，下之，则额上生汗，手足逆冷。若自汗出者，白虎汤主之。"

6.产乳。有两种看法，一种认为石膏有通乳功效，石膏归肺、胃经，足阳明胃经循行过乳房，如《本草经解》云："产乳者，产后乳不通也，阳明之脉，从缺盆下乳，辛寒能润，阳明润，则乳通也。"另一种认为石膏侧重于治"产后发热"，张锡纯持这种观点。

7.金创。金属利器如刀剑等所致外伤肿痛。煅石膏敛疮生肌，收湿止痒，止血。《医学衷中参西录》云："石膏治金疮，是外用以止其血也。愚尝用煅石膏细末，敷金疮出血者甚效。"

（二）张仲景对石膏的运用

《伤寒论》中含"石膏"的方剂有7方，《金匮要略》中含"石膏"的方剂有11方，去掉重复的方剂，共15方。见表17。

表17　张仲景使用石膏方剂

方　名	石膏剂量
白虎汤，白虎加人参汤，白虎加桂枝汤，竹叶石膏汤	一斤
麻黄杏仁甘草石膏汤，越婢汤越婢加术汤，越婢加半夏汤	半斤
风引汤	六两
小青龙加石膏汤	二两
木防己汤	十二枚如鸡子大

方　名	石膏剂量
大青龙汤，厚朴麻黄汤	如鸡子大
桂枝二越婢一汤	二十四铢
麻黄升麻汤	六铢
竹皮大丸	二分

1.阳明气分热盛证。方用白虎汤、白虎加人参汤，症见"身热，汗自出，不恶寒，反恶热""大烦渴不解""表里俱热"，身热面赤，舌苔黄燥，脉洪大。

2.咳喘病证。如麻杏石甘汤"汗出而喘"、小青龙加石膏汤"烦躁而喘"，越婢半夏汤"其人喘，目如脱状"，厚朴麻黄汤"咳而脉浮"。需要注意的是临床应用麻杏石甘汤，可以见有汗，也可以见无汗，根据外寒与里热的程度，调整麻黄与石膏的比例。

3.温疟。《金匮要略》云："温疟者，其脉如平，身无寒但热，骨节疼烦，时呕，白虎加桂枝汤主之。"

4.水气病。越婢汤治疗风水，《金匮要略》云："风水恶风，一身悉肿，脉浮不渴，续自汗出，无大热，越婢汤主之。"越婢加术汤治疗里水："里水者，一身面目黄肿，其脉沉，小便不利，故令病水。假如小便自利，此亡津液，故令渴也，越婢加术汤主之。"木防己汤治疗膈间支饮："膈间支饮，其人喘满，心下痞坚，面色黧黑，其脉沉紧，得之数十日，医吐下之不愈，木防己汤主之。"

5.产后发热。产后气血亏虚，虚热内扰，心烦急躁，恶心呕吐，如《金匮要略》云："妇人乳中虚，烦乱呕逆，安中益气，竹皮大丸主之。"

6. 癫痫。风引汤"除热瘫痫"。

7. 寒热错杂病证。如《伤寒论》麻黄升麻汤具有发越郁阳，清上温下之功效。主治"伤寒六七日，大下后，寸脉沉而迟，手足厥逆，下部脉不至，咽喉不利，吐脓血，泄利不止"。

（三）目前中药学对石膏的认识

石膏味甘、辛，性大寒，归肺、胃经，主要成分为$CaSO_4 \cdot 2H_2O$。

1. 清热泻火治疗火热病证，如配伍麻黄、瓜蒌、黄芩、苦杏仁、桑白皮、鱼腥草治疗肺热咳喘。

2. 除烦止渴治疗热伤津液口渴，如配伍知母、人参、麦冬、栝楼根治疗胃热津伤。

3. 清泻胃火治疗牙痛齿衄，如清胃散、玉女煎。

4. 温病发斑。《温病条辨》化斑汤，即白虎汤加犀角、玄参，治温毒发斑。

5. 暑温，时行疫气。《温病条辨》云："暑温蔓延三焦，舌滑微黄，邪在气分者，三石汤主之。"三石包括石膏、寒水石、滑石。

石膏常用配伍：石膏和知母，石膏和桑叶（清燥救肺汤），麻黄和石膏。石膏运用注意事项：①《伤寒论》指出立秋后、立夏前慎用石膏。②《温病条辨》白虎汤"四禁"，即"脉浮弦而细者，不可与也；脉沉者，不可与也；不渴者，不可与也；汗不出者，不可与也"。临床不可拘泥，辨证使用。

（四）名老中医经验

1. 张炳厚教授运用石膏经验

张炳厚教授使用生石膏非常讲究。第一，宜先煎方透。第二，要温服，多次徐徐缓服，使其药用常留在上中焦，不至寒凉下侵发生滑泄。《素问·五常政大论》云："治热以寒，温而行之。"第三，服药后要盖被，以便内热外透。第四，以石膏清热，必重用一两以上始能奏效，如实热内炽火盛，常用四两或半斤。

张炳厚教授常用三石汤治疗外感发热病证。他认为三石汤所治发热特点为持续高热，入夜热势加重，服解热镇痛剂后汗出，热势稍缓，旋而热势又增，热至天明，自然热缓或减轻，翌日又如此。张炳厚教授应用三石汤治疗暑湿弥漫三焦发热之时，常加人参、生鳖甲补气益阴，《会心录》云："暑热伤气，益气而暑自消，暑热伤阴，益阴而暑自退。"可见补益气阴也是治疗暑热伤及气阴的重要治法。

2. 刘景源教授运用白虎汤经验

刘景源教授常用白虎汤治疗外感发热之里热蒸腾，治法为辛寒清气、泄热保津。他认为石膏性寒清热，辛甘生津透表，为君药；知母为臣药，二药相伍，共奏清阳明气分实热之功。粳米甘寒可用以养胃阴，与甘草相合则能益气养阴，在顾护胃阴的同时还能制约石膏、知母的寒性。四药配伍形成了清阳明气分实热的基础方。由于肺胃热炽是里热蒸腾，热邪由内向外，所以治疗时要因势利导，用辛寒清气的药物内清外透，以解除热邪。泄热，既包括清热，又包括透热，白虎汤的特点与之相符。尤其是方中的君药石膏，入肺经与胃经，清热解肌，既能从里清肺、胃的热邪，又能透热解肌，使热邪从肌肉外解。[刘宁，张韫迪，安娜等.刘景源教授辨治外感发热经验汇要（二）.现代中医临床，2018，25（6）：38-41.]

3. 裴永清教授肺热咳喘方

组成：鱼腥草40g，生冬瓜仁40g，生薏苡仁40g，杏仁9g，芦根30g，炙枇杷叶9g，瓜蒌皮9g，桑叶9g，桑白皮9g，桔梗9g，桃仁9g，生石膏30g（先煎），浙贝母9g。

症见咳痰黏稠，痰或黄或绿，舌苔白腻或黄腻，脉弦滑数有力，属中医之肺热咳喘。伴有鼻塞不通者，加炒苍耳子和辛夷花各10g；咳痰黄或绿痰；咳痰带血者，加黛蛤散9～12g（布包）；咳血量大者，再加藕节30g，白茅根30g，白及12g；咳喘病久，有顽疾老痰者，加海蛤壳30g（先煎）；痰量多者，加川贝母、浙贝母各6g；倘若患者肺中有热，而脾虚湿盛便溏者，加法半夏12g，茯苓30g，化橘红9g；兼见胸憋闷者，加葶苈子9g（布包）；大便干结者，加生大黄6～9g。（裴永清.裴永清医案医话.北京：学苑出版社，2016：17-20.）

（五）典型医案

1. 张锡纯医案：西药有安知歇貌林，又名退热冰。究其退热之效，实远不如石膏。盖石膏之凉，虽不如冰，而其退热之力，实胜冰远甚。邻村龙潭庄张叟，年过七旬，于孟夏得温病，四五日间烦热燥渴，遣人于八十里外致冰一担，日夜放量食之，而烦渴如故。其脉洪滑而长，重按有力，舌苔白厚，中心微黄，投以白虎加人参汤，方中生石膏重用四两，煎汤一大碗，分数次温饮下，连进二剂，烦热燥渴全愈。

长子荫潮，七岁时，感冒风寒，四五日间，身大热，舌苔黄而带黑。孺子苦服药，强与之即呕吐不止。遂单用生石膏两许，煎取清汤，分三次温饮下，病稍愈。又煎生石膏二两，亦徐徐温饮下，病又见愈。又煎生石膏三两，徐徐饮下如前，病遂全愈。夫以七岁孺子，约一昼夜间，共用生石膏六两，病愈后饮食有加，毫无寒中之弊，则石膏果大寒乎？抑微寒乎？此系愚初次重用石膏也。故第一次只用一两，且分三次服下，犹未确知石膏之性也。世之不敢重用石膏者，何妨若愚之试验加多以尽石膏之能力乎？（张锡纯《医学衷中参西录·石膏解》）

2. 申子龙医案：张某，女，23岁，素有龋齿病史。2020年2月8日因过食肥甘厚腻，突然出现左侧牙痛难耐，不能咀嚼，影响进食，疼痛每于夜间加重，痛甚时彻夜不眠，自服头孢地尼胶囊、人工牛黄甲硝唑胶囊2天，效果不佳，遂又间断服用布洛芬缓释胶囊止痛，但止痛药药效一过仍疼痛难耐，遂于2月14日就诊于北京某口腔医院急诊，予完善数字牙片及牙髓活力测定，诊断为"急性牙髓炎"，应根管治疗，但考虑新型冠状病毒肺炎疫情严重，为避免交叉感染，建议口服乐松（洛索洛芬钠片）保守治疗，待疫情过去，再进一步诊治。患者因担心多次口服止痛药有消化性溃疡、止痛药肾损害风险，自行停服止痛药，求治于中医。刻下症：左侧上下牙痛，影响咀嚼进食，口干，饮温热水牙痛加重，夜间加重，影响睡眠，牙龈红肿，大便臭秽不爽。舌质红，边尖尤甚，舌面有点刺，舌苔黄，脉滑数。辨证为胃火上炎，方用清胃散加味治疗，方中：生地黄12g，当归9g，牡丹皮

9g，黄连 9g，升麻 6g，生石膏 30g（先煎），连翘 15g，川牛膝 15g，3 剂。口服 2 剂后，患者牙痛明显减轻，眠安。恰月经至，考虑气血亏空之时，暂停口服中药，以免寒凉之药伤胃。随访，停药两周，牙痛未再发作。

按：西医学认为急性牙髓炎主要由龋病、牙齿磨损、牙周疾病引起的细菌感染所致，以牙髓内炎症细胞浸润、组织液渗出和组织破坏为特征，疼痛剧烈，并向周围邻近组织发散，可表现为剧烈的自发痛、阵发性痛、夜间痛、温度刺激疼痛加剧。疼痛一方面是由于牙髓组织炎症、水肿压力过高，压迫牙髓神经所致，另一方面是炎性因子对牙髓神经细胞刺激产生。

急性牙髓炎属中医学"牙痛"范畴。胃主受纳、腐熟水谷，以降为和，喜润恶燥；大肠者，传导之官。《素问·五脏别论》云："六腑者，传化物而不藏，故实而不能满也。"患者素有龋齿病史，又过食肥甘厚腻，使得胃中积热。《素问·奇病论》云："肥者令人内热，甘者人中满。"《灵枢·经脉篇》云："胃足阳明之脉……入上齿中。""大肠手阳明之脉……其支者，从缺盆上颈贯颊，入下齿中，还出夹口，交人中……是动则病齿痛颈肿。"故而胃中火热循经上攻，气血壅滞，不通则痛，出现牙痛；胃为多气多血之腑，胃热每致血分亦热，热壅血瘀，故牙龈红肿；口干，舌红苔黄，脉滑数俱为胃热津伤之候。元代医家罗天益云："若醇饮肥厚，炙煿过用，以致湿热壅于胃腑，逆于经络，而为是病，此伤血分，治宜清胃。"故治以清胃泻火，方用清胃散加生石膏、连翘、川牛膝。

金元四大家之一李东垣《兰室秘藏》云："清胃散，治因服补胃热药，致使上下牙疼痛不可忍，牵引头脑、满面发热，大痛。"方用黄连为君,苦寒直折。升麻为臣,其意有三:其一,其性轻清,意在"火郁发之";其二,清热解毒;其三,载药上行,直达病所。生地黄、牡丹皮凉血活血,生地黄又可养阴生津,当归活血止痛,同为佐药。生石膏辛寒入胃经,清泻胃火,《本经》言石膏主"口干,苦焦",《医方集解》所载清胃散方中含生石膏,在此意为清泻胃火。连翘、牛膝在本方中堪称点睛之笔,连翘泻火解毒,能消痈散结,前人称为"疮家圣药",正如《药性歌括四百味》云:"连翘苦寒,能消痈毒。气聚血凝,温热堪逐。"牛膝引火下行,张锡纯《医学衷中参西录》云:"其治口疮齿痛者何也? 盖此等证,皆因其气血随火热上升所致,重用牛膝引其气血下行,并能引其浮越之火下行,是以能愈也。"本方用川牛膝,而不用怀牛膝,其意还有活血止痛之力。综上,诸药并用,共奏清泻胃火、解毒消肿之功,故取得良效。

[申子龙,张正媚.清胃散加味治疗急性牙髓炎1例.中国中医药报,2020-5-22(4).]

知　母

味苦，寒。主消渴热中，除邪气，肢体浮肿，下水，补不足，益气。

（一）原文阐释

1.主消渴热中，除邪气。消渴，以口渴为主要表现的病证。《素问·阴阳别论》谓"二阳结，谓之消"，二阳即足阳明胃经和手阳明大肠经，故胃肠结热，热伤津液，可出现消渴。《素问·奇病论》云："帝曰：病有口甘者，病名为何？何以得之？岐伯曰：此五气之溢也，名曰脾瘅。夫五味入口，藏于胃，脾为之行其精气，津液在脾，故令人口甘也。此肥美之所发也。此人必数食甘美多，而肥也。肥者令人内热，甘者令人中满，故其气上溢，转为消渴。"指出由脾瘅到消渴的病机转化。脾瘅的主症为"口甘"，即口中甜味，病因在于"肥美之所发"，即嗜食肥甘，病机在于"津液在脾"，脾运失司，水谷精微不得转化。消渴的主症为"中满"，即脘腹胀满，口干口渴，病机在于"肥者令人内热，甘者令人中满"，过食肥甘厚味，脾胃积热而成消渴。在消渴的治疗方面，《金匮要略》指出："若渴欲饮水，口干舌燥者，白虎加人参汤主之。"消渴的主要表现为消谷善饥，口渴多饮，可用白虎加人参汤治疗。热中，即消中，胃中积热。《素问·腹中论》云："夫热中、消中者，皆富贵人也。"其多以过食肥甘厚味、肥胖之人多见。

2.肢体浮肿，下水。知母治疗浮肿病与茯苓、泽泻等利水消肿药有所不同。本草专家祝之友教授认为知母所主"肢体浮肿"多指肢体关节肿胀，下水为除关节肿胀，可以参考。如《金匮要略》云："诸肢节疼痛，身体尪羸，脚肿如脱，头眩短气，温温欲吐，桂枝芍药知母汤主之。"《金匮要略》教材中认为知母可除风寒湿邪郁而化热之邪气，而张仲景写《伤寒杂病论》的时代与《神农本草经》成书年代较近，定会参考当时已有的本草著作，由此不难理解本方用知母治疗肢体关节肿胀。

3.除邪气，补不足，益气。"除邪气"即祛除邪气，知母可清热滋阴，补阴液之不足；益气，为祛邪以扶正，并非指知母有补气功效，知母主"消渴热中"，热邪内盛，伤阴耗气，如《素问·阴阳应象大论》言："壮火食气，气食少火；壮火散气，少火生气。"知母通过清热滋阴，以防邪热进一步耗气伤阴，从而间断达到"益气"功效。

（二）张仲景对知母的运用

《伤寒论》中含"知母"的方剂有3方，《金匮要略》中含"知母"的方剂有5方，去掉重复的方剂，共7方。见表18。

表18 张仲景使用知母方剂

方　名	知母剂量
白虎加人参汤，白虎汤，白虎加桂枝汤	六两
桂枝芍药知母汤	四两
百合知母汤	三两
酸枣仁汤	二两
麻黄升麻汤	十八铢

1. 阳明气分热盛证。知母清胃生津，用于阳明气分热盛，症见渴欲饮水、口干舌燥，方如白虎汤、白虎加人参汤，其中知母体现了《本经》中"主消渴热中"。

2. 神志病证。在百合病的基础上，使用汗法误治，更伤津液，虚热内热，出现心烦急躁，可用百合知母汤清热生津除烦，如"百合病，发汗后者，百合知母汤主之"。

3. 虚烦失眠。"虚劳虚烦不得眠，酸枣仁汤主之。"知母有清热除烦之意。

4. 温疟。"温疟者，其脉如平，身无寒但热，骨节疼烦，时呕，白虎加桂枝汤主之。"可联系《本经》知母"主肢体浮肿"，可用于除关节肿胀。

（三）目前中药学对知母的认识

知母味苦、甘，性寒，归肺、胃、肾经。

1. 滋阴润燥。治疗阴虚内热，方如大补阴丸、知柏地黄丸等，可见骨蒸潮热、盗汗、五心烦热等症。知母与黄柏皆可用于下焦相火妄动，黄柏尚可清下焦湿热。肾阴虚有轻重程度之分，轻则用熟地黄、山药、山萸肉等滋养肾阴；阴虚不能制阳出现相火妄动，当用知母、黄柏来滋阴清热；阴虚更甚不能敛阳，出现虚阳上越，当用牡蛎、龟甲等滋阴潜阳，山萸肉、人参、麦冬、五味子等益气敛阴固脱。

2. 清热泻火。知母苦寒，苦寒泄热可清肺火，如《症因脉治》二母汤（知母、贝母）可清热养阴，润肺止咳，治疗干咳、咳嗽少痰等。《温病条辨》中，玉女煎去牛膝熟地加细生地玄参方治疗温病热入营血，用石膏、知母清实热，生地黄、玄参清热凉血。

3.小便不通。《兰室秘藏》滋肾通关丸治疗热蕴膀胱，气化不利，兼有阴伤小便不通，用知母、黄柏清热养阴，肉桂助膀胱之气化，正如《素问·灵兰秘典论》云："膀胱者，州都之官，津液藏焉，气化则能出矣。"

（四）典型医案

1.岳美中医案：汪某，男性，年54岁。患感冒发热，于1971年6月12日入某医院。在治疗中身热逐步上升，到14日达38℃以上。曾屡进西药退热剂，旋退旋起，8天后仍持续高热达38.8℃，6月22日由中医治疗。诊查证候，口渴、汗出，咽微痛；脉象浮大，舌苔薄黄，认为温热已入阳明经，内外虽俱大热，但尚在气分，不宜投芩连苦寒之剂，因疏白虎汤加味以治。处方：生石膏60g，知母12g，粳米12g，炙甘草9g，鲜茅根30g（后下），鲜芦根30g，连翘12g。水煎，米熟汤成，温服。下午及夜间，连进两剂，热势下降到38℃。23日，又按原方续进2剂，热即下降到37.4℃；24日，原方石膏量减至45g，进1剂；25日又进1剂，体温已正常，口不渴，舌苔退，唯汗出不止，以王孟英驾轻汤加减予之。随后进补气健脾剂，兼饮食调理，月余而愈。

按：白虎汤是方剂中的一个著名经方，由后汉张仲景著录在《伤寒论》里，标明用途，两千年来，被许多医生在临床上应用，不知治愈了多少高热症，挽救了多少危重患者，是值得我们珍视和继承的。吴瑭说："太阴温病，脉浮洪，舌黄，渴甚，大汗面赤，恶热者，辛凉重剂白虎汤主之。"（按吴谓白虎汤治在手太阴肺经之热邪，非是。石膏、知母究是阳明胃经药，若治肺经，则须麻黄、石膏，细读《伤寒论》

自知。)石膏合知母，方名白虎。今人用白虎独以石膏入剂，而不合知母者，则所治不专主阳明，而失掉了命名白虎的意义。另外，石膏、知母相配伍，治阳明胃热，石膏、麻黄相配伍，治太阴肺喘，在石膏用量上是有所不同的。白虎汤方中石膏之量，从不少于500g，而麻杏石甘汤、越婢汤等方中石膏之量，从不超过250g。这是仲景《伤寒论》方剂配伍中有关重要的部分，不容等闲视之。(中国中医研究院.岳美中医案集.北京：人民卫生出版社，2005：103.)

2.冯世纶医案：凌某，男，49岁，2014年5月23日初诊。主诉：左足拇趾疼痛5天。5天前，患者突发左足拇趾红肿、发热、疼痛，经治疗未获缓解，由人介绍求诊于冯世纶教授。刻下症：左足拇趾红肿热痛，畏寒，无汗，纳可，饮水后腹胀，乏力，口中和，大便调，每晚夜尿2～3次，舌淡红，苔薄白，脉细弦。患者形体较壮实，既往有痛风病史。西医诊断：痛风性关节炎。中医诊断：痹证，证属太阴饮滞、少阴表实兼阳明郁热。方选桂枝芍药知母汤，处方：生麻黄、桂枝、白芍、防己各10g，知母、制附片（先煎）各18g，苍术15g，生姜15g，生石膏45g，大枣4枚，炙甘草6g。7剂，每日1剂，水煎分2次温服。患者后来反馈，药后疼痛止，畏寒、乏力显减，饮水无不适，每晚夜尿1次。

按：本例患者足趾痛、畏寒、无汗属表实证，联系乏力、脉细，又为阴证，故病在少阴；突发足拇趾发热红肿，属阳明热壅；饮水后腹胀，夜尿次数多，口中和，脉弦，属太阴饮象。故辨为少阴、太阴、阳明同病，又据足趾痛的主症，判为桂枝芍药知母汤加生石膏大枣证。给予桂枝芍药知母汤温阳解表，清热消肿，祛湿利饮；生石膏增强清热之力；大枣顾护中焦。用方精准，收效颇佳，既消除了痛风症状，又缓解了身体其他的不适。桂枝芍药知母汤组成：桂枝四两，芍药三两，甘草二两，麻黄二两，生姜五两，白术五两，知母四两，防风四两，附子二两（炮）。冯老认为本方由桂枝汤增桂枝、生姜用量，去大枣，加麻黄、防风、白术、附子、知母而成。方中桂枝、生姜、麻黄、防风发汗解表并降冲止呕；白芍缓急止痛；附子温阳散寒，除湿止痛，与解表药合用，治在少阴；白术补中利饮，祛湿除痹；甘草调和诸药，又同生姜一道健胃生津，以资汗源，二药与白术，治在太阴。知母苦寒，《本经》云："主消渴，热中，除邪气，肢体浮肿，下水，补不足，益气。"故其除清泄阳明之外，还具消除肢体肿胀作用。诸药相配，全方具有温阳解表、利饮祛湿、清泄郁热、消肿止痛之功效。[丁红平.冯世纶教授应用桂枝芍药知母汤经验.中医药学报，2016，44（2）：131-133.]

栀 子

味苦，寒。主五内邪气，胃中热气，面赤，酒齄皶鼻，白癞，赤癞，疮疡。

（一）原文阐释

1. 五内邪气，胃中热气。五内者，五脏之内也，五脏邪气在此指五脏有热气。热者寒之，故用栀子清热泻火，更能清胃热。

2. 面赤，酒糟鼻。栀子入心经，心在体合脉，其华在面，清心火以治疗面赤。鼻属肺窍，肺内有热，故见酒糟鼻，面部痤疮，临床常用枇杷清肺饮，出自《外科大成》，主治面部痤疮。

3. 白赖、赤赖、疮疡，属传染病范畴。此外，栀子可以治疗疮疡肿毒病证。

（二）张仲景对于栀子的运用

《伤寒论》中含"栀子"的方剂有 8 方，《金匮要略》中含"栀子"的方剂有 4 方，去掉重复的方剂，共 10 方。见表19。

表 19　张仲景使用栀子方剂

方　名	栀子剂量
栀子柏皮汤，大黄硝石汤	15 个
栀子豉汤，栀子甘草豉汤，栀子生姜豉汤，栀子厚朴汤，栀子干姜汤，枳实栀子豉汤，茵陈蒿汤，栀子大黄汤	14 个

1.胸中郁热证。"发汗后，水药不得入口为逆，若更发汗，必吐下不止。""发汗吐下后，虚烦不得眠，若剧者，必反复颠倒，心中懊憹，栀子豉汤主之。""发汗，若下之，烦热胸中窒者，栀子豉汤主之。""伤寒五六日，大下之后，身热不去，心中结痛者，未欲解也，栀子豉汤主之。"虚烦不得眠，躺不下，严重的时候辗转反侧，难以入睡。胸中窒，胸中有憋闷的感觉。心中结痛，心中疼痛。"阳明病，下之，其外有热，手足温，不结胸，心中懊憹，饥不能食，但头汗出者，栀子豉汤主之。"可见栀子汤证的主症为虚烦不得眠，甚者心中懊憹、胸中窒、心中结痛。"伤寒，医以丸药大下之，身热不去，微烦者，栀子干姜汤主之。"古代丸药多用巴豆等峻下之药，伤胃气，栀子清上焦郁热，干姜温中散寒，干姜是理中汤的关键药物。"伤寒下后，心烦腹满，卧起不安者，栀子厚朴汤主之。"用栀子清上焦郁热，厚朴下气除满，如患者总是焦虑、心烦、心事多，腹胀，大便不通畅，就可以用。若少气者，栀子甘草豉汤主之。甘草有补中益气的功效，《素问·阴阳应象大论》云："壮火食气，少火生气。"既有心烦、烦热表现，又有气短乏力表现。"大病瘥后，劳复者，枳实栀子豉汤主之。"大病初愈，脏腑功能弱，肠胃功能较弱，如果过食肥甘厚腻，疾病可能死灰复燃，发热患者较为明显，栀子豉汤清心除烦，枳实、厚朴下气除满，若有宿食者加大黄，小承气汤之意。联系《金匮要略》栀子大黄汤，方药相同，治疗黄疸。

栀子豉汤治疗心烦应与酸枣仁汤、调胃承气汤相鉴别，"虚劳虚烦不得眠，酸枣仁汤主之。""阳明病，不吐不下，心烦者，可与调胃承气汤。"栀子豉汤清解胸中郁热治疗虚烦，调胃承气汤清泻胃中燥热以治疗实烦，鉴别依据腹诊，调胃承气汤腹部触诊有疼痛或胀满不适，栀子豉汤腹部触诊无异常，所以《伤寒论》375条讲道："下利后更烦，按之心下濡者，为虚烦也，宜栀子豉汤。"酸枣仁汤和栀子豉汤虽然都会出现虚烦，但病机不一样。栀子豉汤治疗虚烦病性属实，指没有和痰湿等形之邪相结。有形之邪如痰热互结于心下，即小陷胸汤证。"小结胸病，正在心下，按之则痛，脉浮滑者，小陷胸汤主之。"酸枣仁汤证病性属虚，血虚内热，热扰神明，故见虚烦，酸枣仁养心安神，知母滋阴清热，茯神宁心安神，川芎活血行气，从临床症状看，酸枣仁汤的虚烦失眠表现为忧愁思虑，眠浅易醒，视物模糊，双目干涩，手足心热，体质偏瘦。

2. 黄疸病证。"伤寒身黄发热，栀子柏皮汤主之。"方用栀子柏皮汤清利湿热，治疗黄疸病证。另有茵陈蒿汤治疗黄疸。"阳明病，发热汗出者，此为热越，不能发黄也。但头汗出，身无汗，剂颈而还，小便不利，渴饮水浆者，此为瘀热在里，身必发黄，茵陈蒿汤主之。"

（三）目前中药学对栀子的认识

栀子味苦，性寒，归心、肺、三焦经，泻火除烦，清热利湿，凉血解毒。治疗火热病证，如黄连解毒汤、清瘟败毒饮；治疗湿热淋证，方用八正散。治疗肝经湿热，方用龙胆泻肝汤。生栀子清热泻火除烦力量强，炒栀子清热泻火力量弱，栀子炭入血分，治疗吐血、咯血、呕血，可合用白茅根、芦根、生地黄、黄芩。栀子是苦寒药，不能久用，中病即止，《伤寒论》81条言："凡用栀子汤，病人旧微溏者，不可与服之。"指患者脾胃虚寒、脾胃虚弱者，容易便溏，此时，尽量不用或少用栀子，避免伤及脾胃。对于中药的副作用如果应用得当，可变为正作用，如栀子用于实热便秘；再如牛蒡子，疏散风热利咽，有通便作用，脾胃虚弱患者慎用，风热感冒兼有大便干燥者使用正为合适。

（四）栀子外敷治疗儿童鼻衄

适应症：平素易鼻衄，遇天气炎热或干燥、食辛辣刺激食物后加重，症状严重时可达每天 1～2 次甚至 3～4 次，血色鲜红，已排除血小板减少及鼻腔血管瘤等器质性疾病的可能，舌红苔薄黄，脉数而有力，辨证属血热妄行证。治疗上急性期以压迫止血等法止血，血止后当日即采用栀子或栀子仁数个，碾碎，以面粉、蛋清或蜂蜜等物调匀，睡前以布带等物固定于患儿劳宫、涌泉穴位，左右轮换，10 天左右为1 个疗程。对于小儿鼻衄，中医认为多以阳热为主，如《幼幼集成》认为："鼻衄者，五脏积热所致者多，盖血随气行，得热而妄动，溢出于鼻。"《寿世保元》认为："衄血者，鼻中出血者也；阳热沸郁致动胃经，胃火上烈，则血妄行，故衄也。"小儿鼻衄多为火热迫血妄行所致，其中以肺热、胃热为常见。栀子性寒，味苦，入心、肺、三焦经，功可泻火除烦、凉血解毒，既可入气分，清气分热盛，又可入血分，凉血止血。掌心为手厥阴心包经所过，足心为足少阴肾经所过。劳宫穴主清心火，涌泉穴可收敛浮越之阳，能引热下行。以栀子外敷于手心劳宫穴与足心涌泉穴，可交通心肾，引火归原，兼清气分及血分之热，使热消而血止。［张鹏宙，邵彩芬. 栀子外敷治疗儿童鼻衄验案 2 例. 中国民族民间医药，2016，25

（3）:44.]

（五）典型医案

1.刘渡舟医案：王某，男，28岁。病证始于外感，数日后，心中烦郁之极，整日坐卧不安，懊恼难眠，辗转反侧。家人走近与其交谈则挥手斥去，喜独居而寡言，全家人为之惶惶不安。询知大便不秘，但小便色黄，脉数而舌苔薄黄。这种情况张仲景称之为"虚烦"，治当清宣郁火。生山栀子9g，淡豆豉9g。服药后不久，心胸烦乱反而更加严重，继而气机涌逆而间作呕吐，伴随全身汗出。家人唯恐服药有误，派人前来询问。被告知服药后得吐而汗出，乃是气机调畅，郁热得以宣透的好现象，其将病愈，不用惊慌。果如所言。（刘渡舟，姜元安.经方临证指南.天津：天津科学技术出版社，1993：48.）

2.董建华医案：李某，男，44岁。初诊：1977年8月26日。主诉：1975年患急性黄疸型肝炎，经治疗后好转，但常反复出现右胁部疼痛。近1个月来黄疸逐渐加深，黄色鲜明如橘子色，伴小便短黄，大便干结，纳食尚可，右胁及胃脘部胀满疼痛，下肢轻度浮肿。按腹部平坦柔软，未叩及移动性浊音，肝肋下1.5cm，脾肋下1cm，质中，颜面及颈部有散在蜘蛛痣。舌质红，苔黄腻，脉弦数。查肝功能：黄疸指数50单位，凡登白试验直接胆红素（++），间接胆红素（+），麝香草酚浊度15单位，絮状沉淀试验（±），转氨酶106单位。蛋白电泳：A50%，$\alpha_1$16%，$\alpha_2$26%，β33%，γ34%。西医诊断：黄疸型肝炎，早期肝硬化。辨证：湿热蕴结，土壅木郁，胆液外泄。治法：清热利湿退黄。处方：茵陈30g，栀子10g，大黄5g，龙胆草10g，郁金10g，车前子10g（包），黄柏10g，黄芩10g，滑石12g。

9月10日二诊：服上药12剂，药后大便通畅，小便黄赤如茶，量增多，右胁痛及脘胀满均减轻，黄疸渐退，精神状况好转，舌暗红，苔黄腻，原方加柴胡、赤茯苓。处方：柴胡10g，茵陈30g，栀子10g，大黄5g，龙胆草10g，郁金10g，车前子10g（包），赤茯苓12g，黄柏10g，黄芩10g，滑石12g。

9月16日三诊：服上方6剂，黄疸消退，肝区按之稍有胀痛，胸闷，纳差，大便畅，蜘蛛痣（+），舌质暗红，苔黄腻化薄，脉弦细，前方加活血化瘀药再进。处方：柴胡10g，茵陈30g，栀子10g，大黄10g，丹参30g，赤芍12g，郁金12g，车前子30g（包），香附10g，黄柏10g，苍术10g。

9月26日四诊：上方又服10剂，诸症均减轻，再以上方出入续服近30剂，诸症消失，复查肝功能及蛋白电泳均恢复正常，临床治愈。

按：本案患者两年前曾患急性黄疸型肝炎，虽然经过治疗，但未完全治愈，其右胁部反复出现疼痛，表明肝的疏泄功能尚未完全恢复。近1个月来黄疸逐渐加深，正是原病发作加重的表现。其黄疸色黄鲜明，又见小便短赤，大便干结，苔黄腻，脉弦数，当属湿热俱重之证。又由于旧病迁延日久，不但木郁土壅、肝脾不调，而且久病入络，故又见下肢浮肿，颈面出现血痣，两胁触及痞块，其病情已重可知。《素问·六元正纪大论》云"湿热相薄……民病黄疸"，而《金匮要略》有"脾色必黄，瘀热以行"的记载。董建华宗经之旨，以茵陈蒿汤清利湿热、通腑退黄，因热毒瘀阻较重，故加龙胆草、黄柏、黄芩等苦寒之品以清泄肝胆之热，加滑石、车前子利湿清热，使湿热有去路，加郁金解肝胆之郁结以化瘀消疸。黄疸消退以后，肝胆郁阻未能立即消除，又于三诊时，在清热解毒利湿药中加入香附、丹参、赤芍以行气活血，加苍术燥湿理脾。如是调治月余，诸症得以消失，肝功能及蛋白电泳复查均恢复正常，病终告愈。（邱德文，沙凤桐，熊兴平 . 中国名老中医药专家学术经验集第四卷 . 贵阳：贵州科技出版社，1997：30-31.）

黄 芩

味苦，平。主诸热黄疸，肠澼，泄利，逐水，下血闭，恶创疽蚀，火疡。

（一）原文阐释

1. 诸热黄疸。"诸热"即邪热，"黄疸"表现为身、目、小便皆黄的病证，正如《素问·平人气象论》云："溺黄赤安卧者，黄疸。"黄芩所治黄疸，应为湿热蕴结阳黄。

2. 肠澼，泄利，逐水。《素问·太阴阳明论》云："食饮不节，起居不时者，阴受之……阴受之则入五脏……入五脏则膜满闭塞，下为飧泄，久为肠澼。"《素问·生气通天论》云："因而饱食，筋脉横解，肠澼为痔。"可见肠澼有两种含义，其一是肠澼为痢疾，其二是肠澼便脓血为痔。黄芩清热燥湿，可以治疗湿热内蕴所致的痢疾、泄泻、痔疮等病证。《神农本草经读》云："逐水者，逐肠中之水。"

3. 下血闭。通调月经。

4. 恶创疽蚀，火疡。阳明主肌肉，凡肌肉热毒等病，此皆除之。"火疡"古病名，因火热邪毒积聚导致的急性眼科疾病。

《本草经疏》对黄芩解读较为深刻，黄芩"味苦所以燥湿；阴寒所以胜热，故主诸热。诸热者，邪热与湿热也。黄疸、肠澼泄痢皆湿热胜之病也。折其本则诸病自瘳矣。苦寒能除湿热，所以小肠利而水自逐，源清则流洁也。血闭者，实热在血分，即热入血室，令人经闭不通，湿热解则荣气清而自行也。恶疮疽蚀者，血热则留结而为痈肿溃烂也。火疡者，火气伤血也，凉血除热则自愈也"。

（二）张仲景对黄芩的运用

《伤寒论》中含"黄芩"的方剂有 16 方，《金匮要略》中含"黄芩"的方剂有 15 方，去掉重复的方剂，共 24 方。见表 20。

表 20　张仲景使用黄芩方剂

方　名	黄芩剂量
当归散	一斤
葛根黄芩黄连汤，干姜黄芩黄连人参汤，小柴胡汤，大柴胡汤，柴胡桂枝干姜汤，半夏泻心汤，生姜泻心汤，甘草泻心汤，黄芩汤，黄芩加半夏生姜汤，黄土汤，泽漆汤	三两
黄连阿胶汤，奔豚汤，大黄䗪虫丸	二两
柴胡桂枝汤，柴胡加龙骨牡蛎汤	一两半
柴胡加芒硝汤，附子泻心汤	一两
麻黄升麻汤	十八铢
侯氏黑散	五分
鳖甲煎丸	三分
王不留行散	二分

1. 火痞。所谓火痞指火热之气壅塞中焦，可表现为心下痞满、口渴、面赤、牙痛等，正如《伤寒论》154 条云："心下痞，按之濡，其脉关上浮者，大黄黄连泻心汤主之。"大黄黄连泻心汤组成有争议，参考附子泻心汤及《金匮要略》泻心汤，应有黄芩。

2. 下利。葛根芩连汤治疗"协热利"，黄芩汤治疗"太阳与少阳合病，自下利"，半夏泻心汤类方、干姜黄芩黄连人参汤治疗寒热错杂下利。

3. 少阳病。柴胡、黄芩配伍和解少阳，柴胡解表散邪，黄芩清泄胆热，代表方小柴胡汤类方。

4. 血证。泻心汤治疗火热迫血妄行"吐血，衄血"；黄土汤治疗脾胃虚寒"下血远血"，其中黄芩为反佐。

5. 金疮。《金匮要略》云："病金疮，王不留行散主之。"可联系《本经》黄芩主"恶创疽蚀"。

（三）目前中药学对黄芩的认识

黄芩味苦，性寒，归肺、胆、脾、胃、大肠、小肠经，清热燥湿，泻火解毒，止血安胎。黄芩清肺热，常以小陷胸汤去黄连，加黄芩，化为清热化痰汤基础方，常合千金苇茎汤、麻杏石甘汤治疗痰热壅肺咳喘，另有黄芩泻白散治疗肺热咳嗽；清热解毒，方如黄连解毒汤治疗三焦火热之毒；清热燥湿，方如黄芩滑石汤、黄连黄芩汤治疗湿温病，芩连平胃散、清胃理脾汤治疗脾胃湿热痞满，茵陈蒿汤治疗湿热黄疸，龙胆泻肝汤治疗肝胆湿热，葛根芩连汤治疗肠道湿热，黄芩汤、芍药汤治疗湿热痢疾。黄芩得柴胡，退寒热；黄芩配伍芍药，治肠热下痢；黄芩配伍桑白皮，治疗肺热咳嗽；黄芩配伍白术，安胎。

（四）张炳厚教授清肝利胆汤

组成：北柴胡 12g，炒黄芩 10g，炒川楝子 15g，醋延胡索 15g，青皮、陈皮各 12g，云茯苓 12g，清半夏 15g，川厚朴 10g，嫩茵陈 12g，广木香 10g，炒枳壳 12g，广郁金 20g，杭白芍 20g，焦三仙 30g，生甘草 12g。功效：清肝利胆，和胃通降。主治：胁痛，或胃痛，或痞满，证属肝胆湿热，肝胃不和。临证多以胁肋胀痛，胃脘痞闷，进食后加重，口干口苦，急躁易怒，心烦喜呕，大便黏滞不爽，舌苔白腻或黄白相间，脉弦滑为主要表现。

方解：本方由小柴胡汤、金铃子散、二陈汤、半夏厚朴汤化裁而来，《伤寒论》云："少阳之为病，口苦，咽干，目眩。""伤寒五六日中风，往来寒热，胸胁苦满，嘿嘿不欲饮食，心烦喜呕……小柴胡汤主之。"可见小柴胡汤不仅可和解少阳，还能疏利肝胆。金铃子散出自金元四大家之一刘完素《素问病机气宜保命集》，由川楝子、延胡索二药组成，原书主治"热厥心痛，或发或止，久不愈者"。延胡索活血止痛，清代王子接《绛雪园古方选注》云："金铃子散，一泄气分之热，一行血分之滞。"张炳厚教授认为金铃子散主治肝郁化火诸痛，正如《医学衷中参西录》所云："川楝子，味微酸、微苦，性凉。酸者入肝，苦者善降，能引肝胆之热下行自小便出，故治肝气横恣，胆火炽盛，致胁下掀疼。并治胃脘气郁作疼，木能疏土也。"二陈汤为治疗痰湿的基础方剂，兼有气滞可以合用半夏厚朴汤，即四七汤，正如《医宗金鉴·杂病心法要诀》云："诸痰橘半茯苓草……气合四七郁香附。"茵陈为清利肝胆湿热的要药，《神农本草经》云："茵陈，味苦，平。主治风湿寒热邪气，热结黄疸。"木香、郁金即颠倒木金散，主治气血郁滞胸痛；枳壳理气宽胸；芍药、甘草即芍药甘草汤，缓急止痛；焦三仙消食化积。诸药并用，肝胃并治，气血同调，全方共奏清肝利胆、和胃通降之功。张炳厚教授常用本方治疗慢性胆囊炎、慢性胃炎等疾病。临证加减：兼有胆结石者，加金钱草、鸡内金、海金沙；兼有反酸、烧心者，加煅瓦楞子、海螵蛸、浙贝母；兼胸闷气短者，加桔梗、香橼、佛手；腹胀、大便干者，加莱菔子、炒枳实、熟大黄；心烦、失眠者，加用炒栀子、淡豆豉、竹茹；咳嗽，甚至痰中带血者，加黛蛤散。[申子龙.清肝利胆汤.中国中医药报，2020-5-18（4）.]

（五）典型医案

1.刘渡舟医案：王某，男，28岁。初夏迎风取爽受凉后，病头痛而身热，经治表症已解，但出现大便下利，肛门灼热，每日四五次，伴腹中疼痛、里急后重及口苦、恶心等症。脉弦数而滑，舌苔黄白相杂。此属少阳经热内注于胃肠，以致腑气不和。黄芩10g，白芍10g，大枣7枚，炙甘草6g，半夏10g，生姜10g。服药3剂而愈。

按： 黄芩汤证，《伤寒论》虽然说是属于"太阳与少阳合病"，但仍然以邪热郁于少阳为主。少阳有邪，则胆气郁而不疏，最易横犯胃肠，上逆于胃则呕吐，下迫于肠则下利。又因为少阳疏泄不利，气机不畅，所以下利往往兼有大便不爽、下重难通、肛门灼热等症。黄芩苦寒，善清少阳郁热，芍药苦酸，能益阴柔肝，以制少阳木气之横逆。二药相合，是治疗热性下利的主药。临床上多用黄芩汤来治疗热痢。后世治疗痢疾的著名方剂"芍药汤"即从黄芩汤演化而来，所以，汪昂的《医方集解》称黄芩汤为"万世治利之祖方"。（刘渡舟，姜元安.经方临证指南.天津：天津科学技术出版社，1993：67-68.）

2.申子龙医案：于某，女，70岁，终末期肾脏病患者，血液透析13年，因小肠多发糜烂，消化道出血，在肾病科反复住院输血治疗，每年住院 7～8 次，2019 年 10 月出现牙龈肿痛，口腔科会诊诊断为"牙周炎"，考虑患者病情复杂，反复消化道出血，持续房颤，心衰，低血压，无尿，需要控制入量，西药用药非常棘手，予中医治疗。首辨寒热，患者怕热，喜冷饮，局部肿痛，病性属热，起病急，病程短，考虑实热，联系到医圣张仲景《金匮要略》云："心气不足，吐血，衄血，泻心汤主之。"患者虽然没有牙龈出血，但是病机一致，可用本方。泻心汤实际上为《伤寒论》大黄黄连泻心汤，组成大黄、黄芩、黄连 3 味中药，书中方后注提到"以麻沸汤二升渍之，须臾，绞去滓，分温再服"。予黄芩 10g，黄连 10g，黄柏 10g。3 剂，由于病房麻沸汤，渍之不便，遂药房代煎 200mL，让患者间断漱口，1 天后查房患者牙龈肿痛明显减轻。

黄 连

味苦，寒。主热气，目痛，眦伤，泣出，明目，肠澼，腹痛，下利，妇人阴中肿痛。

（一）原文阐释

1. 主热气，指治疗火热病证，具体有清心火、胃火、肝火、大肠之火、小肠之火、三焦之火，具体方剂有大黄黄连泻心汤、清胃散、左金丸、导赤承气汤、黄连解毒汤。

2. 目痛，眦伤，泣出，明目，指可以治疗火热所致目赤肿痛，肝开窍于目，实者泻其子。

3. 肠澼，腹痛，下利，指可以治疗消化系统疾病，具体有痢疾、泄泻、痞满、腹痛等，方剂常用白头翁汤、香连丸、连朴饮、葛根芩连汤、半夏泻心汤、芩连平胃散、黄连汤、乌梅丸。

4. 妇人阴中肿痛，指可以治疗妇人外阴红肿热痛，外治效果较好，临床有黄连膏、黄连粉。

（二）张仲景对黄连的运用

《伤寒论》中含"黄连"的方剂有 12 方，《金匮要略》中含"黄连"的方剂有 6 方，去掉重复的方剂，共 13 方。见表 21。

表 21 张仲景使用黄连方剂

方　名	黄连剂量
乌梅丸	十六两
黄连阿胶汤	四两

方 名	黄连剂量
葛根黄芩黄连汤，白头翁汤，白头翁加甘草阿胶汤，干姜黄芩黄连人参汤，黄连汤	三两
泻心汤，附子泻心汤，小陷胸汤，半夏泻心汤，生姜泻心汤，甘草泻心汤	一两

1. 火痞。"心下痞，按之濡，其脉关上浮者，大黄黄连泻心汤主之。"《伤寒论》中本方组成无黄芩。

2. 下利，包括泄泻和痢疾。如葛根芩连汤治疗湿热泄泻，黄连汤治疗上热下寒的腹痛泄泻，白头翁汤治疗热毒壅滞气血的热毒痢，乌梅丸治疗寒热错杂久利。

3. 浸淫疮。《金匮要略》云："浸淫疮，黄连粉主之。""浸淫疮，从口流向四肢者，可治；从四肢流来入口者，不可治。"

4. 小结胸病。黄连、半夏、瓜蒌治疗痰热结于心下，腹诊"正在心下，按之则痛"。

（三）目前中药学对黄连的认识

黄芩味苦，性寒，归心、脾、胃、胆、大肠经。

1. 清热燥湿。用于肠胃湿热所致的痞满、腹泻、痢疾、呕吐等病症，如芩连平胃散治疗脾胃湿热，木香、黄连配伍为香连丸治疗湿热痢疾，葛根芩连汤治疗湿热泄泻，黄连、苏叶配伍为连苏饮治疗湿热呕吐，连朴饮治疗湿热霍乱。此外，黄连除了可以治疗湿热病证，可以清痰热，如黄连温胆汤治疗痰热内扰心烦、失眠。

2. 泻火解毒。用于热病，热盛火炽，症见壮热、烦躁，甚至神昏谵语等，如与黄芩、黄柏、栀子配伍，为黄连解毒汤，清泻三焦火热；与肉桂配伍，为交泰丸，清心火，治疗心肾不交失眠；与阿胶、鸡子黄等配伍为黄连阿胶汤，治疗"心中烦，不得卧"；与乌梅、生地黄、麦冬等配伍治疗厥阴消渴，即"连梅汤治暑伤阴，麻痹消渴病肝肾"。再如当归六黄汤虽然是治疗阴虚盗汗的良方，但方中也有黄连清热，尤其适用于女子更年期潮热盗汗、自汗、急躁易怒、五心烦热、夜间口干、腰酸乏力。组成：当归，生地黄，熟地黄，黄柏，黄芩，黄连，黄芪。方歌：火炎汗出六黄汤，归柏芩连二地黄，倍用黄芪为固表，滋阴清热敛汗强。汗出较多者加山茱萸、浮小麦、煅牡蛎，汗出严重者，重用山茱萸 30～60g，效佳；腰酸乏力严重者加桑寄生，重用熟地黄；头晕头痛、血压高者，加天麻、钩藤、石决明；尿频、尿热、尿痛者，加白花蛇舌草、蒲公英、鱼腥草、滑石。

3. 用于痈肿疮毒，疔毒内攻，耳目肿痛诸证。亦可用本品以泻火解毒，常配伍牛蒡子、黄芩、板蓝根、连翘等药，如普济消毒饮治疗头面肿毒"大头瘟"。

常用的配伍有黄连和木香，黄连和肉桂，黄连和苏叶，黄连和干姜，黄连和人参，黄连和厚朴，黄连和乌梅等。道地药材川黄连，主要成分有黄连素，即盐酸小檗碱，可抗某些杆菌、球菌治疗急性胃肠炎，并且黄连素可减轻胰岛素抵抗治疗 2 型糖尿病，久用可导致便秘。苦寒不可过用，中病即止。温病燥热欲解燥者，不可纯用苦寒。

（四）典型医案

1. 刘渡舟医案：孙某，女，58 岁。胃脘疼痛，按之加甚。且心下部位有一包块外鼓，大如鸡蛋，按之濡软而不硬，饮食正常，但大便不爽，舌质红苔黄，脉弦滑。《伤寒论》138条说："小结胸病，正在心下，按之则痛，脉浮滑者，小陷胸汤主之。"瓜蒌30g，黄连9g，半夏9g，服药2剂后，大便泻下许多黄涎，尔后胃痛止而包块消。

按：小陷胸症是由于痰热邪气凝聚于胃中，阻塞气机引起。"正在心下，按之则痛"是本证的诊断依据。由此可见，大、小结胸证的主要区别是在于病变范围的大小不同，也正是由于病变范围的不同，所以要采用不同的方药治疗。（刘渡舟，姜元安．经方临证指南．天津：天津科学技术出版社，1993：53.）

2.江育仁医案：俞某，女，12岁。1972年12月18日初诊。患者初起右腮肿胀疼痛，继而高热（体温39～40℃），头痛，持续8天未退，曾使用几种抗生素及激素，病情未见改善。第9天症情加重，乃急邀会诊。刻诊：患儿头痛剧烈，频繁呕吐，精神萎靡，嗜睡，两目闭而不张，颈强有抵抗，体温39.4℃，神志清楚，有轻度抽动，右腮部仍坚硬肿痛。自诉腹胀难忍，不思进食，大便3日未行，舌苔黄厚腻，舌质红而干，脉数有力。诊断为痄腮，惊风（流行性腮腺炎合并脑膜脑炎）。辨证为邪毒化火，热结阳明，夹风内陷厥阴。药用苦辛通降，解毒搜风法。处方：姜川连3g，半夏8g，干姜3g，生石膏30g（先煎），生大黄10g（后下），玄明粉10g（冲服），僵蚕10g，全蝎5g，蜈蚣2条。当日上午11时开始服药，少量多次，以防呕吐，1剂中药分作8次服完。当晚10时左右，头痛减轻，腹中有鸣响声，但未大便，而体温渐降至38℃，夜间能安静入睡。第2天复诊，体温已下降为37℃，两目张开有神，不诉头痛，亦未呕吐。但仍感脘腹部不适，不思进食，见食干呕，舌苔虽仍厚腻，而苔面见有浮糙。风火邪毒虽杀，而阳明结热未除，再嘱仍服原方药。午后大便畅解，量多色褐，秽臭异常，精神好转，能进稀粥、软面，体温未见升高，病情稳定。第 3 天复诊时，原方去黄连、大黄、干姜、全蝎、蜈蚣，加玄参 15g，金银花 15g，生甘草 5g，护阴软坚，清热解毒善其后。

按： 本例外感邪毒，先结于少阳经络继而邪势化火入内，热结阳明，扰动肝风。苦辛通降，清泄肠腑，使枭张之热毒下泄，则扰乱心肝之邪火自平。僵蚕、全蝎、蜈蚣，皆搜风定痉之品，灵动窜达，擅逐经络之邪风，惊风、痉咳、顽痹均常取用，除入煎剂外，亦常研末为散，力专效。（邱德文，沙凤桐，熊兴平．中国名老中医药专家学术经验集第四卷．贵阳：贵州科技出版社，1997：388-389.）

黄 柏

味苦，寒。主五脏肠胃中结热，黄疸，肠痔，止泄利，女子漏下，赤白，阴阳蚀创。

（一）原文阐释

1. 主五脏肠胃中结热。肠胃代指"六腑"，黄柏药性苦寒，可治疗五脏、六腑实热。

2. 黄疸。病证名，《灵枢·论疾诊尺》云："身痛面色微黄，齿垢黄，爪甲上黄，黄疸也。"黄柏治疗黄疸可联系《伤寒论》261 条云："伤寒身黄发热，栀子柏皮汤主之。"

3. 肠痔。《诸病源候论》云："肛边肿核痛，发寒热而血出者，肠痔也。"可见肠痔主要指血栓性外痔或肛周脓肿。

4. 止泄利。"泄利"为泄泻和痢疾的统称，张仲景又称之为"下利"。

5. 女子漏下，赤白。指妇人崩漏与赤白带下病。

6. 阴阳蚀疮。《说文·虫部》云："蚀，败疮也。"指男女阴部久不愈合的疮疡病证。

黄柏苦寒，可治疗湿热下注所致的"泄利，女子漏下，赤白，阴阳蚀疮"病证。

（二）张仲景对黄柏的运用

《伤寒论》中含"黄柏"的方剂有 3 方，《金匮要略》中含"黄柏"的方剂有 4 方，去掉重复的方剂，共 6 方。见表 22。

中
品

表22　张仲景使用黄柏方剂

方　　剂	黄柏剂量
乌梅丸	六两
白头翁汤，大黄硝石汤，白头翁汤，白头翁加甘草阿胶汤	三两
栀子柏皮汤	二两

1. 下利。"热利下重者，白头翁汤主之。""下利，欲饮水者，以有热故也，白头翁汤主之。"白头翁汤清热解毒，凉血止痢，主治湿热之邪深入下焦血分，症见下痢脓血、赤多白少、腹痛、里急后重、肛门灼热、渴欲饮水，方中黄柏清热燥湿。乌梅丸治疗寒热错杂之"久利"，方中也有黄柏。

2. 黄疸。除了上文已述及的栀子柏皮汤，此外尚有大黄硝石汤治疗"表和里实"之黄疸。关于二者的区别，《本经疏证》云："栀子大黄汤、茵陈蒿汤、大黄硝石汤、栀子柏皮汤证，皆标见于阳明。阳明者，有在经在腑之分，发热懊憹汗出，皆经证也；腹满小便不利，皆腑证也。栀子大黄汤证，经多而腑少；茵陈蒿汤证，有腑而无经；栀子柏皮汤证，有经而无腑；大黄硝石汤证，经少而腑多。试于栀子柏皮汤证，以黄疸为里，则发热为表，于大黄消石汤证，以腹满小便不利为里，则汗出为表，是汗出为表和，则发热为里和，而柏皮之用，正在表里之间，湿热壅于肌肉。"

（三）目前中药学对于黄柏的认识

黄柏味苦，性寒，归肾、膀胱、大肠经，清热燥湿，治疗湿热所致黄疸、痢疾、带下。凡湿热之证，皆可用黄柏，尤以治下焦湿热见长，如傅青主易黄汤治疗肾虚湿热带下，二妙丸治疗湿热下注关节红肿热痛，《医宗金鉴》言"湿热脚气而形质实者，宜用加味苍柏散"，裴永清教授将其应用于痛风、丹毒属于湿热者的治疗，效果明显。泻火除蒸主要用于骨蒸潮热，如后世之知柏地黄汤、大补阴丸、封髓丹，均是取黄柏泻火存阴的功效。当归六黄汤治疗阴虚盗汗。解毒疗疮治疗疮疡病证，既可以内服，又可以外用，《药鉴》记载："与生蜂蜜同用，敷口疮极有神效。"治疗痈肿疮疡外用的如意金黄膏即含有黄柏。

（四）裴永清教授运用加味苍柏散治疗痛风经验

裴永清教授认为痛风病以膝以下（尤以脚趾、踝关节）红、肿、热、痛为主要临床表现，其红属热，肿属湿，痛为不通，湿热兼瘀，阻滞下焦，舌质红或暗红，舌苔多白腻罩黄或黄腻，多发于以酒为浆、以肉为粮之人，用加味苍柏散治之效佳。本方还可治疗丹毒。丹毒多发于下肢，临床表现亦以红肿热痛为主，病机属湿热下注，浊毒壅滞者多。组成：苍术15g，黄柏12g，木瓜9g，川牛膝9g，独活10g，羌活10g，木防己12g，川木通6g，生地黄12g，赤芍15g，当归12g，知母9g，炒槟榔9g，白术15g，生甘草6g。如痛风以疼痛为主症者，可加桃仁9g，红花9g，连翘9g，制没药6g；嗜酒之人，加炒神曲15g；肥胖湿气甚者，加生薏苡仁30g。丹毒疼痛程度比痛风轻，以热为主者，可酌加金银花、连翘、蒲公英、地丁等清热解毒药。过敏性紫癜则可酌情加入牡丹皮、桃仁、红花、丹参等清热凉血活血药。［石瑞舫.裴永清加味苍柏散运用经验.中国中医药报，2015-6-10（4）.］

中

品

（五）典型医案

1.刘渡舟医案：姜某，男，17岁。入夏以来腹痛下利，每日六七次，下利虽急但排泄不爽，用力努责，仅有少许脓血黏液。伴见口渴思饮。六脉弦滑而数，舌苔厚腻。此属厥阴湿热下利，即唐容川所说"金木相渗，湿热相煎"之证。当用白头翁汤清热利湿，处方：白头翁12g，黄连9g，黄柏9g，秦皮9g，滑石18g，白芍12g，枳实6g，桔梗6g。服2剂后，大便次数减少，后重下坠已除。又服2剂，脓血黏液止。但腹中有时作痛，转用芍药汤2剂而愈。

按：白头翁汤为治疗厥阴病热利口渴下重而设。厥阴热利，病位在肝。由于厥阴邪气从阳化热，加以肝失疏泄，而致气滞湿聚，热与湿合，则成湿热互蕴之变。湿热下迫肠中，津被热伤，血被热腐，则下利脓血而口渴欲饮；气机被壅而不畅，则里急后重而反难通。所以，白头翁汤证的辨证要点是下利后重，便脓血，口渴欲饮。本方既能清热燥湿，又能凉血舒肝，临床上用以治疗菌痢、毒痢或阿米巴痢疾，只要辨证属于厥阴湿热下利，无论病程长短，都能取得效果。（刘渡舟，姜元安.经方临证指南.天津：天津科学技术出版社，1993：127-128.）

2.张炳厚医案：张某，男，39岁。山东寿光人。主症：尿频、尿热8年。会阴部时有酸胀，夜尿频，每夜4～5次，腰酸腿软，手足心热，小腹发凉，阳痿早泄，纳食正常，眠安，大便调。既往有前列腺炎史8年，前列腺液：WBC 3～5个/HP。舌苔淡黄厚，脉弦滑。辨证：肾阴阳两虚，下焦湿热，膀胱气化不利。治法：补肾，清热利湿。处方：炒苍术

12g，炒知母、炒黄柏各 6g，夏枯草 12g，焦山栀子 6g，飞滑石 15g，生甘草 12g，败龟甲 30g，生地黄 20g，土茯苓 30g，败酱草 15g，肉桂 6g，补骨脂 12g，锁阳 30g，桑螵蛸 12g，萹蓄 15g，瞿麦 15g。7 剂。

二诊：药后患者尿频、夜尿增多减轻，夜尿 2 次，阳痿早泄好转，纳食好，大便正常。舌苔淡黄厚，脉弦滑。处方：上方去补骨脂、锁阳、瞿麦，加覆盆子 30g，川黄连 10g，萹蓄加量至 20g。14 剂。另干荷叶煮鸡蛋每日 1 ～ 2 枚，长服。以巩固疗效。(张炳厚. 神医怪杰张炳厚. 北京：中国中医药出版社，2007：161–162.)

干 姜

味辛，温。主胸满咳逆上气，温中止血，出汗，逐风，湿痹，肠澼，下利。生者尤良。

（一）原文阐释

1. 胸满咳逆上气。《难经》云："形寒饮冷则伤肺。"肺主宣发肃降，外感风寒，内伤冷饮，肺气失于宣发、肃降，故见咳喘胸闷，干姜温化寒饮，常与细辛、半夏、五味子治疗寒饮咳喘。

2. 温中止血。治疗吐血、便血病证，干姜味辛，性温，入胃经，温中散寒而止血，如张仲景《金匮要略》云："吐血不止者，柏叶汤主之。"

3. 发汗。干姜味辛，性温，可助体内阳气达表，干姜守而不走，生姜走而不守，故生姜发汗能力强于干姜。临床多用生姜发汗。

4. 逐风湿痹。风、寒、湿三气杂至合而为痹，干姜温升脾阳，温化寒湿，可治疗风寒湿痹。

5. 肠澼下利。《素问·阴阳应象大论》云："清气在下，则生飧泄，浊气在上，则生䐜胀。"干姜温运脾阳，以升清气，从而治疗肠澼下利。

（二）张仲景对干姜的运用

《伤寒论》中含"干姜"的方剂有 23 方，《金匮要略》中含"干姜"的方剂有 23 方，去掉重复的方剂，共 39 方。见

表23。

表 23　张仲景使用干姜方剂

方　名	干姜剂量
乌梅丸	十两
大建中汤，甘草干姜茯苓白术汤，风引汤	四两
通脉四逆汤，通脉四逆加猪胆汁汤，干姜黄芩黄连人参汤，理中丸，小青龙汤，半夏泻心汤，甘草泻心汤，桂枝人参汤，黄连汤，通脉四逆汤（强人可四两），柏叶汤，小青龙加石膏汤，人参汤	三两
甘草干姜汤，栀子干姜汤，小柴胡汤（咳者去人参、大枣、生姜加五味子、干姜），柴胡桂枝干姜汤，厚朴麻黄汤，真武汤（下利者去芍药加干姜）	二两
四逆汤，茯苓四逆汤	一两半
干姜附子汤，真武汤（咳者加五味子、细辛、干姜），白通汤，白通加猪胆汁汤，四逆加人参汤，生姜泻心汤，桃花汤，干姜人参半夏丸，乌头赤石脂丸	一两
四逆散（咳者加五味子、干姜）	五分
鳖甲煎丸，侯氏黑散，薯蓣丸	三分
王不留行散	二分
麻黄升麻汤	六铢
半夏干姜散	半方寸匕

1. 咳喘病证。小柴胡汤的加减中有"若咳者，去人参、大枣、生姜，加五味子半升、干姜二两"之言。"咳者"是寒饮犯肺的表现，干姜温肺以散停聚之饮。真武汤加减有"若咳者，加五味子半升，细辛一两，干姜一两"，干姜、细辛、五味子是张仲景治疗寒饮咳喘主要配伍，此外还有苓甘五味姜辛汤、小青龙汤。

2. 太阴中寒证。"自利不渴者，属太阴，以其脏有寒故也，当温之，宜服四逆辈。"四逆辈者，指四逆汤、理中汤

中
品

159

等；大建中汤证"心胸中大寒痛，呕不能饮食，腹中寒……上下痛而不可触近"，"腹中寒"即脾胃阳气衰弱，中焦阴寒内甚，寒气上下攻冲，而产生剧烈腹痛；附子粳米汤证"腹中寒气，雷鸣切痛"，方中均能体现干姜温中散寒功效。

3. 少阴肾阳虚证。如四逆汤、白通汤、白通加猪胆汁汤、干姜附子汤，回阳救逆。四逆汤是回阳救逆的代表方，《素问·至真要大论》云："寒淫所胜，平以辛热。"方中干姜辛温，守而不走，长于温中，干姜与附子相伍，以助回阳救逆之功。

4. 寒热错杂病证。以三泻心汤证为代表（半夏泻心汤证、生姜泻心汤、甘草泻心汤证），基本病机为胃热脾寒、寒热互结、气机痞塞，临床侧重点不一。生姜泻心汤治疗兼有水饮、食滞；甘草泻心汤治疗中气更虚，临床均可表现为心下痞、呕吐、肠鸣下利。方中黄芩、黄连清胃热，干姜、人参、甘草温中健脾，半夏降逆止呕，诸药并用有辛开苦降甘调之功。此外治疗寒热错杂久利的乌梅丸，方中也有干姜。

5. 恶心呕吐。"妊娠呕吐不止，干姜人参半夏丸主之。"此为温中散寒，蠲饮降逆之方。临床用于妊娠恶阻，以呕吐不止，吐出物清冷，舌淡白，苔白滑，脉沉迟。

6. 胸痹心痛。"胸痹心中痞，留气结在胸，胸满，胁下逆抢心，枳实薤白桂枝汤主之，人参汤亦主之。"人参汤即理中汤，病机为中焦虚寒，痰浊或阴寒实邪痹阻胸阳所致。人参汤即理中汤，重点为温中通阳，以消阴翳，治疗胸痹心痛。此外乌头赤石脂丸治疗"心痛彻背，背痛彻心"，方中也有干姜。

7. 肾着病。"肾着之病，其人身体重，腰中冷，如坐水中，形如水状，反不渴，小便自利，饮食如故，病属下焦，身劳汗出，衣里冷湿，久久得之，腰以下冷痛，腹重如带五千钱，甘姜苓术汤主之。"该方有温阳散寒、健脾除湿之功，主要通过补土制水、温化寒湿而治疗肾着病。

8.虚寒失血病证。治疗便脓血桃红汤证："少阴病，下利便脓血者，桃花汤主之。"脾肾阳虚，统摄无权，寒湿内阻，损伤脉络，以致大肠滑脱不禁。桃花汤方中以赤石脂止泻固脱，干姜温中散寒，粳米补脾益胃，共奏温中涩肠之功。临床可见下利日久不愈，便脓血，色暗不鲜，腹痛喜温喜按，小便不利，舌淡苔白，脉迟弱或微细。此外尚有治疗吐血的艾叶汤。

(三) 张仲景对生姜的运用

《伤寒论》中含"生姜"的方剂有37方，《金匮要略》中含"生姜"的方剂有45方，去掉重复的方剂，共66方。见表24。

表24　张仲景使用生姜方剂

方　　剂	生姜剂量
生姜半夏汤	一斤
厚朴生姜半夏甘草人参汤，当归四逆加吴茱萸生姜汤，橘枳姜汤，小半夏汤，小半夏加茯苓汤，橘皮汤，橘皮竹茹汤	半斤
吴茱萸汤，黄芪桂枝五物汤	六两
栀子生姜豉汤，大柴胡汤，旋覆代赭汤，当归生姜羊肉汤（寒多加至一斤），桂枝芍药知母汤，竹叶汤，厚朴七物汤（寒多加至半斤），半夏厚朴汤，泽漆汤	五两
新加汤，生姜泻心汤，射干麻黄汤，茯苓泽泻汤，奔豚汤	四两

续表

方　　剂	生姜剂量
真武汤（呕者加生姜至半斤），桂枝汤，桂枝加葛根汤，桂枝加厚朴杏子汤，桂枝加附子汤，桂枝加芍药汤，桂枝去芍药加附子汤，桂枝去桂加茯苓白术汤，葛根汤，小柴胡汤，大青龙汤，茯苓甘草汤，小建中汤，桂枝去芍药加蜀漆牡蛎龙骨救逆汤，桂枝加桂汤，去桂加白术汤，桂枝加芍药汤，理中丸（吐多者去术加生姜三两），炙甘草汤，桂枝加大黄汤，瓜蒌桂枝汤，越婢加术汤，桂枝加龙骨牡蛎汤，越婢加半夏汤，桂枝生姜枳实汤，越婢汤，桂枝加黄芪汤，桂枝去芍药加麻黄细辛附子汤	三两
通脉四逆汤（呕者加生姜），葛根加半夏汤，麻黄连轺赤小豆汤，黄芪建中汤，温经汤	二两
柴胡加龙骨牡蛎汤，柴胡桂枝汤，黄芩加半夏生姜汤，白术附子汤	一两半
柴胡加芒硝汤，桂枝麻黄各半汤，排脓汤	一两
桂枝二麻黄一汤	一两六铢
桂枝二越婢一汤	一两二铢
乌头桂枝汤	半两
防己黄芪汤	四片

1. 蠲饮止呕。"呕家本渴，渴者为欲解，今反不渴，心下有支饮故也，小半夏汤主之。"患饮病而呕吐者，应当出现口渴，这是由于饮邪从呕吐而去，阳气渐复的缘故，故云"渴者为欲解"。如果呕吐后未出现口渴，表明内有水饮停聚于膈间、胃脘等处。故宜蠲饮散结，降逆止呕，用小半夏汤主治。

2. 温胃散寒。"食谷欲呕，属阳明也，吴茱萸汤主之，得汤反剧者，属上焦也。""少阴病，吐利，手足逆冷，烦躁欲死者，吴茱萸汤主之。""干呕，吐涎沫，头痛者，吴茱萸汤主之。""其人内有久寒者，当归四逆汤加吴茱萸生姜汤。"吴茱萸汤治疗肝寒犯胃，重用生姜温胃散寒。

3. 调和营卫。"太阳中风，阳浮而阴弱，阳浮者，热自发；阴弱者，汗自出。啬啬恶寒，淅淅恶风，翕翕发热，鼻鸣干呕者，桂枝汤主之。"桂枝汤中除了桂枝、芍药有调和营卫之意，生姜、大枣通过调和脾胃起到间接调和营卫之功。

（四）目前中药学对干姜、生姜的认识

干姜味辛，性热，归脾、胃、心、肺经，温中散寒，回阳通脉，温肺化饮。除上述所治病证外，还可治疗脾肾阳虚水肿，《黄帝内经》病机十九条言"诸湿肿满，皆属于脾"，如实脾饮中干姜、生姜合用温散水湿。生姜味辛，性温，归肺、脾、胃经，可解表散寒，温中止呕，温肺止咳。

（五）药物鉴别

干姜炒至表面微黑、内呈棕黄色而成炮姜，味苦、辛，性温，具有温中散寒、温经止血功效，可用于中气虚寒的腹痛、腹泻和虚寒性出血。高良姜为姜科草本植物高良姜的根茎，味辛，性温，归脾、胃经，散寒止痛，理气和胃，治疗寒凝气滞胃痛，常配香附为良附丸。生姜皮有利水消肿功效，常用于方剂五皮饮。

（六）典型医案

1.刘渡舟医案：患者，男，50岁。刻下腰酸，两足酸痛，恶寒，行路则觉两腿发沉。切其脉沉缓无力；视其舌硕大，苔则白滑。沉为阴脉，属少阴阳气虚也；缓为湿脉，属太阴脾阳不振也。本证为《金匮要略》所述"肾着"之病，为疏，处方：茯苓 30g，白术 15g，干姜 14g，炙甘草 10g。此方服

至第12剂，则两足变热、恶寒与行路酸沉、疼痛之症皆愈。

按：本案腰痛腿沉怕冷，与"肾着病"相符。《金匮要略》说："肾着之病，其人身体重，腰中冷，如坐水中……腰以下冷痛，腹重如带五千钱，甘姜苓术汤主之。"本病病因为脾阳不运，寒湿痹着于腰部，病变部位并不在肾之本脏，而在肾之外腑。临床以腰以下寒冷疼痛为特点。所以在治疗上不必温肾以祛寒，而应燠土以胜水。本方重用干姜配甘草以温中散寒，茯苓配白术以健脾除湿。待脾健湿去寒解，经脉畅通，肾府不受寒湿所侵，则诸症自愈。（陈明，刘燕华，李方.刘渡舟验案精选.北京：学苑出版社，2006：145.）

2.岳美中医案：胡某，男性。患慢性胃炎，自觉心下有膨闷感，经年累月当饱食后嗳气，所谓"干噫食臭"；腹中常有走注之雷鸣声。体形瘦削，面少光泽。岳老认为是胃机能衰弱，食物停滞，腐败成气，增大容积，所谓"心下痞硬"；胃中停水不去，有时下走肠间，所谓"腹中雷鸣"。以上种种见症，都符合仲景生姜泻心汤证，因疏方予之：生姜12g，炙甘草9g，党参9g，干姜3g，黄芩9g，黄连3g（忌用大量），半夏9g，大枣4枚。以水8盅，煎至4盅，去渣再煎，取2盅，分两次温服。服1周后，所有症状基本消失，唯食欲不振，投以加味六君子汤，胃纳见佳。

按：生姜泻心汤，仲景主治"胃中不和，心下痞硬，干噫食臭，胁下有水气，腹中雷鸣，下利者"。重点在散水气之痞结，并补益中气，故以生姜为主药，辅以半夏宣泄胁下之水气。唯痞坚之处，必有伏阳，故用苦寒的黄芩、黄连，以降之清之，但湿浊久积之邪，又非苦降直泄所能尽祛，故必佐干姜之大辛大热以开发之。一苦一辛，一降一开，相反所以相成，在相互制约又相互促进的作用下，以成其和胃散痞之功。更用人参、大枣、甘草补益中州，振起衰弱的胃机能，以预防辛开苦泄药过当。尤其具有特点的是将此方药"去渣再煎"，以协调药味之手段，达到和解胃气之目的。这种煎服法，是仲景对和解剂独具匠心的创作，观大柴胡汤、小柴胡汤等和少阳剂，三泻心汤、旋覆代赭汤等和胃剂，都取"去渣再煎"之法。适应证：应用于慢性胃炎，消化不良，下利，胃酸过多症，胃扩张等之具有此证候者。（中国中医研究院.岳美中医案集.北京：人民卫生出版社，2005：43.）

吴茱萸

味辛，温。主温中下气，止痛，咳逆寒热，除湿血痹，逐风邪，开腠理。

（一）原文阐释

1. 温中下气、止痛。"温中"指温中散寒，可以治疗脾胃虚寒病证；"下气"指降逆平冲，可以治疗胃寒气逆出现的恶心呕吐等。《本经》中有下气之功的还有杏仁、半夏、竹叶、旋覆花、薏苡仁、铅丹。

2. 烦满咳逆。《灵枢·经脉》云："肺手太阴之脉，起于中焦，下络大肠，还循胃口，上膈属肺。"《难经》云："形寒饮冷者则伤肺。"脾胃虚寒，寒饮内停，上犯于肺可见烦满咳逆，吴茱萸有温中散寒的功效，所以可以治疗烦满咳嗽病证。

3. 逐湿血痹，逐风邪，开腠理。吴茱萸辛温散寒祛湿，有逐风邪、开腠理之功，可以治疗风寒湿痹。

（二）张仲景对吴茱萸的应用

《伤寒论》中含"吴茱萸"的方剂有当归四逆加吴茱萸生姜汤（二升）、吴茱萸汤（一升），《金匮要略》中含"吴茱萸"的方剂有吴茱萸汤（一升）、温经汤（三两）。

1. 肝胃虚寒，浊阴上逆。吴茱萸汤在《伤寒论》中出现4条，阳明病篇："食谷欲呕者，属阳明也，吴茱萸汤主之。得汤反剧者，属上焦也。"少阴病篇："少阴病，吐利，手足逆冷，烦躁欲死者，吴茱萸汤主之。"厥阴病篇："干呕，吐涎沫，头痛者，吴茱萸汤主之。""若其人内有久寒者，当归四逆加吴茱萸生姜汤。"《金匮要略》云："呕而胸满者，茱萸汤主之。"概括其主症为干呕或口吐涎沫，甚者呕吐、头痛、手足冷，究其病机为肝胃虚寒，浊阴上逆。可以按《本经》提出的吴茱萸具有温中止痛下气之功理解。

2.冲任虚寒所致妇科病证。代表方温经汤，治疗月经不调。《金匮要略》云："妇人年五十所，病下利数十日不止……温经汤主之。"方后注指出还可以治疗"妇人少腹寒，久不受胎；兼取崩中去血，或月水来过多，及至期不来"。

（三）目前中药学对吴茱萸的认识

吴茱萸味辛、苦，性热，有小毒，归肝、脾、胃、肾经。温中散寒、降逆止呕、助阳止泻。温中散寒可治疗脾胃虚寒所致脘腹冷痛、呕吐吐酸、寒疝腹痛。如吴茱萸汤合理中汤治疗脾胃虚寒脘腹冷痛；加荔枝核、橘核、小茴香等行气散寒散结药物，治疗寒疝腹痛；降逆止呕可用于治疗胃寒恶心呕吐；与补骨脂、肉豆蔻、五味子合用为四神丸，助阳止泻，治疗五更泻等。此外吴茱萸入肝经，可以散肝郁，如左金丸治疗肝郁化火病证。

吴茱萸外用，贴敷于涌泉穴可治疗口舌生疮、头晕头痛、月经不调。需要注意的是吴茱萸有小毒，常用量 1.5～6g。

（四）吴茱萸药物鉴别

吴茱萸、干姜都可温中散寒止痛，干姜守而不走，还可温肺化饮，如苓甘五味姜辛汤，治疗寒饮咳喘。吴茱萸入肝经，治疗寒疝腹痛。干姜在温中散寒之余还可温上焦之寒，

中
品

167

吴茱萸在温中散寒之余还可温下焦之寒。吴茱萸、黄连、生姜都可治疗恶心呕吐，吴茱萸主治肝寒犯胃之呕吐，如吴茱萸汤；黄连治疗湿热呕吐，如连苏饮；生姜主胃中有停饮呕吐，如小半夏汤。

（五）典型医案

1. 蒲辅周医案：田某，男，65岁，1965年1月9日初诊。胃脘疼痛已多年，经常发病。这次疼痛1个月余。痛甚时不欲食，冒清酸水，胃胀，左胁气窜至胃脘，以致心下堵塞难受，得矢气较舒。询其病因，常饮冷水，饮食不节，犯病往往因受凉或食生冷而引起。脉弦有力，舌苔白腻。属寒湿中阻，肝胃失调，治宜温散寒湿，调和肝胃。处方：炒苍术一钱半，厚朴一钱半，炙甘草八分，吴茱萸一钱，法半夏二钱，生姜二钱，茯苓二钱，服3剂。1剂两煎，共取400mL，分3次温服。

1月13日复诊：服1剂药后疼痛即止，第2剂药后胃脘舒适，欲食。脉转缓和，舌苔减。原方加麦芽二钱，再服。继汤药之后，以香砂平胃丸，每日两次，每次二钱，温开水送下，以资巩固。

按： 饮食不节，常饮冷水，最易导致寒湿中阻，肝胃失调，农村此种病证较多。温散寒湿，调和肝胃，乃为正治。本例选用平胃散复小半夏加茯苓，佐吴茱萸泄肝和胃，其效甚速。若兼有关节疼痛，选用五积散也是蒲老的多年临床经验。（中国中医研究院.蒲辅周医疗经验.北京：人民卫生出版社，1976：171-172.）

2. 朱进忠医案：高某，女，头痛如裂1个多月，前医以祛风散寒、养阴平肝、清热泻火等药而加剧。审之脉弦而紧，舌质暗而苔白，头痛甚于颠顶，时如火灼，或轻或重，严重时恶心呕吐，吐物为涎沫，甚或夹以食物，视物昏眩，足冷，口干不欲饮。综合脉证，诊为厥阴头痛，吴茱萸汤证。乃拟方：吴茱萸 15g，人参 10g，甘草 10g，生姜 10g，大枣 7 个。某医适在旁。问曰："头热如火，反与吴茱萸之大辛大热，岂不以火助火吗？余云："两脉弦紧，舌质暗苔白，此阴寒内盛之象。此虽头热如火，非为真火，乃为阴盛格阳之火，故应以吴茱萸汤之大辛大热，以破阴霾。"服药 2 剂，痛果大减，继进 4 剂，痛失而愈。（朱进忠 . 中医临证经验与方法 . 太原：山西科学技术出版社，2018：114.）

黄 芪

味甘，微温。主痈疽，久败疮，排脓止痛，大风癞疾，五痔，鼠瘘，补虚，小儿百病。

（一）原文阐释

1. 痈疽，久败疮，排脓止痛。"痈疽、久败疮"是指疮疡日久，或者久治不愈，形成的以疮疡脓成不溃，或者溃破久不收口为主要表现的病证，多见于年老和体质虚弱的疮疡患者。《神农本草经百种录》言其"主痈疽，久败疮，排脓止痛，除肌肉中之热毒"。可见黄芪可益气排脓止痛，如《外科正宗》透脓散，方歌：透脓散治毒成脓，芪归山甲皂刺芎，程氏更加银蒡芷，更能速奏溃破功。程钟龄在原方基础上加入金银花、牛蒡子、白芷加强清热解毒、祛风除湿之力；又如《太平圣惠方》神效托里散，由黄芪、当归、甘草、忍冬藤组成，同样治疗疮疡病证。

2. 大风癞疾。"大风"指黄芪具有益气祛风的作用。《金匮要略》云："侯氏黑散治大风，四肢烦重，心中恶寒不足者。"侯氏黑散中虽无黄芪，但其中有健脾益气药物人参、白术，说明健脾益气药物可益气固表，从而治疗风证。"癞疾"被视为风毒。《神农本草经百种录》提到黄芪"大风癞疾，去肌肉中之风毒"。

3. 五痔，鼠瘘。"五痔"指黄芪可治疗多种类型的痔疮，如《医林改错》黄芪防风汤治疗"脱肛，不论十年、八年，皆有奇效"，可加地榆、槐花增强疗效。"鼠瘘"指瘰疬，即西医学的淋巴结结核。

4.补虚。黄芪的命名即可体现，李时珍言："耆，长也。黄耆色黄，为补药之长，故名。"

5.小儿百病。小儿乃稚阴稚阳之体，体质虚弱，临床多用黄芪治疗小儿诸多病证。如保元汤。

（二）张仲景对黄芪的运用

《伤寒论》方剂无"黄芪"，《金匮要略》中含"黄芪"的方剂有7方。见表25。

表25　张仲景使用黄芪方剂

方　名	黄芪剂量
芪芍桂酒汤	五两
乌头汤，黄芪桂枝五物汤，防己茯苓汤	三两
桂枝加黄芪汤	二两
黄芪建中汤	一两半
防己黄芪汤	一两一分

1.益卫固表。代表方如治疗黄汗病的桂枝加黄芪汤、芪芍桂酒汤。

2.健脾补中。"虚劳里急，诸不足，黄芪建中汤主之。"于小建中汤中加黄芪一两半，正如《黄帝内经》所言"居中央，灌四旁"，加黄芪以加强健脾补中之功。

3.祛湿固表。代表如防己黄芪汤，"风湿，脉浮，身重，汗出，恶风者，防己黄芪汤主之"。临床可合用玉屏风散共奏祛湿固表、利水消肿之功。

4.益气通痹。代表方黄芪桂枝五物汤，其中黄芪三两以益气通痹。

中
品

171

（三）目前中药学对于黄芪的认识

黄芪味甘，性微温，归脾、肺经，《药鉴》言："黄芪味甘，气温，无毒。升也，阳也。其用有四：温分肉而实腠理，益元气而补三焦，内托阴证之疮疡，外固表虚之盗汗。"简明扼要地概括了黄芪的功效及主治。益卫固表代表方剂为玉屏风散，组成为黄芪、白术、防风。健脾补中代表方补中益气汤、升阳益胃汤、补脾胃泻阴火升阳汤、调中益气汤，均以黄芪为君药，补益中焦脾胃。升阳举陷代表方为补中益气汤，可用于脾虚气陷所致的脏器下垂、脱肛等。升宗气，张锡纯认为黄芪可补气又可升气，治疗胸中大气下陷，代表方升陷汤，由黄芪、知母、升麻、柴胡、桔梗组成，适用于临床表现为乏力、气短、头晕、心慌、动则加重、寸脉无力、口干者，可合用生脉散。益气生津，如治疗消渴病，如张锡纯《医学衷中参西录》中玉液汤，黄芪、山药、知母、葛根、鸡内金、天花粉、五味子，其中黄芪升元气以止渴；又如施今墨降糖药对：黄芪、生地黄、苍术、玄参、葛根、丹参。

黄芪有生黄芪与炙黄芪之分，生黄芪偏于走表，益卫固表效佳；炙黄芪偏于入里，更擅健脾补中。

（四）周平安教授芪银三两三

组成：生黄芪15g，金银花15g，当归15g，生甘草6g，柴胡15g，黄芩10g，青蒿15g，薄荷6g（后下），生地黄15g，淡豆豉10g，酒大黄6g。治法：益气养血，清热透邪。

方解：根据《黄帝内经》气火理论，以及内伤发热疾病虚实夹杂为主的病机特点，以芪银三两三为通治方。其中黄芪大补元气，且生用补气而避免其温燥助火，《本草备要》论赞其"生用固表，无汗能发，有汗能止，温分肉，肥腠理，泻阴火，解肌热"。《景岳全书》认为生黄芪"阳中微阴，生者微凉"。李东垣称其"益元气而补三焦，除燥热、肌热之圣药"。生黄芪、金银花等量或黄芪倍金银花同用，临床未见其助热益邪之弊，且在退热过程中，使患者正气更旺，有益于托毒外达。金银花甘寒，王士雄在《重庆堂随笔》中谈到其"清络中风火湿热，解温疫秽恶浊邪"。《温病条辨》中金银花用于卫气营血四期，解毒清热且可透邪。热病日久，不仅耗气，且易伤血，气虚血亏、气虚血瘀均很常见，黄芪、当归配伍，取当归补血汤之意，李东垣称此方治疗血虚发热，肌热面赤，渴欲饮，"证似白虎"，脉洪大而虚，黄芪、当归相配补气生血，令阳生阴长，气旺血生，血充气固，阴平阳秘，虚热自退，当归、金银花通利血脉，养血不留滞，活血而不致血液妄行。生甘草一方面佐黄芪益气，另一方面与金银花合为《医学心悟》之金银花甘草汤，能清热解毒，并调和诸药，令药力威而不猛，作用温和持久。针对虚实夹杂之病机，佐入柴胡、黄芩，取小柴胡汤之义，和解调畅少阳枢机。

对于兼夹之实邪，周平安教授强调在以主方治疗的同时，要巧妙选用佐使药，审时度势，常佐用清、透、泄三法，解决兼夹证，令邪有出路。其中"清"乃根据热在卫气营血，抑或深入脏腑经络，随其所得而清之；"透"者，即要透泄外出，周平安教授常取《肘后备急方》黑膏方中生地黄、淡豆豉为对药，清营不留邪，透邪不伤阴；至于湿热缠绵、舌苔垢腻，每以青蒿、薄荷佐金银花芳透湿热，醒脾祛湿。"泄"者，则遵仲景"舌上苔黄者，下之黄自去"之旨，每见腹满、便秘，即以小量酒大黄，通畅肠腑，令胃肠气机畅达，热势下泄。周平安教授还常用本方化裁治疗虚人外感。（焦扬，王玉光．疑难病证治心悟：周平安临床经验辑要．北京：人民卫生出版社，2009：96-97.）

（五）典型医案

1. 张锡纯医案：沧州程家林董氏女，年二十余，胸胁满闷，心中怔忡，动则自汗，其脉沉迟微弱，右部尤甚，为其脉迟，疑是心肺阳虚，询之不觉寒凉，知其为胸中大气下陷也。其家适有预购黄芪一包，俾用一两煎汤服之。其族兄捷亭在座，其人颇知医学，疑药不对证。愚曰："勿多疑，倘有差错，余职其咎。"服后，果诸病皆愈。捷亭疑而问曰："《本经》黄芪原主大风，有透表之力，生用则透表之力益大，与自汗证不宜，其性升而能补，有膨胀之力，与满闷证不宜，今单用生黄芪两许，而两证皆愈，并心中怔忡亦愈，其义何居？"答曰："黄芪诚有透表之力，气虚不能逐邪外出者，用于发表药中，即能得汗，若其阳强阴虚者，误用之则大汗如雨不可遏制。惟胸中大气下陷，致外卫之气无所统摄而自汗者，投以黄芪则其效如神，至于证兼满闷而亦用之者，确知其为大气下陷，呼吸不利而作闷，非气郁而作闷也。至于心与肺同悬胸中，皆大气之所包举，大气升则心有所依，故怔忡自止也。"董生闻之，欣喜异常曰："先生真我师也。"继加桔梗二钱，知母三钱，又服两剂以善其后。（张锡纯《医学衷中参西录·黄芪解》）

2. 胡希恕医案：患者，女，41 岁，以"肝硬变"来门诊求治。因其爱人是西医医师，检查详尽，诊断"肝硬变"已确信无疑。患者面色鳌黑，胸胁窜痛，肝脾肿大，腰胯痛重，行动困难，必有人扶持，苔白腻，脉沉细。黄疸指数、胆红素皆无异常，皮肤、巩膜无黄染。曾经多年服中西药无效，特来京求治。初因未注意黄汗，后见其衣领黄染，细问乃知其患病以来即不断汗出恶风，内衣每日更换，每日黄染。遂以调和营卫、益气固表以止汗祛黄为法，与桂枝加黄芪汤治之。处方：桂枝10g，白芍10g，炙甘草6g，生姜10g，大枣4g，生黄芪10g。嘱其温服之，并饮热稀粥，盖被取微汗。上药服3剂，汗出身痛减，服6剂汗止，能自己行走，继以转治肝病乃逐渐恢复健康，返回原籍。2年后特来告知仍如常人。

按：《灵枢·本脏》云："卫气者，所以温分肉，充皮肤，肥腠理，司开阖者也。"患者卫表不固，卫气司开阖的功能出现异常，故汗出恶风；脾主运化水谷水湿，脾虚湿困，湿性黏滞，留滞于四肢关节，故见身体疼重；结合舌苔白腻，脉沉细，证属表虚湿郁，营卫失调，投桂枝汤调和营卫，黄芪益卫固表，健脾祛湿，确为正治之法。（陈明.金匮名医验案精选.北京：学苑出版社，2002：406.）

五味子

味酸，温。主益气，咳逆上气，劳伤羸瘦，补不足，强阴，益男子精。

(一) 原文阐释

1. 主益气。五味子有补气作用，可以治疗气虚诸证。

2. 咳逆上气。以咳嗽、喘息为主要临床表现的病证，联系《金匮要略》治疗"咳而上气"小青龙加石膏汤、射干麻黄汤。在《本经》中同样主"咳逆上气"的中药有麻黄、桂枝、杏仁、细辛、干姜、半夏、紫菀、款冬花、石菖蒲、当归、射干、竹叶、乌头、芫花。

3. 劳伤羸瘦。《素问·举痛论》云："劳则气耗。"劳伤指过度劳累导致的内伤病证，羸瘦指人体虚弱消瘦。

4. 补不足，强阴。补虚养阴。

5. 益男子精。补肾益精，治疗男子肾虚遗精等病证。

(二) 张仲景对五味子的运用

《伤寒论》中含"五味子"的方剂有1方，《金匮要略》中含"五味子"的方剂有4方，去掉重复的方剂，共4方。见表26。

表26　张仲景使用五味子方剂

方　名	五味子剂量
小青龙汤，射干麻黄汤，厚朴麻黄汤，小青龙加石膏汤，真武汤（咳者加细辛、干姜、五味子），小柴胡汤（咳者去人参、大枣、生姜加干姜、五味子）	半升

方　名	五味子剂量
四逆散（咳者加五味子、干姜）	五分

可见张仲景运用五味子主要用来治疗"咳逆上气"，即咳喘病证，典型配伍为干姜、细辛、五味子，用来治疗寒饮咳喘，干姜、细辛温化寒饮，五味子收敛肺气，避免干姜、细辛等辛温之药耗伤肺气。正如邹润安云："《伤寒论》中，凡遇咳者，总加五味子、干姜，义甚深奥，经云'脾气散精，上归于肺'，是故咳虽肺病，而其源实主于脾，唯脾家所散上归之精不清，则肺家通调水道之令不肃，后人治咳但知润肺消痰，不知润肺则肺愈不清，消痰则转能伤脾，而痰之瘤于肺者究莫消也。干姜温脾肺，是治咳之来路，来路清则咳之源绝矣；五味使肺气下归于肾，是治咳之去路，去路清则气肃降矣。合两药而言，则为一开一阖，当开而阖是为关门逐盗；当阖而开则恐津液消亡，故小青龙汤及小柴胡汤、真武汤、四逆散之兼咳者皆用之，不嫌其表里无别也。"

（三）目前中药学对于五味子的认识

五味子味酸、甘，性温，归肺、心、肾经。

1.收敛固涩：收敛肺气治疗肺虚咳嗽，如《冯氏锦囊秘录》补肺汤，由人参、炙黄芪、五味子、紫菀、桑白皮、熟地黄组成。收敛心气，治疗心慌、气短、自汗，如生脉散。肺肾亏虚，肾不纳气，动则气喘，五味子敛肺益肾，方如麦味地黄丸。涩肠止泻，如《丹溪心法》五味子散，组成五味子、吴茱萸，治疗五更泻，即肾泻。此外五味子尚有固精缩尿，固精止带作用。

2.益气生津：暑伤气阴，方用生脉散益气生津，收敛元气；消渴病气阴两虚所致倦怠乏力，津伤口渴，方用玉液汤益气养阴生津。正如《药鉴》所言："五味子，味酸，性温，无毒。降也，阴也。其用有四：滋肾经不足之水，收肺气耗散之金，除烦热生津止渴，补虚劳益气强阴。"

3.补肾宁心：安神作用，如天王补心丹治疗心肾两虚、心神失养所致惊悸失眠。

（四）典型医案

1.祁振华医案：王某，男，10个月。会诊日期：1964年1月9日。患儿因高烧、咳嗽5天，喘憋口周青紫半天，诊为支气管肺炎，合并心力衰竭，于12月21日入院。经用合霉素、金霉素、土霉素、卡那霉素等，并用洋地黄毒苷、输血及肾上腺素治疗，病情一度好转，24—28日体温正常，29日又复发热40.6℃，体温波动，时高时低，1月9日病情转危重。现症：体温39.6℃，精神萎靡，面色苍白不泽，喘促发憋，腹胀高于胸部，用肛管排气不解。舌苔黑褐而润，舌质淡，脉细数无力。查体：两肺均有中小水泡音，右肺上方管状呼吸音，心音钝，心率164次/分。腹胀叩为鼓音。辨证：温邪恋肺日久，气阴俱损，以致肺元不固，脱证已现。治法：益气养阴，敛纳固脱为治。方药：党参12g，天冬4.5g，五味子3g，麻黄0.9g，杏仁3g，诃子肉1.5g，杭芍6g，龟甲9g。另：安宫牛黄散0.6g，分两次服。治疗经过：服药翌日体温递降至37.3℃，精神好转，喘渐平，腹胀减轻，再予上方去安宫黄散2剂。1月13日，患儿病情基本好转，体温已正常3天。不喘，呼吸均匀，精神饮食均佳，唯大便稀，面色黄，舌质淡，脉象和缓。听诊：两肺偶闻啰音，前症已减大半，再予健脾益阴之味以善后。

按：本例体质娇弱，感受温邪，留恋不解。高热波动二十余天之久，病邪时起时伏，正气耗损，气阴俱伤，肺气不固，脱证初现，急以补中益气以固肺元，方用生脉散加诃子肉敛纳固脱，其恋肺之邪未全解，故并用麻黄、杏仁、安宫牛黄散清热宣肺，以龟甲滋补元阴，白芍和血。全方用补泻兼施之法而获效。（编委会.北京市老中医医案选编.北京：北京出版社，1980：432-433.）

2.祝伯权医案：李某，男，15岁，学生。尿床已有数年之久，体质尚好，胃纳佳，大便正常，曾用针灸多次无效，乃要求服中药治疗。查无明显症状，舌苔不明显，切双尺脉细弱。证属肾气虚乏、阳气不足之遗尿，故用补肾固涩益气之品治之。方药：益智仁12g，五味子4g，桑螵蛸15g，乌药12g，芡实10g，黄芪6g，黑芝麻10g，党参6g，炙甘草6g，泽泻10g，生白术10g。服药6剂后，尿床次数减少，继服6剂后，尿床现象偶发，舌苔少，双尺脉较前有力。服15剂后，尿床证痊愈，苔少，脉缓有力，追访数年未犯。

按：方用益智仁、芡实、黑芝麻补肾固精；五味子、桑螵蛸敛肺缩尿；乌药温化膀胱止遗；党参、黄芪、生白术、炙甘草益气和中；泽泻宣泄肾浊。（编委会.北京市老中医医案选编.北京：北京出版社，1980：275-276.）

百　合

味甘，平。主邪气腹胀，心痛，利大小便，补中益气。

（一）原文阐释

1.邪气腹胀，心痛。百合"主邪气、心痛"，百合入手太阴肺经，手太阴肺经走行是"肺手太阴之脉，起于中焦，下络大肠，还循胃口"，结合肺主宣发肃降的生理功能，百合有降逆气的功能，所以能治疗气机上逆所致腹胀、心痛等相应的病证。

2.利大小便，补中益气。对于百合"利大小便"的理解，其与大黄、芒硝通大便，茯苓、猪苓利小便的作用还是有很大的区别。百合入肺经，在水液代谢方面，中医认为肺为水之上源，膀胱为水之下源，肺与大肠相表里，通过治疗肺系病证可以间接起到通大便、利小便的作用。现代药理研究发现百合含有一定量的秋水仙碱，秋水仙碱可以治疗痛风性关节炎急性发作，其不良反应可表现为腹泻，从这个角度也可以理解百合具有利大便的作用。此外百合味甘，性平，能补中益气。

（二）张仲景对百合的运用

表27　张仲景使用百合方剂

方　名	百合剂量
百合地黄汤，百合鸡子汤，百合知母汤，滑石代赭汤	七枚
百合洗	一升
百合滑石散	一两

《伤寒论》中虽未提到百合，但在《金匮要略》中有专篇论述百合，主要用来治疗百合病，共有 6 个方剂。见表 27。"百合病者，百脉一宗，悉致其病也。意欲食，复不能食，常嘿嘿，欲卧不能卧，欲行不能行，饮食或有美时，或有不用闻食臭时，如寒无寒，如热无热，口苦，小便赤，诸药不能治，得药则剧吐利，如有神灵者，身形如和，其脉微数。"临床表现为想躺躺不下，想吃吃不下，忽冷忽热，属于西医神经官能症、抑郁焦虑的范畴。文中以百合命名百合病，可见百合是治疗百合病的主药。"百脉一宗，悉致其病"，心主血脉，心主神志，肺朝百脉，肺藏魄，均与神志有关，故心肺有病，百脉受累，神志失常。关于百合的方药，如百合地黄汤、百合知母汤、百合鸡子汤、滑石代赭汤等，可见临床百合病不容易识别，容易误诊，误用汗法、下法、吐法，出现诸多变证。百合病正方用百合地黄汤，原文讲到"百合病，不经发汗、吐、下，病形如初者"，用百合地黄汤治疗。

（三）目前中药学对于百合的认识

百合味甘，性微寒，归肺、心、胃经，有养阴润肺、清心安神的功效。百合甘寒，入肺经，故能养阴润肺，对于肺肾阴虚的咳嗽，常用百合固金汤和养阴清肺汤，两方均具有滋阴润肺、清降虚火之功效。不同处在于养阴清肺汤由生地黄、麦冬、生甘草、玄参、贝母、牡丹皮、薄荷、白芍组成，重在滋阴清热而解毒利咽，兼以清散祛邪，用于肺肾阴虚，复感疫毒，津液被灼，热毒熏蒸于上之白喉证；或肺痨、喉痹诸证。而百合固金汤由百合、熟地黄、生地黄、当归、白芍、桔梗、玄参、川贝母、麦冬、甘草组成，以润肺止咳为主，兼以凉血止血，宣肺化痰，用于肺肾阴亏、虚火上炎证，表现为咳嗽气喘，痰中带血，咽喉燥痛，头晕目眩，午后潮热，舌红少苔，脉细数。清心安神常用方剂如百合地黄汤，与丹栀逍遥散、柴胡疏肝散、半夏厚朴汤合用治疗郁证。百合补中益气的方剂有百合乌药散。

（四）名医名方

1. 焦树德教授三合汤、四合汤

焦树德教授的三合汤、四合汤广泛应用于消化系统病证。三合汤是百合乌药散、良附丸、丹参饮合方，良附丸（高良姜、香附）治疗胃寒气滞，百合乌药散能补中益气、降逆气，丹参饮（丹参、砂仁、檀香）活血化瘀。焦树德教授认为慢性胃病后期出现怕冷又怕热，喜温喜按，但又拒按等表现，根据"按之喜按为虚，拒按为实"，按着疼痛为实证，按着舒服为虚证，慢性胃炎的表现是轻按舒服，重按又疼痛，有时候既有寒的表现，又有热的表现，此时用三合汤。如果出现刺痛，可加失笑散（五灵脂、蒲黄）。兼有胃胀，可合用香苏散和胃通降，董建华院士较为推崇，现代的胃舒颗粒即由香苏散化裁而成，如出现打嗝、气逆的表现，可加用旋覆代赭汤。

2. 赵进喜教授百合丹参饮

组成：百合 25g，乌药 9g，丹参 25g，砂仁 3g（后下），白芍 25g，炒白术 12g，茯苓 12g，枳壳 9g，陈皮 9g，厚朴 9g，鸡内金 12g，炙甘草 6g。

功用：和胃益脾，行气活血。主治：慢性胃炎、消化性溃疡等见胃痛者，除外消化道出血、胃穿孔等外科病证。本方应用广泛，可随症加减，包括胃阴亏虚、胃气虚寒等多种类型胃痛，症见胃脘胀痛，拒按或喜按，纳呆食少，大便干稀不调，小便可，舌质暗红，苔白，或少苔，脉沉或脉细。

用法：水煎400mL，每日1剂，早晚分服。

方解：慢性胃炎、消化性溃疡引起的胃痛，病程较长，大多虚实夹杂，阴阳俱损，故本方以调和脾胃、燮理阴阳为大法，临床以百合丹参饮随症加减，可取良效。百合味甘，气平，性润，《本经》谓其可"补中益气"，乌药，行气止痛，温肾散寒，《本草备要》谓其"辛温香窜。上入脾肺，下通肾经。能疏胸腹邪逆之气，一切病之属气者皆可治"。二药合用为百合乌药散，行气而无耗气伤阴之弊。丹参、砂仁并用取法于善治"心胃诸痛"的丹参饮，丹参补血活血，功同四物，砂仁开胃理气，增进食欲。加茯苓、炒白术健脾益气，枳壳、陈皮、厚朴理气和胃，鸡内金消食和胃，以助脾胃运化，白芍、甘草酸甘化阴，缓急止痛。诸药并用，共奏健脾和胃，行气活血之功。加减运用：胃寒气实，遇寒胃痛加重者，加用高良姜10g，香附12g；舌苔黄腻，胃脘按之疼痛者，加黄连10g，瓜蒌18g，法半夏12g；反酸烧心者，加黄连10g，吴茱萸3g，煅瓦楞30g，海螵蛸30g；恶心、呕吐者，加姜半夏12g，旋覆花10g（包煎），代赭石30g（先煎）；口干、口苦，大便干者，加柴胡12g，黄芩9g，熟大黄9g。[申子龙.百合丹参饮.中国中医药报，2015-1-21（4）.]

（五）典型医案

1.焦树德医案：张某，女，49岁，歌舞团演员，1985年10月18日初诊。胃痛已五六年，近半年来病情加重。渐渐消瘦，面色萎暗，舌苔根部较白，胃部疼痛喜按，得热减轻，脘部发堵，腹部发胀，精神不振，全身乏力，食欲不振，二便尚调，右手脉象细弦，左手脉沉细。于10月4日在某医院做胃镜检查，诊断为多发性溃疡，欲收住院治疗，但因目前无空床，在等空床的时间内，来找焦老诊治。根据其疼痛已久，久病入血，并见痛处固定，腹胀脘堵，右脉细弦，诊为气滞血瘀证的胃脘痛。再据其喜按喜暖，知兼有虚寒。治法采用温胃调肝、行气活瘀之法，以四合汤加味。处方如下：高良姜10g，香附10g，百合30g，乌药10g，丹参30g，檀香6g（后下），砂仁5g，吴茱萸6g，生蒲黄9g，五灵脂9g，茯苓15g，木香6g。水煎服，14剂。

11月5日二诊：进上药后，胃已不痛，精神好转，右手之脉已不细，弦意亦退。仍感胃部发堵，但已不发胀。再守上方，稍事变动，乌药改为12g，檀香改为8g，砂仁改为6g，五灵脂改为10g，加桂枝9g，苏梗10g，14剂，嘱效可继服。

11月20日三诊：近日因生气，又有胃痛，但较以前轻。改檀香为9g，桂枝为6g，加白芍12g，7剂。

11月28日住入某医院，自觉症状已消失，停中药，等待胃镜复查。12月5日，胃镜检查报告10月4日所见之溃疡已经愈合，不必再治疗。于12月7日出院。

按：良附丸、百合汤、丹参饮、失笑散均为治疗胃脘痛的古方，但每方又各有特长，把这3个或4个药方合为一方，共治其所长为一炉，并互纠其短，发挥它们治疗胃脘痛的共济作用，在临床上常常出现令人难以想象的奇效。三合汤、四合汤确是治疗胃脘痛非常有效的经验方，焦老应用几十年，愈人无算，谨供同道们参考选用。（焦树德.方剂心得十讲．北京：人民卫生出版社，2004：321-322.）

2.孟澍江医案：施某，女，38岁。1995年3月6日初诊。患者素性肝木偏旺，情志不舒，气机郁滞。郁久则生痰，每感胸闷，常欲叹息，饮食减少。近日来不时作嗳，夜寐不宁，噩梦纷纭，精神恍惚，脉弦，苔薄腻。证属情志所伤，肝气郁滞，痰气交阻，心神失安。治以理气化痰解郁为主，佐以安神宁志，拟四逆散合百合知母汤加减。处方：柴胡6g，枳实6g，白芍10g，甘草5g，川百合20g，知母10g，黄郁金6g，青皮6g，煅赭石15g（先煎）。3剂。

二诊：服药后，症情无大进出，终日精神抑郁，神志恍惚，沉默少语，胸闷而时有烦乱感，时时嗳气，不思饮食，甚至恶心欲吐，月经已愆期两月余，苔薄黄，舌质较红，脉弦滑。观此证，脉弦主肝郁，滑主多痰。上方与证尚合，无须大改，仍予解郁化痰之法。但细析其症，有心烦、舌红，提示内有郁热，故仍守四逆散合左金丸加减。处方：柴胡6g，枳实6g，白芍10g，甘草4g，吴茱萸2g，川连3g，川楝子10g，法半夏10g，黄芩6g，姜竹茹10g。7剂。

三诊：药后肝气郁结诸症似有减轻，但时觉头痛，头部时有烘热感，性情与前亦有不同，时时烦躁易怒，并有嘈杂吞酸，大便秘结，苔黄舌红，脉弦而数。综观此证，显然有气郁化火之象。治法当以清肝泄热为主，方用四逆散合黄连温胆汤加减。处方：柴胡6g，枳实6g，赤芍、白芍各10g，碧玉散15g（包煎），川连3g，牡丹皮9g，山栀6g，法半夏9g，姜竹茹10g，更衣丸6g（另吞）。7剂。

四诊：服前方后，大便畅通，热从下泄，火热之象大减，情绪渐趋安定，时有言笑，心神仍不安宁，睡眠欠实，舌质偏红，苔少。此乃心营亏损，血不养心，予甘麦大枣汤合百合地黄汤加味以善其后。处方：甘草 5g，浮小麦 30g，酸枣仁 15g，生地黄 15g，百合 20g，紫贝齿 20g，大枣 7 枚。20 剂。

五诊：前用养心安神之剂，颇合病机，诸症大减，已基本恢复正常。嘱再服原方 20 剂以巩固疗效。3 个月后随访病已痊愈。

按：郁证包括的范围很广。如郑守谦说："郁非一病之专名，乃百病之所由起也。"朱丹溪亦有"六郁"之说。在临床上所见多以气郁为主。本病大多数属于西医学中所说的神经官能症、忧郁症、更年期综合征等，尤以妇女多见。本病起于情志抑郁，气机郁滞，故予四逆散调畅气机，化痰解郁，佐以百合知母汤平补其虚，安神宁志。二诊时，前述诸症未见明显消退，可见肝逆犯胃之象如呕恶、心烦不眠等。"胃不和则卧不安"，故仍守原方加左金丸辛开苦降。三诊时，中焦气郁征象稍减，但肝郁化火见症更为明显，故重用苦泄之法，原方合温胆汤主之。此时的便秘并非阳明腑实，只是因肠热气滞而致传导失司，大便难以自解。对该证之治不能用芒硝、大黄之攻逐，而仅参以更衣丸，取其润燥解结而通便。及至四诊，因用清泄内在郁热之法，诸症均趋好转。但因病久，仍有肝郁神思不定，睡眠不甚安稳的症状。《素问·藏气法时论》明示"肝苦急，急食甘以缓之"，所以投以甘麦大枣汤合百合地黄汤，再加酸枣仁、紫贝齿等，共奏滋补、柔肝、缓急、宁心、安神之功。服后症情日见好转，终于得到痊愈。（邱德文，沙凤桐，熊兴平.中国名老中医药专家学术经验集第四卷.贵阳：贵州科技出版社，1997：525-526.）

栝 楼

味苦，寒，无毒，主消渴，身热，烦满，大热，补虚安中，续绝伤。

（一）原文阐释

1. 消渴。苦寒泻火，善治渴饮，《素问·奇病论》云："帝曰：有病口甘者，病名为何？何以得之？岐伯曰：此五气之溢也，名曰脾瘅。夫五味入口，藏于胃，脾为之行其精气，津液在脾，故令人口甘也，此肥美之所发也，此人必数食甘美多而肥也。肥者令人内热，甘者令人中满，故其气上溢，转为消渴。治之以兰，除陈气也。"可见消渴由脾瘅发展而来，主要病因为"此人必数食甘美多，而肥也"，病机为"肥者，令人内热，甘者令人中满"。

2. 身热，烦满，大热。《素问·阴阳应象大论》云："阳胜则身热，腠理闭，喘粗为之俯仰，汗不出而热，齿干以烦冤，腹满死，能冬不能夏。"可见这些都是阳明热盛表现。

3. 补虚安中，续绝伤。《本经逢原》云："以其有清胃祛热之功，火去则中气安，津液复则血气和，而绝伤续矣。"可见瓜蒌补虚安中作用，实为祛邪以扶正。

本草专家祝之友教授指出，《本经》所载栝楼，应是包括现今的天花粉（栝楼根）和全瓜蒌（瓜蒌皮、瓜蒌子）。"经文"所载性味和主治病证，应是天花粉和瓜蒌的性味和临床效用，这在张仲景《伤寒杂病论》中均有体现。《名医别录》云："栝楼根，主除肠胃中痼热……唇干口燥……实，名黄瓜，治胸痹。"可见晋代陶弘景已经将栝楼的根和果实区别开来。

（二）张仲景对于栝楼根的运用

张仲景运用栝楼根的方剂有瓜蒌桂枝汤（二两）、瓜蒌瞿麦丸（二两）、瓜蒌牡蛎散、柴胡桂枝干姜汤（四两）等，此外还在小青龙汤、小柴胡汤加减中可以见到。其主要用于：津液不足，津伤口渴，如小青龙汤证，若渴，去半夏，加栝楼根三两；小柴胡汤证，若渴，去半夏加人参，合前成四两半，栝楼根四两；柴胡桂枝干姜汤治疗"渴而不呕"，方中栝楼根清热生津；柴胡去半夏加栝楼根汤治疗"疟疾发渴"；瓜蒌牡蛎散治疗"百合病，渴不差者"，用栝楼根、牡蛎各等份，上为细末，饮服方寸匕，日三服。可见张仲景使用栝楼根主要用于治疗口渴津伤。

（三）张仲景对于瓜蒌的运用

张仲景运用瓜蒌的方剂有瓜蒌薤白白酒汤、瓜蒌薤白半夏汤、枳实薤白桂枝汤、小陷胸汤，均为1枚，其中前三方出自《金匮要略》，最后一方出自《伤寒论》。

1. 胸痹。"胸痹之病，喘息咳唾，胸背痛，短气，寸口脉沉而迟，关上小紧数，栝楼薤白白酒汤主之。""胸痹不得卧，心痛彻背者，栝楼薤白半夏汤主之。""胸痹心中痞，留气结在胸，胸满，胁下逆抢心，枳实薤白桂枝汤主之。人参汤亦主之。"三方用的都是瓜蒌实1枚，治疗胸痹心痛，意在宣痹通阳。

2. 小结胸病。"小结胸病，正在心下，按之则痛，脉浮滑者，小陷胸汤主之。"虽名小结胸病，病位在心下，即胃脘部，病机为痰热互结，但用瓜蒌实大者1枚清热化痰。本方证要重视切诊的应用，同时患者可表现为舌苔黄腻。清代吴鞠通将其灵活加减，如小陷胸汤加枳实治疗"阳明暑温，水结在胸"，承气合小陷胸汤治疗"温病三焦俱急"，如《温病条辨》云："脉洪滑，面赤身热头晕，不恶寒，但恶热，舌上黄滑苔，渴欲凉饮，饮不解渴，得水则呕，按之胸下痛，小便短，大便闭者，阳明暑温，水结在胸也，小陷胸汤加枳实主之。""温病三焦俱急，大热大渴，舌燥。脉不浮而燥甚，舌色金黄，痰涎壅甚，不可单行承气者，承气合小陷胸汤主之。"

（四）目前中药学对栝楼根（天花粉）的认识

栝楼根味甘、微苦，性微寒，归肺、胃经。其一，清热生津。治疗热病津伤口渴，消渴病，如《医学衷中参西录》玉液汤；治疗肺燥咳嗽，如《医学心悟》贝母瓜蒌散。其二，消肿排脓。治疗痈肿疮疡，如《校注妇人良方》仙方活命饮。

（五）目前中药学对瓜蒌的认识

瓜蒌味甘、微苦，性寒，归肺、胃、大肠经。其一，清热化痰，常用方清金化痰汤，治疗痰热咳嗽，也常与麻杏石甘汤合用，称之为"麻杏蒌石汤"，药物如麻黄、苦杏仁、生石膏、瓜蒌、黄芩、半夏、鱼腥草。其二，宽胸散结，常用方瓜蒌薤白白酒汤类方，治疗胸痹心痛。其三，润肠通便，治疗肺热肠燥便秘正为合适，既能清热化痰，又可润肠通便。

中
品

(六) 栝楼的分类及注意事项

1. 栝楼分瓜蒌皮、瓜蒌子、全瓜蒌、天花粉 4 种。瓜蒌皮主要用于清肺化痰、利气宽胸，多用于肺热咳嗽及胸痹、结胸、胸膈满闷作痛；瓜蒌仁是栝楼的种子，能润肺化痰、润肠通便，多用于燥热咳嗽、肠燥便秘；全瓜蒌能够清热化痰、宽胸散结、润肠通便；天花粉为栝楼根入药用，所以善于清热生津、清肺润燥、消肿排脓，主要用于热病的伤津口干、烦渴。

2. 瓜蒌性苦寒，孕妇、脾胃虚寒者慎用。天花粉可导致妊娠流产，故孕妇禁用。

(七) 典型医案

1. 刘渡舟医案：陈某，男，56 岁。患病为肌肉萎缩，反映在后背与项下之肌肉，明显塌陷不充。尤为怪者，汗出口渴，肩背作痛，两臂与手只能紧贴两胁，不能张开，亦不能抬举，如果强行手臂内外活动，则筋骨疼痛难忍。切其脉弦细，视其舌质红，舌苔薄。刘老辨脉细、舌红、口渴为阴伤津少之象；肩背作痛、肌肉萎缩、筋脉拘急不能伸开为太阳经脉感受风邪，日久不解，风阳化热伤及阴血所致。《金匮要略》云："太阳病，其证备，身体强几几然，脉反沉迟，此为痉，栝楼桂枝汤主之。"桂枝 15g，白芍 15g，生姜 10g，炙甘草 10g，大枣 12 枚，栝楼根 30g。连服 10 余剂，诸症皆愈，肩背肌肉充盈，病家讶以为神。

按：本方栝楼根剂量重用至 30g，取其润燥解渴，大滋肺胃之阴，一制桂枝之温，一治津液之约。仲景治口渴，惯用栝楼根而不用他药，以栝楼根甘酸而润，化阴生津止渴，则为其所专也。（刘渡舟，陈明等．刘渡舟临证验案精选．北京：学苑出版社，1996：141-142．）

2.熊继柏医案：胡某，男，51岁，湖南长沙市工人，2005年11月6日初诊。诉胸闷，胸痛，心悸5天，伴口苦，眩晕，呕逆，动则气短，纳差，大便结。有冠心病、高血压病史8年。诊见舌淡紫，苔黄厚腻，脉滑数。辨证：痰热兼瘀，痹阻心脉。治法：清热化痰，化瘀通脉。主方：十味温胆汤和小陷胸汤、颠倒散。炒瓜蒌10g，黄连5g，清半夏15g，陈皮10g，紫石10g，茯苓10g，竹茹10g，炙甘草10g，炙远志10g，炒酸枣仁15g，郁金20g，广木香6g，丹参20g，天麻20g。10剂，水煎服。

2005年11月16日二诊：诉服药后上症显减。诊见舌淡紫，苔转薄黄腻，脉滑数。继用上方10剂。

2005年11月27日三诊：诉胸闷、胸痛、心悸、眩晕基本消失，无口苦、呕逆，食纳增加，二便正常。诊见舌淡紫，苔薄白，脉滑。继用十味温胆汤巩固疗效。西洋参片10g，法半夏10g，陈皮10g，枳实10g，茯苓10g，竹茹10g，炙甘草10g，炙远志10g，炒酸枣仁15g，丹参20g。10剂，水煎服。

按：胸痹多为本虚标实之证，本案虽以心气不足为本，但以痰热瘀血互结、痹阻心脉之标实为急。故选补心气、化痰浊之十味温胆汤合清热化痰之小陷胸汤，再合行气活血止痛之颠倒散，标本兼施，取效甚佳。（熊继柏学术思想与临证经验研究小组整理．一名真正的名中医－熊继柏临证医案实录．北京：中国中医药出版社，2009：28-29．）

中品

猪　苓

味甘，平。主痎疟，解毒，蛊疰不祥，利水道。

（一）原文阐释

1.痎疟。两日一发的疟疾，《素问·四气调神大论》曰："夏三月，此谓蕃秀，天地气交，万物华实，夜卧早起，无厌于日，使志无怒，使华英成秀，使气得泄，若所爱在外，此夏气之应，养长之道也。逆之则伤心，秋为痎疟。"

2.解毒。本草专家祝之友教授认为其应理解为解水毒。

3.蛊疰不祥。蛊疰为中医病名，《本草崇原》云："解毒蛊疰不详者，苓禀枫树之精华，结于中土，得土气则解毒，禀精华则解蛊疰不祥也。"

4.利水道。即利小便，可以治疗小便不利。

（二）张仲景对猪苓的运用

《伤寒论》中含"猪苓"的方剂有2方，《金匮要略》中含"猪苓"的方剂有4方，去掉重复的方剂，共4方。见表28。

表28　张仲景使用猪苓方剂

方　名	猪苓剂量
猪苓汤	一两
五苓散	十八铢
猪苓散	1/3方寸匕
茵陈五苓散	见原文

张仲景对猪苓的运用主要体现在五苓散和猪苓汤中，二者均可以见到"脉浮，发热消渴，小便不利"，二者病机不同，五苓散证病机为水停三焦，气化失司，故在上可以表现为"癫眩""消渴"，在中可以表现为"心下痞满""水逆"，在下可表现为"小便不利，少腹满"，治法为利水化饮，调理三焦气化；猪苓汤证病机为阴虚有热兼有水饮，故舌象可见舌红、少苔，症状可有小便不利、下肢水肿，治法为滋阴清热利水，二方用猪苓用意均为"利水道"。此外，尚有猪苓散，《金匮要略》云："呕吐而病在膈上，后思水者，解，急与之。思水者，猪苓散主之。"临床常予猪苓散合用小半夏加茯苓汤治疗蓄饮呕吐。

（三）目前中药学对于猪苓的认识

猪苓味甘、淡，性平，归肾、膀胱经。利水消肿，渗湿，常用于治疗水肿、小便不利、泄泻，如《丹溪心法》胃苓汤为平胃散合五苓散而成，主治"夏秋之间，脾胃伤冷，水谷不分，泄泻不止"。《医宗金鉴》四苓散，即五苓散去桂枝而成，治疗"水泻，小便不利"。猪苓需与茯苓相鉴别，二者均可利水，但茯苓尚可健脾宁心，而猪苓并无补益之功，正如《本草纲目》云："猪苓淡渗，气升而又能降，故能开腠理，利小便，与茯苓同功。但入补药不如茯苓也。"需要注意的是对于津伤液耗所出现的口渴、小便不利，不能用猪苓等利水之药，以防更伤津液，《伤寒论》云："阳明病，汗出多而渴者，不可与猪苓汤。"吴鞠通在《温病条辨》中也指出："温病小便不利者，淡渗不可与也，忌五苓、八正辈。"

（四）典型医案

1.岳美中医案：高某，女性。患慢性肾盂肾炎，因体质较弱，抗病机能减退，长期反复发作，经久治不愈。发作时有高热、腰酸、腰痛、食欲不振、尿意窘迫、排尿少，有不快与疼痛感。尿常规：混有脓球，上皮细胞，红、白细胞等。尿培养：大肠杆菌。中医诊断：淋病。此为湿热及下焦，治宜清利下焦湿热，选张仲景《伤寒论》猪苓汤。猪苓 12g，茯苓 12g，滑石 12g，泽泻 18g，阿胶 9g（烊化兑服）。水煎服 6 剂后，诸症即消失。

按：猪苓汤能疏泄湿浊之气，而不留其瘀滞，亦可滋润其真阴而不虑其枯燥，与五苓散同为利水之剂。五苓散用白术、桂枝暖肾以行水，猪苓汤用滑石、阿胶以滋阴利水。日本医生更具体指出治淋病脓血，加车前子、大黄，更治尿血之重症。从脏器分之，五苓散病在肾，虽小便不利，而少腹不满，绝不见脓血；猪苓汤证，病在膀胱尿道，其少腹必满，又多带脓血。（陈可冀等.岳美中医学文集.北京：中国中医药出版社，2000：247-248.）

2.胡希恕医案：某患者，女，50 岁。患者腹痛，经北京协和医院 X 片诊断为输尿管结石，初诊：予猪苓汤加金钱草。二诊：服药后效不显。细审病情：心悸、头晕、心下堵不适，悟为上冲之象，与猪苓汤方证的口渴、小便不利有异。改予五苓散加金钱草：茯苓三钱，猪苓三钱，泽泻三钱，桂枝二钱，苍术三钱，薏苡仁六钱，金钱草一两。服上药两剂后排出长形结石 1 块，再去北京协和医院复诊结石消失。

按：小便艰涩疼痛，泌尿系感染以致石淋，也就是结石，这些都属于淋证的范畴。对于结石的治疗也不外乎利小便，猪苓汤是，五苓散也是。若是疼得厉害，加大量生薏苡仁。所以胡老常加生薏苡仁、大黄治结石病。五苓散加生薏苡仁、大黄，猪苓汤加生薏苡仁、大黄，都好使。如果渴重偏于热、用猪苓汤；脉浮、有些偏于表证，就用五苓散。（段治钧，冯世纶，廖立行.胡希恕医论医案集粹.北京：中国中医药出版社，2018：123-124.）

芍 药

味苦，平。主邪气腹痛，除血痹，破坚积，寒热疝瘕，止痛，利小便，益气。

（一）原文阐释

1. 主邪气腹痛。《素问·通评虚实论》云："邪气盛则实，精气夺则虚。"芍药可以缓急止痛，祛除邪气，治疗邪气腹痛。《伤寒论》小柴胡汤证加减中，若腹中痛者，去黄芩，加芍药；通脉四逆汤证加减中，若腹中痛者，去葱白，加芍药，都指出芍药具有缓急止痛的功效。药理研究发现芍药苷可以缓解胃肠道平滑肌痉挛。

2. 除血痹。血痹病见于《金匮要略》："问曰：血痹病从何得之？师曰：夫尊荣人，骨弱肌肤盛，重因疲劳汗出，卧不时动摇，加被微风，遂得之。但以脉自微涩，在寸口、关上小紧，宜针引阳气，令脉和，紧去则愈。"指出血痹的病因病机在于素体正气不足，感受风邪，痹阻于肌肤，气血不能濡养，进而出现"身体不仁，如风痹状"，正如《素问·逆调论》云："荣气虚则不仁，卫气虚则不用，荣卫俱虚，则不仁且不用。"其脉象特点在于"阴阳俱微，寸口关上微，尺中小紧"，主方予黄芪桂枝五物汤治疗，组成黄芪三两，芍药三两，桂枝三两，生姜六两，大枣十二枚组成。方中芍药养血和营，活血通脉。

3. 破坚积，寒热疝瘕。"坚积""疝瘕"均指体内痰瘀互结所成癥瘕积块，如桂枝茯苓丸主治"妇人素有癥病"，临床治疗子宫肌瘤、卵巢囊肿等多有良效。王清任《医林改错》膈下逐瘀汤、少腹逐瘀汤方中均有芍药，分别主治膈下、少腹之瘀血肿块等。

4. 止痛。芍药止痛功效主要体现在三方面：第一方面，缓急止痛，特别是与甘草合用，即芍药甘草汤，广泛应用于多种疼痛病证；第二方面，活血止痛，芍药特别是赤芍具有活血化瘀功效，痛证的机理之一在于"不通则痛"；第三方面，养阴柔肝止痛，主要指白芍，张炳厚教授临床治疗肝阳上亢头痛常用孟河医派费伯雄的滋生青阳汤加减，效果显著。滋生青阳汤组成：熟地黄、生地黄、麦冬、芍药、牡丹皮、竹茹、石决明、天麻、钩藤、决明子、菊花。

5. 利小便。如真武汤治疗小便不利，方中就有芍药。清代张锡纯称芍药为"阴虚有热、小便不利者之要药"。

（二）张仲景对芍药的运用

《伤寒论》中含"芍药"的方剂有33方，《金匮要略》中含"芍药"的方剂有36方，去掉重复的方剂，共56方。见表29。

表29　张仲景使用芍药方剂

方　名	芍药剂量
当归芍药散，当归散	一斤
麻子仁丸	半斤
小建中汤，桂枝加芍药汤，桂枝加大黄汤，黄芪建中汤	六两
芍药甘草汤，新加汤，芎归胶艾汤，大黄䗪虫丸	四两

方　名	芍药剂量
桂枝汤，桂枝加厚朴杏子汤，桂枝加附子汤，桂枝去桂加茯苓白术汤，小柴胡汤，小青龙汤，芍药甘草附子汤，大柴胡汤，桂枝加桂汤，附子汤，当归四逆汤，真武汤，当归四逆加吴茱萸生姜汤，三物小白散（腹中痛加芍药），瓜蒌桂枝汤，桂枝芍药知母汤，乌头汤，黄芪桂枝五物汤，桂枝加龙骨牡蛎汤，小青龙加石膏汤，桂枝加桂汤，芪芍桂酒汤，桂枝加黄芪汤	三两
桂枝加葛根汤，葛根汤，葛根加半夏汤，黄芩汤，黄芩加半夏生姜汤，黄连阿胶汤，温经汤，奔豚汤，通脉四逆汤（腹中痛去葱加芍药）	二两
桂枝麻黄各半汤	一两
柴胡桂枝汤	一两半
桂枝二麻黄一汤	一两六铢
乌头桂枝汤	半两
桂枝二越婢一汤	十八铢
麻黄升麻汤	六铢
四逆散	十分
鳖甲煎丸	五分
排脓散，薯蓣丸	六分
防己黄芪汤（胃中不和者加芍药），土瓜根散	三分
王不留行散	二分
甘遂半夏汤	五枚
枳实芍药散	1/2 方寸匕
桂枝茯苓丸	详见原文

1. 痛证

（1）脾胃虚寒腹痛。"虚劳里急，悸，衄，腹中痛，梦失精，四肢酸痛，手足烦热，咽干口燥，小建中汤主之。""伤寒，阳脉涩，阴脉弦，法当腹中急痛，先与小建中汤，不差者，小柴胡汤主之。"小建中汤为桂枝汤倍芍药加饴糖而成，桂枝汤补益脾胃，倍芍药缓急止痛。加黄芪为黄芪建中汤，加当归为当归建中汤。秦伯未教授《谦斋医学讲稿》中指出黄芪建中汤治疗十二指肠溃疡辨证属于脾胃虚寒腹痛，效果显著。

（2）脾胃不和，气血不利腹痛。"本太阳病，医反下之，因而腹满时痛者，属太阴也，桂枝加芍药汤主之，大实痛者，桂枝加大黄汤主之。"此条治疗太阳病误下，邪陷太阴，气血不和，不通则痛，芍药以活血化瘀止痛。刘渡舟教授认为运用本方需抓住脾胃不和，气血不利，肝木乘土三个环节。

（3）气血瘀滞腹痛。"妇人怀娠，腹中疞痛，当归芍药散主之。""妇人腹中诸疾痛，当归芍药散主之。""产后腹痛，烦满不得卧，枳实芍药散主之。"当归芍药散体现了气血水并治，方中白术益气健脾，当归、芍药养血活血，茯苓、泽泻利水渗湿。曾治本院一护士，26岁，体胖，喜冷饮，停经3个月，既往月经多血块，色暗，查体面色虚浮，下肢对称指凹性水肿，舌质暗，苔白，脉沉，辨证血瘀水停，予当归芍药散加减口服1周，月经如期而至，下肢水肿明显减轻。枳实芍药散治疗产后腹痛，枳实、芍药配伍行气活血，芍药既防枳实攻伐太过，又引气分药入血分，以和营柔肝缓中止痛。需要注意的是小柴胡汤证的加减当中已经体现出张仲景对"气、血、水"思想的重视，"若胸中烦而不呕者，去半夏、人参，加栝楼实一枚；若渴，去半夏，加人参合前成四两半、栝楼根四两"，尚在气分；"若腹中痛者，去黄芩，加芍药三两"，芍药为血分药，体现从气到血的演变，胁下痞硬者到血分，去大枣，加牡蛎四两软坚散结，有去积聚的意思；若

"小便不利者，去黄芩，加茯苓四两"体现从气到水的概念。

（4）痹证关节疼痛。"诸肢节疼痛，身体魁羸，脚肿如脱，头眩短气，温温欲吐，桂枝芍药知母汤主之。"

2. 下利

"太阳与少阳合病，自下利者，与黄芩汤。"黄芩苦寒燥湿，清大肠湿热，芍药酸苦，敛阴和营润燥，缓急止痛。两药配伍，具有清热止利，坚阴止痛之效。金代成无己《注解伤寒论》云："苦以坚之，酸以收之，黄芩芍药之苦酸，以坚敛肠胃之气。"金代刘完素《素问病机气宜保命集》芍药汤源自黄芩汤，并提出"行血则便脓自愈，调气则后重自除"著名论断，本方用芍药有活血化瘀之意。

3. 治脚挛急

"伤寒脉浮，自汗出，小便数，心烦，微恶寒，脚挛急，反与桂枝欲攻其表，此误也，得之便厥。咽中干，烦躁吐逆者，作甘草干姜汤与之，以复其阳。若厥愈足温者，更作芍药甘草汤与之，其脚即伸。"此证乃因误汗伤阴，阴血亏虚，筋脉失养，出现"脚挛急"，故以芍药养血柔肝，敛阴止汗，甘草缓急以补中，芍甘并用酸甘化阴，以缓挛急，故服后"其脚即伸"。芍药甘草汤不仅仅可用于脚挛急，治疗关节疼痛、屈伸不利也疗效明显。

（三）目前中药学对于芍药的认识

芍药为毛茛科植物根茎，《本经》中无赤芍与白芍之分，梁代陶弘景《本草经集注》才指出芍药有白芍、赤芍之分。前人谓"白补赤泻，白收赤散"，一语而道破二者的主要区别。在功效方面，白芍长于养血调经，敛阴止汗，平抑肝阳；

赤芍则长于清热凉血，活血散瘀，清泄肝火。在应用方面，白芍主治阴血亏虚，肝阳偏亢诸证，症见头痛眩晕、四肢挛痛、血虚萎黄、月经不调、自汗、盗汗；赤芍主治血热、血瘀所致诸证，症见皮肤紫癜、斑丘疹、关节红肿热痛等。白芍、赤芍皆能止痛，均可用治疼痛。但白芍长于养血柔肝，缓急止痛，主治肝阴不足，血虚肝旺，肝气不舒所致的胁肋疼痛、脘腹四肢拘挛作痛；而赤芍则长于活血祛瘀止痛，主治血滞诸痛，因能清热凉血，故血热瘀滞者尤为适宜，临床赤芍、白芍同用也常有之。此外需注意芍药过用有伤胃气之弊，《伤寒论》280条云："太阴为病，脉弱，其人续自便利，设当行大黄芍药者，宜减之，以其人胃气弱，易动故也。"指出对于太阴脾虚之人，如用芍药、大黄，中病即止，不可久用，否则易伤胃气。临床常反其道行之，重剂应用于胃肠结热患者，有很好的通便泻热功效。

(四) 赵清理教授运用逍遥散经验

逍遥散为当归芍药散和四逆散加减而来，出自宋代《太平惠民和剂局方》，组成：柴胡，当归，白芍，茯苓，白术，甘草，生姜，薄荷。原书主治"血虚劳倦，五心烦热，肢体疼痛，头目昏重，心忡颊赤，口燥咽干，发热盗汗，减食嗜卧，及血热相搏，月水不调，脐腹胀痛，寒热如疟。又疗室女血弱阴虚，荣卫不和，痰嗽潮热，肌体羸瘦，渐成骨蒸"。在解读本方之前，应该先熟悉女性生理特点，女性以肝为先天，肝体阴而用阳，肝藏血，主疏利气机，主调畅情志，女同志大多心思细腻，情绪波动较大，所以生病肝气郁滞者居多，表现为爱生闷气，善太息，胸胁满闷，正如《医宗金鉴》

云："妇人从人不专主，病多忧忿郁伤情，血之行止与顺逆，皆由一气率而行。"气有余便是火，所以抑郁日久就会急躁易怒、心烦气躁。肝气郁滞，不能疏利脾胃气机，就会出现纳差、肢体困倦等。此外，女同志因为经、带、胎、产影响，容易血虚，表现为月经量少、卵巢早衰、面色暗黄等。

逍遥散用当归、白芍补血养血，柴胡疏肝解郁，白术、茯苓健脾益气，薄荷清肝热，生姜温中开胃，对于肝气、肝血、肝火、脾胃均有相应药物治疗。如果肝火旺盛，可以加牡丹皮、栀子清泻肝火；如果肝气郁滞严重，症见胸胁苦满，甚至疼痛，可以加香橼、佛手、木香、郁金疏肝理气、调气和血；如果肝气克伐脾胃太过，泛酸烧心，加海螵蛸、浙贝母、瓦楞子和胃制酸；兼有恶心，嗳气，加旋覆花、代赭石和胃通降；大便干，改为生白术60g，当归30g养血润肠通便；兼有睡眠不安，茯苓改为茯神，加合欢皮、首乌藤解郁安神；兼有月经淋漓不尽，加用阿胶、三七止血；兼有月经血块多，加桃仁、红花活血化瘀；兼有月经先期，加地骨皮、牡丹皮、生地黄凉血清热。兼有乳腺结节，加橘叶、路路通、瓜蒌疏肝理气，化痰散结；兼有甲状腺结节，加消瘰丸软坚散结；兼有子宫肌瘤，加桂枝茯苓丸活血消癥。

河南中医药大学赵清理教授有治疗郁证30方，均为逍遥散加减而成。如荆防逍遥散，为逍遥散加荆芥、防风，以养血疏肝、祛风解表为功，主治肝郁气滞而复感风寒者；桃红逍遥散，为逍遥散加桃仁、红花，以疏肝解郁、养血活血为法，主治肝郁日久，气滞而致血瘀者；解毒逍遥散，为逍遥散加金银花、蒲公英，以疏肝解郁、清热解毒见功，主治肝郁不解，郁而生热，热毒不散者，可见逍遥散临床应用非常广泛。

（五）典型医案

1. 刘渡舟医案：张某，女，32岁。每当午后即觉腹中疼痛，痛时自觉腹肌向内抽搐拘急。饮食二便基本正常，但月经愆期，每次行经需10天左右，经色黑紫，夹有血块。脉弦细如按刀刃，舌质绛紫，苔薄白润。证属脾之气血不和，而肝木横逆尅犯脾土。治宜平肝缓急，调和气血。桂枝10g，白芍30g，生姜10g，大枣12枚，炙甘草10g。连服6剂，腹痛止，拘急解。转方用当归芍药散而愈。

按：柯韵伯称桂枝汤为仲景群方之魁，乃滋阴和阳、调和营卫、解肌发汗之总方。而桂枝汤之所以能滋阴和阳，调和营卫，则首先在于其能调和脾胃之气。众所周知，营卫生成于水谷，而水谷转输于脾胃，所以，脾胃之气旺盛则营卫生化之源充足。营卫和调则气血阴阳随之也和。从桂枝汤组方来看，桂枝、生姜、大枣、炙甘草，自古以来都是厨房中常用的调料，有健脾开胃、促进食欲的作用，所以桂枝汤实际上擅调补脾胃，通过调补脾胃，然后达到启化源、滋营卫、益气血、和阴阳的目的。只有明白了这个道理，然后就可以理解本案的治疗方法。重用白芍，使其能和脾阴，利血脉，又能柔缓急以止疼痛，临床上凡见有腹满时痛、下利、舌质偏红、苔薄白而脉弦细者，多属脾胃气血阴阳失和，选用本方治疗，每能取效。（刘渡舟，姜元安.经方临证指南.天津：天津科学技术出版社，1993：11-12.）

2. 黄煌医案：李某，女，50岁。2006年6月27日初诊。患者2003年因皮肤瘙痒当皮肤病治疗而乏效，2004年诊断为原发性胆汁淤积性肝硬化，一直服用熊去氧胆酸（优思弗）。刻诊：形体偏瘦，脸色黄，自觉浑身发痒如虫咬，右侧腰部肌肉疼痛，腹诊腹肌偏紧，大腿毛细血管扩张，大便干结如栗，舌暗红。2年来服用大量中药汤剂及大黄䗪虫丸等效果不显。2006年6月1日肝功能检查：总胆红素39.5μmol/L，直接胆红素17.5μmol/L，间接胆红素22μmol/L，白蛋白39g/L，球蛋白33.5g/L，白球比1.2/1，碱性磷酸酶341U/L，谷氨酰基转移酶460U/L。黄煌予以处方：白芍30g，赤芍30g，炙甘草10g。15剂。常法煎服。服药半个月后身痒大减，腰部肌肉疼痛好转，大便畅。曾因急性肾盂肾炎住院治疗后好转，又因旅游疲劳而症状有所反复。2007年1月12日肝功能检查：总胆红素30.5μmol/L，直接胆红素15.9μmol/L，间接胆红素14.6μmol/L，白蛋白34g/L，球蛋白38g/L，白球比0.9，碱性磷酸酶414U/L，谷氨酰基转移酶529.9U/L。继续坚持服用白芍40g，赤芍40g，炙甘草10g加西药后，2007年3月2日肝功能检查：总胆红素32.8μmol/L，直接胆红素16.0μmol/L，间接胆红素16.8μmol/L，白蛋白35g/L，球蛋白35g/L，白球比1.0，碱性磷酸酶336U/L，谷氨酰基转移酶449.1U/L。皮肤转白，瘙痒好转，每日夜间偶尔出现如虫咬的感觉。

按：芍药主治挛急，尤以脚挛急、腹中急痛、身疼痛为多。其急痛，是指疼痛呈痉挛性，有紧缩感，并有阵发性的特点，也即张仲景所谓的"时痛"。胃痉挛、肠痉挛、腓肠肌痉挛、脏器平滑肌痉挛等导致的疼痛，均属于芍药证。另外，膈肌痉挛、尿道括约肌痉挛、阴道痉挛等虽无明显疼痛，也可以考虑使用芍药，也就是利用芍药"缓急"的功效。该患者胆汁淤积，排泄不畅，用大剂量赤芍以缓肝胆管之痉挛，从而起到退黄作用；此外，患者服药后腰痛好转，也是芍药缓急止痛作用的结果。黄煌运用芍药利胆退黄时常常赤芍、白芍并用。现代药理也证实大剂量赤芍具有明显的利胆作用。[宋永刚.黄煌教授药证相应用药验案举隅.江苏中医药，2009，41（7）：51-52.]

当 归

味甘，温。主咳逆上气，温疟，寒热，洗洗在皮肤中，妇人漏下绝子，诸恶疮疡，金疮，煮饮之。

（一）原文阐释

1. 咳逆上气。当归补血养血的功效广为人所知，而对其治疗咳喘的作用常常忽视。主"咳逆上气"的代表方剂如金水六君煎、苏子降气汤、百合固金汤等中都含有当归。当归味甘，性温，有滋润的功效，同时又能补血养血，降逆气，故而可以治疗咳嗽。明代张景岳《景岳全书》记载六安煎加生姜治疗外感咳嗽，"若肺脘燥涩痰气不利，或年老气衰，咳嗽费力者，于本方加当归二三钱"，也是当归治疗咳嗽的明证。肝血亏虚，又有肝火上犯于肺，木火刑金从而导致咳嗽，又或是气血亏虚感受风寒从而导致咳逆，就可以用当归治疗。

2. 温疟。《素问·疟论》云："此先伤于风，而后伤于寒，故先热而后寒也，亦以时作，名曰温疟。"《金匮要略》中亦有描述："温疟者，其脉如平，身无寒但热，骨节疼烦，时呕，白虎加桂枝汤主之。"在《本草崇原》中记载当归治疗温疟的功效言"治温疟寒热洗洗在皮肤中者，助心主之血液从经脉而外充于皮肤，则温疟之寒热洗洗然，而在皮肤中者，可治也"。

3. 寒热，洗洗在皮肤中。《素问·风论》云："黄帝问曰：风之伤人也，或为寒热，或为热中，或为寒中，或为疠风，或为偏枯，或为风也，其病各异，其名不同。或内至五脏六腑，不知其解，愿闻其说。岐伯对曰：风气藏于皮肤之间，内不得通，外不得泄。风者，善行而数变，腠理开，则洒然寒，闭则热而闷。其寒也，则衰食饮；其热也，则消肌肉。故使人怢栗而不能食，名曰寒热。"这和《伤寒论》记载的桂枝汤证相似："太阳中风，阳浮而阴弱。阳浮者热自发，阴弱者汗自出。啬啬恶寒，淅淅恶风，翕翕发热，鼻鸣干呕者，桂枝汤主之。"金代刘完素《素问病机气宜保命集》中的桂枝四物汤即能治疗妇人经产一切血病，同时太阳卫分感受外邪，发热有汗；清代吴谦《医宗金鉴》中的麻黄四物汤，则是用来治疗妇人寒伤太阳营分，发热无汗。此外，还有柴胡四物汤等，亦可以治疗妇科疾病兼有外感的疾病。

4. 妇人漏下绝子。"漏下"指月经淋漓不尽，"绝子"指女子不孕。当归被称为"血中之气药""妇科圣药"，其在妇科方面的应用是广为人知的。明代张景岳《景岳全书》中记载："其味甘而重，故专能补血，其气轻而辛，故又能行血。补中有动，行中有补，诚血中之气药，亦血中之圣药也。"故而治疗妇科疾病时常应用当归。并且，女子以肝为先天，妇女冲任虚寒，或者产后血虚，都可以应用当归。如温经汤、归脾汤、四物汤、当归补血汤等都是治疗妇人病的著名方剂。张锡纯《医学衷中参西录》中记载当归治疗溺血："一人年四十余，得溺血证，自用当归一两酒煮饮之而愈。后病又反复，再用原方不效，求为诊治，愚俾单用去皮鸦胆子五十粒，冰糖化水送下而愈。后其又反复，再服鸦胆子方两次无效，仍用酒煮当归饮之而愈。夫人犹其人，证犹其证，从前治愈之方，后用之有效有不效者，或因血证之前后凉热不同也，然即此亦可知当归之能止下血矣。"

5. 诸恶疮疡，金疮。当归对治疗疮疡肿毒亦有功效，可以活血养血，以助疮疡之愈合，如四妙勇安汤中就应用了当归。

（二）张仲景对当归的运用

《伤寒论》中含"当归"的方剂有 4 方，《金匮要略》中含"当归"的方剂有 14 方，去掉重复的方剂，共 15 方。见表 30。

表 30　张仲景使用当归方剂

方　名	药物剂量
当归散	一斤
乌梅丸，当归贝母苦参丸	四两
当归四逆汤，当归四逆加吴茱萸生姜汤，赤小豆当归散，当归芍药散，当归生姜羊肉汤，芎归胶艾汤	三两
温经汤，奔豚汤	二两
麻黄升麻汤	一两一分
升麻鳖甲汤	一两
薯蓣丸	十分
侯氏黑散	三分

1. 腹痛。如当归芍药散、当归建中汤等。"妇人怀娠，腹中疠痛，当归芍药散主之。""妇人腹中诸疾痛，当归芍药散主之。"当归生姜羊肉汤则是治疗寒疝腹中痛，胁痛里急，产后腹中疠痛。

2. 狐惑阴阳毒。当归还可以用于治疗狐惑病及阴阳毒。如《金匮要略》云："病者脉数，无热微烦，默默但欲卧，汗出，初得之三四日，目赤如鸠眼，七八日，目四眦黑，若能食者，脓已成也，赤小豆当归散主之。""阳毒之为病，面赤斑斑如锦纹，咽喉痛，唾脓血，五日可治，七日不可治，升麻鳖甲汤主之。"

3. 便血。赤小豆当归散还可以应用于治疗先血后便的便血。"下血，先血后便，此近血也，赤小豆当归散主之。"

4. 养胎。如当归散。"妇人妊娠，宜常服当归散主之。"

5. 月经病证。如温经汤治疗月经淋漓不尽。《金匮要略》云："问曰：妇人年五十，所病下利数十日不止，暮即发热，少腹里急，腹满，手掌烦热，唇口干燥，何也？师曰：此病属带下。何以故？曾经半产，瘀血在少腹不去，何以知之？其证唇口干燥，故知之。当以温经汤主之。"

6. 四肢厥逆。如治疗血虚寒厥"手足厥寒，脉细欲绝"的当归四逆汤，治疗蛔厥的乌梅丸，以及治疗寒热错杂所致"手足厥逆"的麻黄升麻汤。

7. 小便难。"妊娠小便难，饮食如故，当归贝母苦参丸主之。"

（三）目前中药学对于当归的认识

当归味甘、辛，性温，归肝、心、脾经。

1. 养血活血。当归甘补辛散，能走能守，入肝经能养血活血，入脾经能生化补血，补而不滞，为补血之要药。养血的代表方剂如当归补血汤、四物汤等，活血的代表方剂如佛手散（当归、川芎），主治妊娠胎动下血，或胎死腹中、下血疼痛等症状。张锡纯《医学衷中参西录》中记载当归养血活血治疗女子月经量少："一少妇，身体羸弱，月信一次少于一次，浸至只来少许，询问治法。时愚初习医未敢疏方，俾每日单用当归八钱煮汁饮之，至期所来经水遂如常，由此可知当归生血之效。"

2. 调经止痛。《医宗金鉴》中记载治疗经行腹痛:"经后腹痛当归建,经前胀痛气为殃,加味乌药汤乌缩,延草木香香附榔。血凝碍气疼过胀,本事琥珀散最良,棱莪丹桂延乌药,寄奴当归芍地黄。"张炳厚教授常用加味乌药汤和本事琥珀散治疗痛经,鉴别点在痛重于胀还是胀过于痛。胀满重于疼痛用加味乌药汤,疼痛重于胀满用本事琥珀散,经前1周开始口服。

3. 痹证。在后世的医家的研究中,当归也可应用于痹证的治疗,如独活寄生汤治疗风寒湿邪日久,久痹而致肝肾两虚、气血不足证,还有清代医家王清任创立的血府逐瘀汤、身痛逐瘀汤等也都应用了当归。

4. 润肠通便。在李东垣所著《脾胃论》中所载的润肠丸就应用了当归,"治饮食劳倦,大便秘涩,或干燥,闭塞不通,全不思食,及风结、血秘,皆能闭塞也。润燥和血疏风,自然通利也"。《景岳全书》济川煎则为润下剂,治疗肾阳虚损,津液不足所治疗的便秘,应用当归可以补血润燥通便。

(四)张炳厚教授痹证三两三

组成:当归30g,川芎30g,鸡血藤30g(风寒湿痹)或忍冬藤30g(热痹),甘草10g,三七粉3g。

功效:行气活血,通络止痛,以治疗风寒湿痹,周身关节疼痛。若关节红肿热痛属于中医热痹者,鸡血藤改用忍冬藤,主要用于西医学风湿性关节炎、类风湿关节炎等疾病,效果明显。上肢疼痛明显者加桑枝、片姜黄、羌活,下肢疼痛明显者加独活、川牛膝、细辛,腰痛明显者加石见穿、续断、桑寄生，病程日久者加全蝎、蜈蚣。

（五）当归的分类及鉴别

根据药用部位的不同，当归可以分为当归头、当归尾、当归身3种。这三者的功效略有不同，一般认为当归头和当归尾的活血作用较强，而当归身的养血补血效果则更好。很多医家都有所论述，如《景岳全书》记载："头止血上行，身养血中守，尾破血下流，全活血不走。"在应用上，清代医家王清任所创立的补阳还五汤就应用了当归尾活血，用于治疗中风中经络之气虚血瘀证，半身不遂、口眼㖞斜等症状。而金代医家李东垣所创立的补中益气汤，则是应用了当归身以养血。

（六）典型医案

1. 班秀文医案：韦某，女，34岁，教师。多次人工引产，大产二胎。现头晕耳鸣，肢体困倦，腿膝乏力，口干不欲饮，经行错后，量少，色淡，大便干结，3～5日一解，小便正常。经常前阴出气有声，如放屁样，无臭味，每日发作次数不等，多则10余次，少则3～5次。脉细弱，唇舌淡白。证属血虚风动，以养血柔肝，缓急和中为治。当归身15g，白芍30g，制首乌15g，生甘草15g。每天水煎服1剂，连服3剂。

按：阴吹一症，《金匮要略》有"膏发煎导之"为治之法。本例为多胎之后，津血亏虚，风木失养，肝主风而脉络阴器，血虚而风动，故前阴簌簌有声如矢气；血虚则失于润养，故大便干结，头晕耳鸣，诸症丛生。仿《伤寒论》酸甘化阴之芍药甘草汤，养其肝阳缓其肝气，复加归身、首乌加强养血滋阴之功。阴血恢复，肝木得养，疏泄功能正常，则阴吹自停。（刘渡舟，赵清理，党炳瑞.当代名家论经方用经方.北京：中国中医药出版社，2012：64-65.）

2.萧伯章医案：邑人周某，年近六十，以讼事寓居长沙，患咳嗽一月有奇，昼夜不能安枕，杂治不效。肩舆就诊，喘急涌痰，无片刻停，舌苔白而黯，脉之浮缓。余先后计授三方，亦不应，沉吟久之，意其阴虚而兼冲逆，姑以张景岳金水六君煎与之。已而一剂知，二剂愈，乃知其方亦有可采者，非尽如陈修园氏所论云。

按：金水六君煎，张氏自注治肺肾虚寒，水泛为痰，或年迈阴虚，血气不足，外受风寒，咳嗽呕恶，多痰喘急等症。陈氏砭之是矣。窃意张氏当日对于咳嗽等症，用以施治，或有偶中奇验之处，求其说而不得，遂囫囵汇注，不知分别，以致贻误后世。若云年迈阴虚，久嗽，喘急痰涌，由于冲气上逆，非关风寒外感者，服之神效，则毫无流弊。余所以取用者，盖以当归、熟地黄能滋阴液而安冲气，法半夏从阳明以降冲逆，辅之茯苓、生姜、广陈皮疏泄痰饮，导流归海，以成其降逆之功，获效所以神速。但方名应更为降冲饮，庶俾沿用者知所取裁云。[金水六君煎治验实录.中医杂志，2012，53（21）：1889.]

川 芎

味辛，温。主中风入脑头痛，寒痹，筋挛缓急，金创，妇人血闭无子。

（一）原文阐释

1. 中风入脑头痛。《素问·风论》云："风气循风府而上，则为脑风……新沐中风，则为首风。""首风之状，头面多汗，恶风……病甚，头痛不可以出内。"头为诸阳之会，风寒之邪上袭头部，气血痹阻，不通则痛，可见头痛，川芎辛散祛风、活血止痛，治疗中风入脑头痛，正如《景岳全书》所言："川芎，味辛微甘，气温，升也，阳也。其性善散，又走肝经，气中之血药也。芎归俱属血药，而芎之散动尤甚于归，故能散风寒，治头痛……惟风寒之头痛，极宜用之，若三阳火壅于上而痛者，得升反甚。"

2. 寒痹。《灵枢·寿夭刚柔篇》云："寒痹之为病也，留而不去，时痛而皮不仁。"寒痹又称痛痹，是痹证的一种类型，以关节局部疼痛、畏寒为主要表现。

3. 筋挛缓急。《灵枢·刺节真邪篇》云："虚邪之中人也，洒晰动形，起毫毛而发腠理。其入深，内搏于骨，则为骨痹；搏于筋，则为筋挛。"可见筋挛缓急主要是筋脉病变，筋脉挛急。

4. 金创。刀剑等金属利器对身体损伤。

5. 妇人血闭无子。妇人血闭指妇人闭经，无子指的是不孕。

（二）张仲景对川芎的应用

《伤寒论》无含"川芎"的方剂，《金匮要略》中含"川芎"的方剂有 11 方。见表 31。

表 31　张仲景使用川芎方剂

方　名	川芎剂量
当归散	一斤
当归芍药散	半斤
酸枣仁汤，芎归胶艾汤，温经汤，奔豚汤	二两
薯蓣丸	六分
白术散	四分
侯氏黑散	三分

1.腹痛。张仲景运用川芎，主要用以治疗腹痛，特别是在妇人腹痛的治疗上，如"妇人腹中诸疾痛，当归芍药散主之"。"师曰：妇人有漏下者，有半产后因续下血都不绝者，有妊娠下血者。假令妊娠腹中痛，为胞阻，胶艾汤主之。""奔豚气上冲胸，腹痛，往来寒热，奔豚汤主之。"

2.妇人月经病。"问曰：妇人年五十所，病下利数十日不止，暮即发热，少腹里急，腹满，手掌烦热，唇口干燥……当以温经汤主之。"

3.妊娠养胎。"妇人妊娠，宜常服当归散主之。""妊娠养胎，白术散主之。"

4.虚劳病。"虚劳诸不足，风气百疾，薯蓣丸主之。""虚劳虚烦不得眠，酸枣汤主之。"治疗虚劳病用川芎的目的在于活血行气，使气血流动，补而不滞。

5.大风。"侯氏黑散，治大风，四肢烦重，心中恶寒不足者。"

（三）目前中药学对川芎的认识

川芎味辛，性温，归肝、胆、心包经。

1.川芎活血行气，为血中气药。广泛应用于气血瘀滞病证，如当归、川芎名为佛手散，有逐瘀之效，加生地黄、白芍、桃仁、红花即桃红四物汤，为治疗血脉瘀滞的基础方剂，常"下行血海"，用于治疗血脉瘀滞痛经、月经后期，兼有畏寒肢冷、舌淡苔白脉沉者，可加用艾叶、肉桂、小茴香等；兼有恶心、呕吐者，可加用吴茱萸、生姜、半夏等；兼有经行泄泻者，可加用炒白术、苍术、补骨脂等。

2.川芎为治疗头痛要药。张元素提出："头痛须用川芎，如不愈，各加引经药，太阳蔓荆，阳明白芷，少阳柴胡，太阴苍术，少阴细辛，厥阴吴茱萸。"《医宗金鉴》云："头痛蔓荆甚芎入，头痛加蔓荆子，引太阳也。痛甚加川芎，上行捷也。"临床不管外感头痛还是内伤头痛均可以用川芎。风寒头痛多用川芎茶调散，风热头痛常用芎芷石膏汤，风湿头痛常用羌活胜湿汤，血瘀头痛常用通窍活血汤，偏头痛又有散偏汤。此外，其他证型头痛也可在辨证基础上加用川芎。陈士铎《辨证录》记载散偏汤治疗偏头痛，组成：白芍五钱，川芎一两，郁李仁一钱，柴胡一钱，白芥子三钱，香附二钱，甘草一钱，白芷五分。主治"人有患半边头风者，或痛在右，或痛在左，大约痛于左者为多，百药治之罔效，人不知其故。此病得之郁气不宣，又加风邪袭之于少阳之经，遂致半边头痛也"。

3.痹证常用川芎。川芎辛温散寒，既可以祛风止痛，又可活血行气，对于风寒湿痹患者尤为适宜，如身痛逐瘀汤、独活寄生汤、三痹汤等。

（四）祝谌予教授降糖活血方

组成：广木香10g，当归10g，益母草30g，赤芍15g，川芎10g，丹参30g，葛根15g，苍术15g，玄参30g，生地黄30g，生黄芪30g。

功效：气阴双补，活血降糖，治疗气阴两虚兼瘀血型糖尿病，不仅能消除或改善临床症状，降低血糖、尿糖，而且可以纠正异常的血液流变性指标，预防和减少并发症的发生。

[祝谌予.降糖活血方治疗糖尿病.北京中医，1989（4）:3-4.]

（五）典型医案

1. 刘奉五医案：刘某，33岁，门诊简易病历。初诊日期：1975年7月4日。患者于5月25日第3次自然流产（孕2个月），自己是妇产科医生，认为胚胎排出完整未行刮宫。但流产后一直阴道出血，淋漓不止，已50余天。血量时多时少，色紫有块，腰酸痛。血红蛋白10g/dL，尿妊娠实验（–），经讨论后决定行刮宫术。患者拒绝，遂来就诊。舌质暗淡，脉细弱无力。西医诊断：不全流产待除外。中医辨证：血虚血瘀，血不归经。治法：活血化瘀，养血温通。方药：当归三钱，川芎一钱，红花一钱，益母草一钱，泽兰一钱，桃仁五分，炙甘草五分，炮姜五分，南山楂二钱，五灵脂二钱，蒲黄炭二钱。治疗经过：1975年7月9日，服药4剂后，出血已止，仍有腰痛，上方加川续断三钱以巩固疗效。1个月后正常行经1次。

按：本例为自然流产后阴道出血，未行刮宫术，病程为

50 余天，有习惯性流产史。阴道出血量时多时少，色紫有块，量最多可有半痰盂。因其舌质暗，脉细弱无力，为血虚血瘀，新血不生，血不归经之征。用产后生化汤与失笑散合方而取效，避免了手术刮宫之苦，似有药物刮宫之效。（北京中医医院．刘奉五妇科经验．北京：人民卫生出版社，1982：68.）

2. 张炳厚医案：刘某，男，72 岁。主诉：头痛 22 年，反复发作。症状：头痛且空，痛连颠顶，近 10 年来，多呈刺痛，痛而遗尿，痛甚则尿闭，午后或过劳则加重，左足跟不能任地，胃脘胀痛，神疲喘乏，舌苔薄白根有剥胎，脉沉细光滑。检查：脑血流图提示脑动脉硬化。辨证：肾阴不足，中气虚弱。西医诊断：脑动脉硬化性头痛，老年性头痛。中医诊断：气阴两虚头痛。立法：补肾益气，荣养头目。方药：滋肾益气茶调散。熟地黄 20g，何首乌、枸杞子、黄芪、白术各 15g，川芎 30g，当归尾 15g，羌活、防风、蔓荆子、薄荷各 6g，全蝎 2g，蜈蚣 1 条，茶叶 3g。服法：水煎，每日 1 剂，分两次温服。疗程：7 天为 1 个疗程，两个疗程疼痛消失。用补中益气丸、六味地黄丸善理其后。

按：本例为年高肾阴大亏，脾胃虚弱，清阳不升，脑海失养。方中重用熟地黄、何首乌等大补肾阴，黄芪、白术益气，川芎茶调散引经报使，升阳通络止痛，旨在肾阴充，清阳升，脑络通，所以治疗头痛奏效。（张炳厚．神医怪杰张炳厚．北京：中国中医药出版社，2007：55.）

水 蛭

味咸，平。主逐恶血，瘀血，月闭，破血瘕积聚，无子，利水道。

（一）原文阐释

1. 主逐恶血。《灵枢·贼风》云："若有所堕坠，恶血在内而不去……则血气凝结。"《素问·刺腰痛》云："得之举重伤腰，衡络绝，恶血归之。"这是因外伤所致的"恶血"。

2. 瘀血，月闭，无子。水蛭破血逐瘀，可治疗闭经。"无子"，是因为女子血瘕积聚而导致不孕。

3. 破血瘕积聚。治疗癥瘕积聚病证。

4. 利水道。水蛭利水道的作用主要通过其破血逐瘀的功效来实现，治疗小便不利、癃闭等肾系疾病，正如《本草经疏》云："血蓄膀胱则水道不通，血散而膀胱得气化之职，水道不求其利而自利矣。"

（二）张仲景对水蛭的运用

张仲景使用水蛭共3方，抵挡汤（30个）、抵挡丸（20个）、大黄䗪虫丸（100枚）。

1. 瘀血发狂。抵挡汤主症"其人发狂者，以热在下焦，少腹当硬满，小便自利者"，病位在下焦，病机在于"瘀热在里"，可应用于以神志失常为特征的疾病如精神分裂症、脑外伤、癫痫等。

2. 瘀血发黄。"太阳病，身黄，脉沉结，少腹硬，小便自利，其人如狂者，血证谛也，抵当汤主之。""太阳病，身黄，脉沉结，少腹硬，小便不利者，为无血也；小便自利，其人如狂者，血证谛，属抵当汤证。"抵当丸、抵当汤治疗瘀血发黄应该与茵陈蒿汤治疗湿热黄疸，小建中汤治疗脾胃虚损发黄，硝石矾石散治疗女劳疸相鉴别。

3. 干血劳。"五劳虚极赢瘦……内有干血，肌肤甲错，两目黯黑，缓中补虚，大黄䗪虫丸主之。"其主症在于"肌肤甲错，两目黯黑"，病机在于"内有干血"。

4. 闭经。"妇人经水不利下，抵当汤主之。"抵当汤方中水蛭破血逐瘀，联系《本经》"逐恶血，瘀血，月闭"，可见水蛭是治疗闭经的关键药物。

（三）目前中药学对水蛭的认识

水蛭味咸、苦，性平，有小毒，归肝经。水蛭破血通经，逐瘀消癥。适用于血瘀经闭，癥瘕积聚，跌打损伤，心腹疼痛等。恶血常见于妇人产后恶露者。《妇人大全良方》详细记载了其病机："夫产后恶露不绝者，由产后伤于经血，虚损不足。或分解之时，恶血不尽，在于腹中，而脏腑挟于宿冷，致气血不调，故令恶露淋沥不绝也。"水蛭能逐恶血，因此常用于治疗产后恶露不绝。此外还多用于治疗妇科疾病如痛经、子宫肌瘤、闭经、子宫内膜异位症等。水蛭还能通经、逐瘀，治疗瘀血出现的疼痛、肿块、面紫暗、唇甲青紫等。内科疾病如冠心病心绞痛、缺血性脑血管病等也常用水蛭。《医学衷中参西录》云："凡破血之药，多伤气分，惟水蛭味咸专入血分，于气分丝毫无损。且服后腹不觉疼，并不觉开破，而瘀血默消于无形，真良药也，愚治妇女月闭癥瘕之证，其脉不虚弱者，恒但用水蛭轧细，开水送服一钱，日两次。虽数年瘀血坚结，一月可以尽消。"对水蛭作出了很高评价。中成药脉血康胶囊主要成分即为水蛭。

（四）名老中医经验

1. 岳美中老中医使用水蛭经验

生水蛭、生山药末治瘀血成积证。1935 年岳老在故乡执行医业时，曾为 25 岁徐姓女治少腹瘀血已成癥块证。此女结婚 5 年从未受孕，小腹左侧有一癥块如鸭卵大，经常作痛，行经时尤甚，推之不移动，大便畅通，不似有燥屎。断为瘀血日久成积，非桃仁承气汤所能荡下，亦非少腹逐瘀汤轻剂所能温化。因先用针刺，再投以有力之祛瘀化积剂常服之。处方：生水蛭 60g，生山药 240g。共为细末，每服 9g，开水冲，早晚各 1 次。山药能养正补气，用以成水蛭啮血逐瘀之功，是补而不滞，攻而无伤，攻补兼施之法。患者在服药期间，行经有黑血块，服完 1 剂后，癥块消失，次年即生 1 女。

按：山药能养正补气，用以成水蛭啮血逐瘀之功，是补而不滞，攻而无伤，攻补兼施之法。张锡纯《医学衷中参西录》倡用生水蛭攻瘀，于人无损，破除前人"水蛭见水复能化生，啮人脏腑"之谬说。岳老在初学医时，对峻烈药尝做口服试验，虽曾遇毒而无悔。拿干水蛭为末置水中 7 日，见无化生复活之事，乃根据张氏之说放胆用之。（陈可冀等. 岳美中医学文集. 北京：中国中医药出版社，2000：410.）

2. 张学文教授使用水蛭经验

在临床中，张学文教授遇到一些疑难久病属瘀血所致，或久用活血通经药，如桃仁、红花、川芎等，力不足或久不收功者，便于方中加用水蛭一药，久而久之，发现其效果甚佳，且未见毒副作用。水蛭善缓化慢消人体之瘀血，而又不伤新血，故对疑难病中瘀阻较久，难以化除消散者，加用水蛭可以提高疗效，尤其是中风、心痛等心脑血管疾病中的顽病痼疾。一般水煎用 3 ~ 6g，焙干冲服者 1 ~ 3g 即可，丸散剂也用 1 ~ 3g，未见毒副反应。水蛭总属力量比较强的化瘀消癥药。一般活血祛瘀药可以奏效的，不一定要用水蛭，一些易出血的患者也不宜用之。（张学文 . 疑难病证治 . 2 版 . 北京：人民卫生出版社，2005：516.）

（五）典型医案

1. 裴永清医案：李某，男，54 岁，黑龙江省龙江县人。自诉患乙型病毒性肝炎 20 余年，曾于 2013 年 11 月在上海某医院确诊为肝癌，并做经皮肝穿刺微波热凝肝癌损毁术结合介入治疗术。因其肝癌发现较早，故术后未做放、化疗。出院诊断：肝癌术后，乙型肝炎后结节性肝硬化，脾大，胆中多发息肉，乙肝携带者，良性前列腺增生。患者出院后就诊于中医。余查询得知患者有 20 年左右酗酒史，口服西药恩替卡韦 3 年，自诉肝区时闷痛，神疲乏力，心烦易怒，小便黄，眼干不适，双手掌呈"朱砂掌"，面色黧黑，舌苔白腻，舌质暗红，舌底络脉瘀阻明显，脉沉弦有力。余诊为肝癌术后，乙肝后结节性肝硬化代偿期；中医辨证为肝经湿热，久而伤血致瘀，瘀久而成毒瘤。治以活血化瘀、疏通肝经气血，投以抵当汤与化瘀通气方加减。处方：生水蛭 10g，生川军6g，桃仁 10g，䗪虫 10g，虻虫 6g，当归 15g，柴胡 10g，丹参 15g，赤芍 15g，生牡蛎 30g（先煎），红花 10g，郁金 15g，川楝子 12g，桔梗 10g，紫菀 10g。因患者家住较远，所以每次带药 30 剂，又虑其舌苔腻，肝病曾有癌变之史，故除瘀血外，尚有湿毒，故于方中加入生薏苡仁 30g，马齿苋 30g，山慈菇 30g，半枝莲 30g，白花蛇舌草 30g，以增其清解湿热瘀毒之力。以此方加减治疗近 4 个月后，经核磁复查确认结节消失；治疗 1 年 10 个月后，经核磁复查确认肝硬化病变消失。患者自述已如常人，无任何不适。医院检查胆中息肉及脾大也随之消失，全血生化检查无异常。余视患者手掌，其肝掌已无，余于方中减去祛湿解毒药，嘱其隔日服 1 剂，继续巩固治疗两个月。数月后，患者复查，肝无异常，肝功能正常，遂停药。［裴永清.唤醒抵当汤的临床应用.中国中医药报，2019-2-18（4）.］

2. 张炳厚医案：孙某，男，34 岁。症见胸正中、胸骨后撕裂样疼痛近 20 年，自剑突向上发展，持续不断，但睡眠时无症状，牵扯咽喉、舌头、嘴角，活动后加重，吸气困难，自觉气至胃部不能下行，与饮食无关，口味腥臭，头晕，晨起有痰，大便干，小便调，舌苔薄黄，脉沉细。辨证：气滞血瘀，胸气不爽。立法：理气活血，宽胸通络。方药：复元活血汤加味。醋柴胡 10g，炒山甲 10g，阿胶珠 10g，净桃仁 10g，南红花 10g，炙甘草 10g，酒大黄 6g，瓜蒌皮 10g，当归尾 30g，淡竹如 12g，白蒺藜 20g，制水蛭 6g，炒枳壳 15g，苦桔梗 10g，广郁金 30g，炒川楝 30g，醋延胡索 10g，三七面 3g（冲服），水煎服，7 剂。患者服药后胸正中、胸骨后撕裂样疼痛明显减轻，吸气困难减轻，头晕消失，大便干好转。

按：复元活血汤出自《医学发明》，功用疏肝通络、活血化瘀，主治跌打损伤，恶血留于胁下，痛不可忍。用本方的主要症状依据是胸胁疼痛，咳嗽、深呼吸、体位改变均能引起症状加重，说明病在胁下、肌肉之中，非在内脏，有别于心绞痛。本方主治跌仆损伤，瘀血停留，胸胁疼痛之症。因为胸胁是肝胆经络循行的部位，故方中用柴胡疏肝胆之气，当归入肝养血，穿山甲破瘀通络，桃仁、红花祛瘀生新，瓜蒌皮润燥散血，甘草缓急止痛。方中重用大黄，最好酒制，以荡剔凝瘀败血，引以下行，祛瘀生新，气血畅行，则胁痛自平。临证还需注意，跌仆损伤之证，病机不仅有血瘀，还有不同程度的气滞，即所谓气滞必血瘀，血瘀必气滞也。故运用此方时，酌加两味行气之品，使气行血活，则疗效更佳。所以方中加枳壳、广郁金、炒川楝，是其意也。而枳壳配桔梗，一升一降，是宽胸理气之妙药，加水蛭搜通气血而通络，用柴胡、三七面活血止其痛也。（张炳厚.医林怪杰张炳厚.北京：中国中医药出版社，2016：228-229.）

贝 母

味辛，平。主伤寒烦热，淋沥邪气，疝瘕，喉痹，乳难，金疮，风痉。

（一）原文阐释

1. 伤寒烦热。《难经》云："伤寒有五，有中风，有伤寒，有湿温，有热病，有温病。"广义伤寒为一切外感热病的总称。"伤寒烦热"主要指感受风寒之邪，入里化热，从而表现烦热，此处"伤寒"为狭义伤寒。《太平圣惠方》中记载贝母散治疗"伤寒汗出而喘促，烦热头痛"，药物由贝母、百合、苦杏仁、甘草、赤茯苓、麻黄、石膏、人参、柴胡组成。

2. 淋沥邪气。指小便频数短涩，淋沥刺痛。《金匮要略》云："淋之为病，小便如粟状，小腹弦急，痛引脐中。"对淋证进行了详细描述，至于"小便如粟状"究竟为何，古今医家争议较大，言其石淋者居多，如《医宗金鉴》云："小便溺出状如粟米者，即今之所谓石淋也。"

3. 疝瘕喉痹。《素问·玉机真脏论》云脾风"弗治。脾传之肾，病名曰疝瘕，少腹冤热而痛"。"疝瘕"指癥瘕积聚，与脾、肾相关，贝母有散结消肿的功效；"喉痹"一词，在讲解杏仁中也有提及，《素问·阴阳别论》云："一阴一阳结，谓之喉痹。"急性咽炎属于中医喉痹范畴，贝母散结消肿止痛，可治疗咽喉肿痛相关病证。

4. 乳难。即难产。

5. 金疮，风痉。金疮指皮肤、肌肉被刀剑等刺伤造成破损所致病证。风痉指两方面，一方面指破伤风，一方面指筋脉拘急。

（二）张仲景对贝母的应用

1. 小便不利。"妊娠小便难，饮食如故，当归贝母苦参丸主之。"此处需结合《本经》贝母治淋沥邪气一起理解。妇人以肝为先天，肝藏血，易血虚，方用当归养血活血，贝母散结通淋，苦参清热利湿，常用于治疗泌尿系感染。当归贝母苦参丸方后注男子小便不利可加滑石，滑石清热利尿，《本经》言贝母可治疗癃闭，因此本方也可用于治疗前列腺炎。北京中医药大学东直门医院武维屏教授常用当归贝母苦参丸治疗阴虚咳喘病证，用方主症为素体阴血亏虚、干咳、皮肤瘙痒。

2. 寒实结胸证。"病在阳，应以汗解之，反以冷水潠之，若灌之，其热被劫不得去，弥更益烦……寒实结胸，无热证者，与三物小陷胸汤。"前半句话对我们临床治疗发热病证有指导意义，对于发热无汗、恶寒患者，医院病房值班统一用常规冰袋物理降温是不合适的，患者已经很怕冷，再以冰袋外敷，犹如雪上加霜，邪气不能外达，反而加重病情，此时应使用解表散寒药物，如麻黄、桂枝、羌活等，西药常用退烧药，如芬必得之类，实际也是起到发汗退热的功效，因此，临床使用物理降温时也须辨证应用，并非所有发热患者均适合冰块物理降温。寒实结胸证应与热实结胸相鉴别，寒实结胸用三物小陷胸汤，方用桔梗、贝母配伍大辛大热的巴豆而成；而热实结胸用大陷胸汤，"伤寒六七日，结胸热实，脉沉而紧，心下痛，按之石硬者，大陷胸汤主之"，大陷胸汤用大

中品

黄、芒硝寒凉峻下，配伍甘遂泻水逐饮。再看"三物小陷胸汤"的方后注解："病在膈上必吐，在膈下必利，不利，进热粥一杯；利过不止，进冷粥一杯。"此处关于用药调护，根据下利的程度，可服冷粥或热粥，非常值得我们学习。此外三物小陷胸汤还可以治疗寒实肺痈，《外台秘要》称之为桔梗白散，可以治疗"咳而胸满，振寒脉数，咽干不渴，时出浊唾腥臭，久久吐脓如米粥者，为肺痈"。

（三）目前中药学对贝母的认识

贝母有川贝母、浙贝母、土贝母之别。川贝母和浙贝母属百合科植物，土贝母属葫芦科植物。明代以前不分川贝母、浙贝母，《本经》中对贝母的分类具体不详。

1. 川贝母和浙贝母均有清热化痰、清热消肿、润肺止咳的功效，但川贝母偏甘寒，润肺之力更强，故常用于肺阴虚咳嗽，或阴虚肺痨。浙贝母偏于苦辛，清热辛散之力较强，常用于外感咳嗽，同时化痰散结之力较好，常用于疮痈肿毒、瘰疬痰核等。土贝母长于清热散结消肿，善开郁结，清肝火。贝母与半夏均可治疗咳嗽，二者有别，正如《景岳全书》云："半夏、贝母，俱治痰嗽，但半夏兼治脾肺，贝母独善清金；半夏用其辛，贝母用其苦；半夏用其温，贝母用其凉；半夏性速，贝母性缓；半夏散寒，贝母清热。"

2. 贝母瓜蒌散治疗燥咳，贝母润肺止咳；养阴清肺汤治疗白喉，贝母散结解毒；百合固金汤治疗肺肾阴虚咳嗽，贝母润肺止咳，主症可见干咳少痰，夜间加重。

3. 贝母散结消肿，代表方消瘰丸，组成玄参、浙贝母、牡蛎，可加夏枯草、连翘、三棱、莪术等药物加强散结消肿力量，同时配伍疏肝理气、行气活血、燥湿化痰药物，临床常用柴胡疏肝散合消瘰丸，或逍遥散合消瘰丸治疗甲状腺结节、乳腺增生等。土贝母多外用，可达到散结消肿之效。山西中医药大学赵尚华教授自拟逍遥蒌贝散，主治肝郁痰凝之乳癖、乳岩初期，瘰疬等症。组成：当归、白芍、柴胡、茯苓、白术、瓜蒌、贝母、半夏、南星、生牡蛎、山慈菇。功用：疏肝理气，化痰散结。收录于2002年8月人民卫生出版社出版全国高等中医药院校教材《中医外科学》。

4. 贝母尚能解肝郁，《景岳全书》云："贝母善解肝脏郁愁，亦散心中逆气。"化肝煎出自《景岳全书·新方八陈》之中，治疗"怒气伤肝，因而气逆动火，致为烦热，胁痛，胀满，动血等症"，组成包括青皮、陈皮、芍药、牡丹皮、栀子、泽泻、土贝母。

（四）典型医案

1. 刘渡舟医案：赵某，男，5岁半。1993年6月20日初诊。有过敏性哮喘史，每闻异味后先嚏后咳继之则发气喘，近两个月病情加重咳喘不能平卧。西医检查：听诊两肺有哮鸣音，并伴有细小的湿啰音。血常规示白细胞及嗜酸性粒细胞均有增高，体温37.8℃。诊断：过敏性哮喘合并肺部感染。给予抗生素及"扑尔敏""氨茶碱"等药治疗，然气喘不见缓解。喉中痰鸣，痰不易咳出。并伴有纳呆、胸闷、腹胀、烦躁不安、小便短赤、大便不调等症。舌质偏红，苔白厚腻，脉来滑数。辨为湿热羁肺，积而生痰，痰湿上痹，肺气不宣，因而发生喘咳，拟芳香化浊、清热利湿、宜肺平喘为急务。浙贝母12g，石菖蒲10g，射干10g，白蔻仁10g，茵陈 10g，滑石 12g，藿香 8g，杏仁 10g，薏苡仁 12g，黄芩6g，栀子 8g，通草 10g，桔梗 10g，厚朴 12g，前胡 10g，紫菀 10g，嘱服 7 剂。服药后，咳喘明显减轻，夜能安卧，胸满不发。再服 7 剂，咳止喘平。听诊两肺哮鸣音及湿啰音全部消失，血象恢复正常，诸恙皆瘳。

按：肺居于上，为相傅之官，有治节之能，为五脏之华盖。其性清属金而主一身之气。肺畏火，叩则鸣，最忌痰、湿等有形之邪气而使其宣降不利。本案气喘，身热不扬，纳呆，胸闷，小便短赤，舌苔厚腻，脉来滑数，反映了湿热夹痰浊之邪上闭肺气之象。治疗之法，清利肺家湿热，芳香化浊为主。用方为甘露消毒丹合三仁汤加减。方用茵陈、滑石、薏苡仁、通草、黄芩以清气分之湿热；杏仁、射干、贝母、桔梗、前胡、紫菀宣利肺气，化痰平喘。肺主一身之气，气行则湿化也；藿香、白蔻仁、石菖蒲芳香化浊，悦脾行气、诸药配伍，对湿热壅盛等证，用之则每获良效。（刘渡舟，陈明等.刘渡舟临证验案精选.北京：学苑出版社，1996：23-24.）

2.武维屏医案：贾某，女，70 岁。初诊日期：2000 年 11月 1 日。主诉：咳嗽 1 周。现病史：10 月 24 日不慎感寒后出现恶风，咳嗽少痰，痰色白质黏，难以咳出，咽痒，口干。曾先后口服美酚伪麻片、必嗽平无效，且咳嗽剧烈，严重影响休息，10 月 31 日服用复方桔梗片 1 片后短暂睡眠约 3 小时。刻下症见：精神不振，咳嗽痰少，色白质黏，不易咳出，恶风，咽痒，口干面赤，不思饮食，大便通，小便频。舌边尖红，苔薄白，脉细滑。既往史：2 型糖尿病，高血压病。中医诊断：咳嗽。西医诊断：急性支气管炎。辨证：阴虚肺燥。立法：疏风润燥，宣肺清热。处方：桑杏汤加减。桑叶、桑白皮各10g，杏仁10g，浙贝母10g，南沙参12g，黛蛤散12g（包煎），地骨皮10g，焦山栀10g，淡豆豉10g，钩藤15g（后下），前胡10g，炒牛蒡子10g。2剂，水煎服，每日1剂。当晚患者未用复方桔梗片，咳嗽大减，入睡5小时，次日再服1剂而症状尽消。

按： 患者高龄，素有糖尿病，肝肾阴虚，虚风内伏，复感外邪，邪从燥化，内外风相引，风燥伤肺而咳。服美酚伪麻片、复方桔梗片强止其咳，关门留寇，致咳嗽愈烈而不能休息。以桑杏汤为主方，药用桑叶、杏仁、淡豆豉宣肺达邪，桑白皮、前胡肃肺降气，浙贝母、黛蛤散清热化痰，地骨皮、焦山栀清泄肺热，牛蒡子宣肺以利喉咽，钩藤平肝以息内风，南沙参滋阴化痰，诸药合用，共奏宣肺润燥、化痰止咳之功。该方集中了宣肺、化痰、降气、平肝、滋阴诸法，药证切合，故能服药两剂而咳止。（武维屏．武维屏学术思想及临床经验集．北京：中国中医药出版社，2014：425-426）

桔　梗

味辛，微温。主治胸胁痛如刀刺，腹满，肠鸣幽幽，惊恐悸气。

（一）原文阐释

1. 胸胁痛如刀刺。多由气血瘀滞所致，联系血府逐瘀汤、柴胡枳桔汤中桔梗的应用。

2. 腹满，肠鸣幽幽。多与脾虚湿盛有关，联系参苓白术散中桔梗的应用。

3. 惊恐悸气。《素问·举痛论》云："惊则心无所倚，神无所归，虑无所定，故气乱矣。"

（二）张仲景对桔梗的运用

《伤寒论》中含"桔梗"的方剂有2方，《金匮要略》中含"桔梗"的方剂有6方，去掉重复的方剂，共7方。见表32。

表32　张仲景使用桔梗方剂

方　名	桔梗剂量
排脓汤	三两
桔梗汤，竹叶汤，通脉四逆汤（咽痛者去芍药加桔梗）	一两
侯氏黑散	八分
薯蓣丸	五分
三物小白散	三分
排脓散	二分

1. 咽痛。"少阴病，咽痛者，可与甘草汤，不差者，可与桔梗汤。"通脉四逆汤证"或咽痛，加桔梗"。可见桔梗有利咽之功。

2. 痈疡病证。排脓散方：枳实、芍药、桔梗、鸡子黄。排脓汤方：甘草、桔梗、生姜、大枣。排脓散和排脓汤在《金匮要略》中有方无证。日本医家大塚敬节等编著的《汉方治疗实际》记载："排脓散如其方名，专司排脓，其效迅速。用于排脓为目的可顿服，排脓后用内托散、黄芪建中汤等，或用紫云膏。排脓散亦可煎服，散剂用鸡子黄调服，效更佳。排脓汤在用排脓散之前应用。排脓散以患部呈半球状隆起变硬者为其目标，排脓汤用于隆起尚不显著之初期者。"日本汉方医家吉益东洞常将排脓散之枳实、芍药，再配以大枣、甘草、生姜者为排脓汤，名为排脓散及汤。桔梗汤治疗肺痈"时出浊唾腥臭，久久吐脓如米粥者"。

（三）目前中药学对于桔梗的认识

桔梗味苦、辛，性平，归肺经。宣肺，祛痰，利咽，排脓，常配伍杏仁，一宣一降，用于治疗咳喘病证；配伍炒枳壳，一升一降，宽胸理气，用于治疗气滞胸闷。排脓，配伍《千金》苇茎汤治疗肺痈。有报道称桔梗对咽喉有刺激，不可大量使用，否则会引起恶心、呕吐。

（四）典型医案

1. 蒲辅周医案：马某，女，65岁，1964年4月13日初诊。咽痛，微咳咯黄痰，气口脉微数，舌苔微薄白腻，舌尖有小裂纹。由风热搏结，咽间阻滞，影响肺卫，以致微咳咯痰。治宜清疏肺卫。处方：苦桔梗一钱，生甘草五分，藏青果三枚，象贝母一钱，薏苡仁三钱，瓜蒌皮一钱，前胡一钱，苏叶五分，竹如一钱。2剂，每剂两煎，取160mL，分两次温服。

4月14日复诊：尚吐黄痰。咽痛服药后消失。口腻味淡，气口脉已缓，舌红苔薄黄腻。表气已通，湿热尚盛，治宜清肺除湿，兼和胃气。处方：苇根三钱，甜苦杏仁各一钱，冬瓜仁三钱，薏苡仁四钱，竹叶一钱，豆黄卷三钱，扁豆衣二钱，炒麦芽二钱，香橼皮一钱，白通草一钱。1剂，煎服法同前。药后黄痰消失。

按：风热上受，咽痛，咳咯黄痰。先清疏肺卫，表透后，用《千金》苇茎汤加减，清蕴热而化痰，调治而愈。（中医研究院.蒲辅周医疗经验.北京：人民卫生出版社，1976：166.）

2.冯世纶医案：薛某，男，4岁，2011年10月6日诊。昨日外出活动大汗出后，咳嗽，流涕，咽喉中有痰声，口中和，晚上入睡时见头汗出，大便可，苔白腻，脉细滑。辨六经属太阳太阴合病，辨方证为半夏厚朴加杏仁、杷叶、桔梗、甘草汤方证。用药：清半夏15g，厚朴10g，茯苓12g，苏子10g，杏仁10g，炙杷叶10g，桔梗10g，炙甘草6g，生姜15g。2剂，水煎服，两日1剂。结果：上方服2剂。咳嗽已，流涕已。

按：咳嗽，流涕，苔白腻、脉细，属太阳太阴合病里寒痰饮上犯，治以化饮降逆，为半夏厚朴加杏仁、杷叶、桔梗、甘草汤方证。半夏厚朴加杏仁、杷叶、桔梗、甘草汤方证，冯老亦多用于治疗咽喉部位病变，证属里虚寒，痰气郁滞，咽喉不利，胸满咳逆。对于表证不明显的寒性咳嗽，冯老喜用苏子代苏叶治疗虚寒性喘咳、咽喉不利等，临床应用屡验。

方证分析：半夏厚朴汤温化痰饮降逆，合杏仁、杷叶降逆祛痰止咳；咳嗽常伴咽痒，咽喉不利，杷叶降逆祛痰、利咽喉，对咽痒效好。桔梗清热利咽，排痰排涕，合甘草、生姜取桔梗汤、排脓汤之意，一是利咽，二是防化脓之变，冯老多用于咳嗽、咽痛、浓痰、流涕症。（鲍艳举，何振东.冯世纶经方带教医案：方证对应临床实录.北京：人民军医出版社，2012：11-12.）

薤 白

味辛，温，主治金创，创败。

（一）原文阐释

1. 金创。又称金疮，指金属利器对人体造成的创伤。

2. 创败。《诸病源候论》云："妇人金疮未瘥而交会，动于血气，故令疮败坏。"

（二）张仲景对薤白的运用

《伤寒论》中无方含"薤白"，《金匮要略》中含"薤白"的方剂有 3 方。见表 33。

表 33　张仲景使用薤白方剂

方　名	薤白剂量
枳实薤白桂枝汤	半斤
瓜蒌薤白半夏汤	三两
瓜蒌薤白白酒汤	半升
四逆散（或泄利下重者煮薤白）	三升

1. 胸痹。瓜蒌薤白白酒汤、瓜蒌薤白半夏汤、枳实薤白桂枝汤治疗胸痹心痛。

2. 泄利下重。四逆散证"泄利下重者，加薤白"。

（三）目前中药学对于薤白的认识

薤白味辛、苦，性温，归肺、胃、大肠经。

1. 通阳散结。用于寒痰湿浊凝滞于胸中，阳气不得宣通所致的胸闷痛，舌苔白腻，若兼见血脉瘀滞，症见胸部刺痛、舌质暗有瘀斑，可在前方基础上加丹参、川芎、桃仁、红花等活血祛瘀之品。通阳展痹是治疗胸痹心痛的关键，但通阳之法不在温补，应该根据病机判断是存在痰还是存在饮，是存在热还是痰热互结，针对病邪用药。因此赵进喜教授提出胸痹心痛治疗"通阳不在温，而在祛其邪"，具体当包括"通阳不在温，而在化其痰""通阳不在温，而在化其饮""通阳不在温，而在理其气""通阳不在温，而在活其血""通阳不在温，而在清其热"。

2.行气导滞。用于胃肠气滞泻痢后重，可配伍黄芩、芍药、黄连、木香、黄柏、秦皮等。

（四）典型医案

1.王鸿士医案：齐某，男，50岁。初诊日期：1972年5月8日。病史：发作性心痛1年余，左侧胸膺疼痛牵及后背，脘堵胸闷，血压：140/90mmHg，心电图明显异常，经某医院诊断为"冠心病，心绞痛"。既往有"胃溃疡"多年。苔白根厚，脉象弦滑。辨证：气滞血瘀，阴虚肝热，胸阳不振。治法：通阳开结，活血行气，育阴清热。方药：珍珠母30g，瓜蒌30g，薤白9g，半夏9g，丹参15g，鸡血藤30g，酒黄芩9g，降香6g，红花9g，木香6g，地龙9g，旱莲草12g，桑寄生25g。

二诊：服上方10剂后痛减，胸闷背痛亦均见轻。口干，夜寐不实。拟上方去木香、红花，加麦冬12g，石斛12g，苦丁茶12g。

三诊：进上方10剂后左胸膺痛发作稀少，心电图复查已好转，1周余仅犯胸痛1次。因故饮食不当，脘痛不适，纳呆眠差，肠鸣。舌苔黄白，脉弦细滑。方药如下：瓜蒌30g，薤白9g，半夏9g，桂心3g，丹参15g，砂仁5g，黄连5g，党参9g，檀香5g，茯苓15g，茯神15g，焦白术9g，川厚朴6g，鸡血藤30g，琥珀1g（分冲）。

四诊：服上方15剂后胸膺疼痛未作，胃脘不适，纳食不甘。复查心电图已恢复正常。舌苔白，脉弦细滑。瓜蒌30g，薤白9g，半夏9g，茯苓12g，焦白术9g，木香6g，檀香3g，丹参15g，砂仁5g，鸡血藤30g，姜厚朴9g，当归9g，佩兰9g，焦谷芽15g，焦稻芽15g，三七面1g（分冲）。此后按前方进退，坚持治疗，病情比较稳定。

同年10月11日复诊，心电图示基本正常，左胸膺未疼痛已两月余，仅有胃肠不和之证，后经调治渐愈。

按：心痛多有虚实夹杂，为本虚标实之证。本虚可有心脾气虚、肝肾阴虚、气血两亏及肾虚阳等不同；标实又有气滞、血瘀、痰湿（痰浊、痰热）、寒凝或肝阳上亢等区分，故须辨证审慎，分清寒热虚实及标本缓急先后为要。欲分虚实，不能单凭脉象有力或无力绝然定分，务必脉证合参，不可偏废。如肝气不舒、阳气郁闭时，脉呈沉伏或沉细，阳气虚衰时也见沉细脉象，但前者属实证必见肝郁的表现，后者属虚证必见阳虚的证候。肝郁者经疏肝理气解郁，证即减除，脉象伸展，可由沉细转为弦滑；阳衰者予扶阳温通，阳气回复，脉也可转为滑象。另外，如在急性发作期或非发作期，青年或老年以及体质禀赋等皆需斟酌，全面审慎考虑。本病多有内虚，又多由痹而不通所致。一般的治疗常需标本同治，补必兼通，通亦兼补，虚尚不能急补，滞可先予开通。临证常用瓜蒌薤白白酒汤、瓜蒌薤白半夏汤等通阳开痹，此方可据患者有无咳唾喘息不得卧诸症加减，广泛灵活运用。瓜蒌宽胸顺气，为治胸膈郁结之要药，薤白温通胸阳，半夏降逆泄浊，一宽一降一通可有暂行开痹之功。根据体虚兼证随证治之，阴虚者宜养阴；阳衰者温阳；中气不足者补中益气；气郁痰浊需加疏气祛痰之品；血瘀者行血通络；肝阳亢盛则应平肝潜镇，然阴血亏甚或阴寒过盛引起心病者用本方则不宜，非重剂温通补益不可。通常本病补开合用，多能取效较速。（编委会.北京市老中医医案选编.北京：北京出版社，1980：125-126.）

2.许公岩医案：牛某，女，58岁，初诊日期：1976年4月26日。主诉：患者素体虚弱，常感气短、胸闷、咳痰白黏，纳少，便秘，三四日一行，口干饮少，近5日来自觉腹胀，便后下重不舒。诊查：面色㿠白，舌质淡苔湿腻根稍厚，脉沉细缓，左关弦缓。辨证：脾虚湿阻，肝郁气结。治法：温脾化湿，疏肝理气。处方：干姜18g，生白芍18g，薤白15g，柴胡6g，莱菔子12g，桔梗6g，生甘草30g。服药7剂后便爽腹胀减，舌苔退薄，脉未变，是肝气犹郁，拟将干姜改附片15g，甘草改生黄芪21g，连服10剂。纳复腹舒，舌脉好转而愈。

按：本案所用方剂由四逆散加减而成，四逆散为肝郁脾虚而设，乃久病脾衰之坏证，舒肝和中是正治之法。如少阴病势已成，虚亏必波及它脏，且属愈延愈甚，仲景既立主方，而又详列兼证之加味方法，预为防变。设泄利并感下重不爽者，此属脾肾虚寒气机失畅，湿邪凝聚之象，必取大量之辛温微苦性滑之薤白通阳散结，以化逐有形之湿邪，则下重即除。(邱德文，沙凤桐.中国名老中医药专家学术经验集第一卷.贵阳：贵州科技出版社，1994：47-48.)

下品

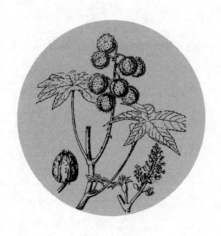

半　夏

味辛，平，主伤寒，寒热，心下坚，下气，喉咽肿痛，头眩胸胀，咳逆肠鸣，止汗。

（一）原文阐释

1. 伤寒，寒热。"伤寒"有广义和狭义之分，广义"伤寒"指一切外感热病的总称，狭义"伤寒"指的是感受风寒之邪导致的外感病证。

2. 心下坚。即心下痞满，甚至心下疼痛，这个可结合《金匮要略》甘遂半夏汤理解。"病者脉伏，其人欲自利，利反快，虽利，心下续坚满，此为留饮欲去故也，甘遂半夏汤主之。"

3. 下气。半夏具有下气降逆的功效，肺主肃降，胃气以降为顺，肺失肃降，可出现咳嗽、气喘、胸满等呼吸病症，胃失和降，可出现恶心、呕吐、呃逆等消化病症，代表方剂如小半夏汤、小半夏加茯苓汤、半夏厚朴汤、麦门冬汤、竹叶石膏汤等。

4. 喉咽肿痛。如《伤寒论》苦酒汤、半夏散及半夏汤治疗咽痛，应与桔梗汤治疗咽痛对比认识。

5. 头眩。即头晕目眩，《金匮要略》云："卒呕吐，心下痞，膈间有水，眩悸者，小半夏加茯苓汤主之。"典型舌脉可见舌质淡，苔水滑，脉沉，临床常与苓桂术甘汤、五苓散、泽泻汤合用治疗痰饮水湿所致的眩晕、呕吐、心悸等病证。

6. 胸胀，咳逆肠鸣。小青龙汤主治外寒里饮咳喘，小青龙加石膏汤、越婢加半夏汤主治肺胀、咳嗽上气，苓甘五味加姜辛半夏杏仁汤治疗寒饮咳喘，方中均有半夏。"肠鸣"应该与"心下坚"一起来理解，首先想到的是痞满，如半夏泻心汤、生姜泻心汤、甘草泻心汤等，它们治疗的主要证候特点为"呕、利、痞"，如"呕而肠鸣，心下痞者，半夏泻心汤主之"。

7. 半夏"止汗"，临床使用半夏秫米汤治疗失眠、盗汗，也有良效，可加用煅牡蛎、麻黄根、山萸肉提高疗效。

（二）张仲景对半夏的运用

《伤寒论》中含"半夏"的方剂有18方，《金匮要略》中含"半夏"的方剂有28方，去掉重复的方剂，共39方。见表34。

表34 张仲景使用半夏方剂

方　名	半夏剂量
大半夏汤	二升
小半夏汤，小半夏加茯苓汤，半夏厚朴汤，麦门冬汤	一升
葛根加半夏汤，小柴胡汤，小青龙汤，厚朴生姜半夏甘草人参汤，大柴胡汤，小陷胸汤，半夏泻心汤，生姜泻心汤，甘草泻心汤，旋覆代赭汤，黄芩加半夏生姜汤，竹叶石膏汤，黄连汤，厚朴麻黄汤，越婢加半夏汤，小青龙加石膏汤，附子粳米汤，竹叶汤（呕者加半夏），温经汤，泽漆汤	半升
厚朴七物汤（呕者加半夏）	五合
柴胡桂枝汤，柴胡加龙骨牡蛎汤	二合半
瓜蒌薤白半夏汤，生姜半夏汤	半斤
奔豚汤，赤丸	四两
干姜人参半夏丸	二两
半夏干姜散	半方寸匕

方　名	半夏剂量
鳖甲煎丸	一分
柴胡加芒硝汤	二十铢
白术散（心烦吐痛，不能食饮，加细辛、半夏）	二十枚大者
甘遂半夏汤	十二枚
苦酒汤	十四枚
射干麻黄汤	八枚
半夏散及汤	1/3 方寸匕
半夏麻黄丸	1.5 小豆大

1. 痞满。除了上文所讲三泻心汤治疗痞满病之外，还有旋覆代赭汤主治"痰气痞"，方中也有半夏。

2. 小结胸病。"小结胸病，正在心下，按之则痛，脉浮滑者，小陷胸汤主之。"可联系《本经》"心下坚"一起理解。

3. 恶心，呕吐。小柴胡汤"呕而发热""心烦喜呕"；小半夏汤"先渴后呕"；半夏泻心汤"呕而肠鸣"；黄连汤"腹中痛，欲呕吐者"；干姜人参半夏丸"妊娠呕吐不止"；竹叶石膏汤"气逆欲吐者"；柴胡桂枝汤"微呕"；黄芩加半夏生姜汤"不下利，但呕者"；竹叶汤（呕者加半夏半升洗）；厚朴七物汤（呕者加半夏五合）等。

4. 寒凝咽痛。"少阴病，咽中痛，半夏散及汤主之。"

5. 咳喘病。寒、热咳喘均有用到，上文已有论述，在此不再赘述。

（三）目前中药学对半夏的认识

半夏味辛，性温，有毒，归脾、胃、肺经，燥湿化痰，降逆止呕，消痞散结，外用消肿止痛。半夏所化之痰可有寒痰、湿痰、热痰，全在于配伍，治疗痰湿的基础方为二陈汤。《医宗金鉴·杂病心法要诀》云："诸痰橘半茯苓草，惟有燥者不相当。风加南星白附子，热加芩连寒桂姜。气合四七郁香附，虚入参术湿入苍。燥芩旋海天冬橘，风消枳桔贝蒌霜。"提示二陈汤加减可以治疗多种痰湿病证，唯独燥痰不适合，因二陈汤偏温，《金匮要略》云："病痰饮者，当以温药和之。"燥痰可用贝母、瓜蒌、麦冬等类药物，方有养阴清肺汤、百合固金汤、贝母瓜蒌散等。

半夏伍以瓜蒌、薤白等可治疗胸痹，如《金匮要略》瓜蒌薤白半夏汤。《济生方》橘皮竹茹汤也应用半夏，此方实为麦门冬汤与橘皮竹茹汤的合方外加枇杷叶，滋阴降逆止呕效果显著，用于治疗胃虚有热，见恶心、呕吐、纳差、舌质红、少苔、脉细数等症。半夏白术天麻汤可治疗痰湿内停中焦，清阳不升所致眩晕。故有"痰厥头痛，非半夏不能疗；眼黑头晕，风虚内作，非天麻不能除"。故方中以半夏燥湿化痰，天麻息风止眩晕，二药合用为主药，以治风痰眩晕头痛。

（四）半夏的炮制及使用注意事项

半夏根据其不同炮制具体分为姜半夏、法半夏、清半夏、半夏曲等。清半夏主要以白矾炮制，可减轻其毒性，增强其燥湿之功效；姜半夏是在白矾基础上增加生姜炮制而成，可以降逆止呕；法半夏以石灰与甘草共同炮制而成，故燥湿化痰外，还可和胃；半夏曲是以半夏加神曲炮制而成，有消食和胃的功效。药典对半夏其规定计量为3～9g。十八反明言"半蒌贝蔹及攻乌"，即半夏反乌头类药物，包括附子、川乌、草乌。为了安全起见，临床不可共用。

半夏为天南星科植物，有水半夏与旱半夏之分，二者均有小毒，两种虽属同一科属，但并非同一植株，旱半夏为天南星科半夏的干燥块茎，水半夏为天南星科属水半夏的干燥块茎，二者不能相互替代，水半夏的毒性为半夏的3倍左右。现在我们临床主要用的半夏为旱半夏。

（五）典型医案

1. 岳美中医案：白某，男性，39岁，于1964年1月24日初诊。患慢性肝炎6年。两胁间歇性疼痛，大腹胀满，纳食乏味，嗳气频频，肠鸣矢气，大便溏薄，1日两次或隔日一行，曾先后5次住院，经保肝治疗后，均可获暂时效果，工作一紧张辄又复发。曾用柴胡疏肝散等方治疗亦无显著效果。诊得六脉虚迟无力，舌胖大，苔腻而浮，缘起病于早年饥饱劳役，脾胃升降失职，健运无权，恰与《金匮要略》"呕而肠鸣，心下痞者，半夏泻心汤主之"之证相符，则予：法半夏9g，黄炒连3g，枯黄芩9g，干姜片6g，炙甘草6g，潞党参9g，大枣（开）4枚。

二诊：1964年2月29日，前方日服1剂，1个月来纳差肠鸣矢气等症状已大为减轻，但仍有腹胀胁痛，舌脉同前，拟《伤寒论》厚朴生姜半夏甘草人参汤：厚朴9g，生姜6g，半夏6g，党参9g，炙甘草6g。

三诊：又服药20剂，腹胀大减，基本消失，除胁有隐痛之外余证均除，脉象较前有力，精神充沛，出院返四川工作，嘱再服一段时间半夏泻心汤及补中益气丸为善后调理。

按：本例慢性肝炎的治疗，亦与一般常法不同，患者断续病程6年，有腹胀纳差，肠鸣便溏，六脉虚迟无力，舌胖大等症。虽有胁痛，按疏肝理气法用柴胡疏肝散治疗不效，则说明非"肝胃不和型"，而为脾胃阳虚之证。先用半夏泻心汤以"辛开苦降法"为治，经服药1月余，纳差、嗳气、肠鸣等症大为好转，然腹胀不效，六脉如前，则说明脾阳衰惫转甚。《伤寒论》云："发汗后，腹胀满者，厚朴生姜半夏甘草人参汤主之。"所谓"发汗后"是指其病因为汗后伤及脾阳所致，本利虽未发汗，但病程6年之久，具有明显脾阳虚衰，顽固性"腹胀"，六脉虚迟无力。病因虽异，其证候相同，故改用厚朴生姜半夏甘草生汤之后20余剂即又进一步获得明显效果。（中国中医研究院．岳美中医案集．北京：人民卫生出版社，2005：62-63.）

2.赵进喜医案：刘某，男，53岁。2008年5月11日初诊。患者患慢性支气管炎10年，常因感染，或接触油漆、天气变化、空调制冷等诱发病情加重。每年都需住院治疗。近期天气变化，咳喘再次加重，咳嗽痰多，气喘息促，痰色灰黑，大便偏干，怕冷，咽干不爽，舌质暗，脉细滑。中医辨证：痰湿阻肺。治拟化痰润肺、止咳平喘。处方：熟地黄12g，当归12g，陈皮9g，清半夏12g，桔梗6g，甘草6g，桃仁12g，杏仁12g，牛蒡子12g，川贝母9g，紫菀9g，款冬花9g，苏子12g，白芥子6g，莱菔子15g。14剂，每日1剂。

2008年5月30日二诊：咳喘减轻，仍述痰多色黑，舌苔略腻，脉沉。原方去白芥子、莱菔子、川贝母，加芦根12g，生薏苡仁25g，黄芩6g，清热化痰。14剂。

后2011年10月30日因胃痛来诊，告之服药后，咳喘症状消失，3年间病情平稳，未再住院。

按：慢性咳喘，宿痰、伏饮是其发生发展的内在基础，因此化痰、消饮治法应给予足够重视。化痰咳喘方，融二陈汤、三子养亲汤、金水六君煎方义，治疗慢性咳嗽痰喘，疗效良好。此例即痰湿阻肺咳喘，特点为咳痰较多，而咽干、大便干，乃为阴虚，所以应用化痰咳喘方，更用熟地黄、当归，即金水六君煎之意。后咳喘减轻，更加芦根、薏苡仁、黄芩，乃因痰阻日久，已有化热之机，故芦根、薏苡仁、桃仁、杏仁同用，有《千金》苇茎汤方意。(赵进喜.赵进喜临证心悟.北京：中国中医药出版社，2016：227-229.)

杏 仁

味甘，温。主咳逆上气，雷鸣喉痹，下气，产乳，金创、寒心、奔豚。

（一）原文阐释

1. 咳逆上气。《本经》中麻黄、桂枝、附子、当归都可以治疗咳逆上气。

2. 雷鸣喉痹。雷鸣可以从两个方面理解，一方面可以理解为咳嗽喘鸣；另一方面也可以理解为肠鸣，如《金匮要略》中的附子粳米汤证"雷鸣切痛"。杏仁主治"雷鸣"显然为咳嗽喘鸣。喉痹，《素问·阴阳别论》云："二阳结谓之消，三阳结谓之隔，三阴结谓之水，一阴一阳结谓之喉痹。"

3. 下气。指杏仁具有下气降逆平喘功效。

4. 产乳。产乳有两种解释：其一指下乳，即催乳；其二指产子。著名本草专家祝之友教授认为产乳即生子，即指杏仁能促使孕妇分娩。

5. 金疮。即金属器刃损伤人之肌体所致之创伤。亦有将伤后夹杂感染毒邪溃烂成疮者，称之为金疮或金疡。

6. 寒心奔豚。奔豚，《金匮要略》称之为"奔豚气"。豚，即小猪。奔豚有二，其一由于肾阳虚亏虚，水气上冲；其二由于肝脏气火上逆，临床特点为气上冲胸，直达咽喉，胸闷气急，头昏目眩，心悸易惊，烦躁不安，发作过后如常，多由惊恐所发，因其发作时胸腹如有小豚奔闯，故名。张仲景以桂枝加桂汤、茯苓桂枝甘草大枣汤、奔豚汤等加以治疗。

桂枝和杏仁均有下气功效，可以用于治疗奔豚。寒心，则应指心下冷痛，心位于上焦，为阳中之阳，阴寒之气易往上走，上冲于心，故而冷痛。

（二）张仲景对杏仁的运用

《伤寒论》中含"杏仁"的方剂有9方，《金匮要略》中含"杏仁"的方剂有9方，去掉重复的方剂，共15方。见表35。

表35　张仲景使用杏仁方剂

方　名	杏仁剂量
大黄䗪虫丸，麻子仁丸	一升
小青龙汤（喘者去麻黄加杏仁），大陷胸丸，厚朴麻黄汤	半升
麻黄汤	七十个
麻黄杏仁甘草石膏汤，桂枝加厚朴杏子汤，茯苓杏仁甘草汤	五十个
大青龙汤，麻黄连轺赤小豆汤	四十枚
桂枝麻黄各半汤	二十四枚
桂枝二麻黄一汤	十六个
麻黄杏仁薏苡甘草汤	十个
薯蓣丸	六分
矾石丸	一分

1.咳喘病证。杏仁所治疗的喘咳病证分为寒喘和热喘。如麻黄汤治疗风寒束表所致咳喘，"太阳病，头痛发热，身疼腰痛，骨节疼痛，恶风，无汗而喘者"；麻杏石甘汤则是治疗邪热壅肺或表寒里热咳喘，"汗出而喘，无大热者，可与麻黄杏仁甘草石膏汤"；桂枝加厚朴杏子汤则是治疗太阳中风兼有喘证，"喘家作桂枝汤，加厚朴杏子佳"，如患者本有慢性支气管炎病史，受凉加重，可用上方。厚朴麻黄汤，"咳而脉

浮者，厚朴麻黄汤主之"。苓甘五味姜辛汤加半夏杏仁治疗寒饮咳喘。小青龙汤治疗表寒里饮咳喘，"若喘者，去麻黄，加杏仁半升"。日本医家吉益为则《药征》中论述了麻黄和杏仁治喘的区别："杏仁、麻黄，同治喘，而有其别。胸满，不用麻黄。身疼，不用杏仁。其二物等用者，以有胸满身疼二证也。"

2. 大便难。杏仁也有润肠通便的功效，如麻子仁丸治疗"大便则坚"中就含有杏仁。

3. 胸痹。茯苓杏仁甘草汤治"胸痹，胸中气塞，短气"。

4. 黄疸。麻黄连翘赤小豆汤治疗"伤寒，身黄发热"。

5. 身痛。麻杏薏甘汤治疗"病者一身尽痛"，麻黄加术汤治疗"湿家身烦疼"。

（三）目前中药学对于杏仁的认识

杏仁味苦，性微温，有小毒，归肺、大肠经。

1. 止咳平喘。桑杏汤治疗燥咳偏热；杏苏散治疗燥咳偏寒；桑菊饮为辛凉轻剂，治疗风热咳嗽；清燥救肺汤治疗温燥伤肺、气阴两伤。

2. 润肠通便。如《仁斋直指方》润肠丸，组成：杏仁、枳壳、麻子仁、陈皮、阿胶、防风。功效：养血理气、润肠通便。主治血虚气滞，大便秘涩者。

3. 此外吴鞠通对杏仁应用颇多，如治疗湿温初起湿重于热之证的三仁汤，《温病条辨》云："头痛恶寒，身重疼痛，舌白不渴，脉弦细而濡，面色淡黄，胸闷不饥，午后身热，状若阴虚，病难速已，名曰湿温。汗之则神昏耳聋，甚则目瞑不欲言，下之则洞泄，润之则病深不解，长夏深秋冬日同法，三仁汤主之。""以三仁汤轻开上焦肺气，盖肺主一身之气，气化则湿亦化也。"可见本方重在用杏仁轻宣上焦肺气，而不是教材所言的宣上、畅中、渗下。

（四）焦树德教授麻杏二三汤

中日友好医院已故焦树德教授经验方麻杏二三汤，即麻黄汤、二陈汤、三子养亲汤合方加减而成，组成：麻黄5～9g，杏仁9g，化橘红9～12g，半夏9g，茯苓12g，紫苏子9g，白芥子6g，莱菔子9g。咳甚加紫菀12～15g，枇杷叶12～15g。用于治疗风寒感冒，肺失宣肃，气逆作咳，痰白而多指证，有良好效果，临床上常用于急性支气管炎、喘息性支气管炎、感冒咳嗽等，表现为风寒痰盛病证者。（焦树德.方剂心得十讲.北京：人民卫生出版社，2005：217.）

（五）杏仁的分类

杏仁可以分为甜杏仁和苦杏仁。甜杏仁力弱，苦杏仁力强。甜杏仁，性平，偏于滋润及养护肺气，作用缓和，其润肠通便之功效较苦杏仁更为显著，并能润肺，宽胃，祛痰止咳，适用于肺虚久咳或津伤、便秘等症，临床使用较少。苦杏仁，性属苦泄，善降气，入肺和大肠，具有止咳平喘、润肠通便功效，广泛用于咳喘病证。此外，杏仁有小毒，在临床上要慎用，中病即止。

（六）典型医案

1.蒲辅周医案：杨某，男，63岁，1962年6月28日初诊。发热已数日，体温尚38.3℃，恶风寒，头痛，身痛，咽痛，咳嗽吐痰，二便正常。脉右浮数，左沉细数；舌苔黄腻。属风邪郁闭，肺气不宣，治宜宣透。处方：紫苏叶一钱半，杏仁一钱半，桔梗一钱半，僵蚕二钱，炒枳壳一钱，陈皮一钱半，甘草五分，姜南星一钱半，橘红一钱半，前胡一钱半，薄荷一钱（后下），黄芩一钱，生姜两片。2剂，每剂煎两次，共取200mL，分早晚两次温服。

6月30日复诊：药后恶寒、发热、咳嗽均减。咽微痒，痰稠淡黄，头晕乏力。脉右微数，余沉细；舌苔灰腻。风邪虽减，肺胃未和，治宜清宣，兼调肺胃。处方：紫苏叶一钱半，杏仁二钱，桔梗一钱，僵蚕一钱半，橘红一钱半，枇杷叶二钱，桑白皮一钱半，薏苡仁三钱，冬瓜仁三钱，炒枳壳一钱，甘草一钱。2剂，煎服法同前。

7月2日三诊：已不恶风，体温正常，头、身痛基本消失。但尚咽微痒，微咳，痰淡黄，口干。脉沉微数，舌苔灰褐腻。风邪再减，肺气未清，治宜清燥，和胃化痰。处方：炙桑皮一钱半，地骨皮二钱，粉甘草一钱，姜制南星一钱半，桔梗一钱，橘红一钱半，杏仁一钱，橘红一钱半，枇杷叶三钱，枳壳一钱，麦芽二钱。2剂，煎服法同前，服后病愈。

按： 脉证属风邪郁闭，用杏苏散去半夏易南星，加僵蚕、薄荷，而增加祛风宣肺之力。发热已数日，苔黄，佐以黄芩。二诊，风邪已减，痰稠淡黄，苔灰腻，增薏苡仁、冬瓜仁合苇茎汤。三诊，燥气未平，肺失清肃，用泻白散加减而愈。（中医研究院 . 蒲辅周医疗经验 . 北京：人民卫生出版社，1976：163-164.）

2. 祁振华医案：武某，男，12岁。初诊日期：1964年4月22日。主症：3天前外感风寒，哮喘发作，夜间喘重，伏跪于床，不得平卧，精神疲倦，时有头痛，纳食明显减少，大小便正常，面色不润，形体消瘦，皮肤干燥。患儿出生4个月时，因洗澡受凉，以后经常咳喘，曾用过中西药及割治等疗法，均未取效。舌苔薄白，脉缓。西医诊断：支气管哮喘。辨证：风寒犯肺，肺虚咳喘。治法：疏解宣肺，益阴化痰。方药：麻黄1.5g，杏仁6g，苏叶6g，射干4.5g，白芍9g，川贝母6g，玄参12g，天花粉15g。治疗经过：服药2剂，4月24日复诊，咳喘明显减轻，精神、饮食好转，夜间喘轻，白天已不喘，舌苔薄白，脉缓。继拟养阴益气之品：麻黄1.5g，五味子4.5g，天花粉9g，白芍9g，党参9g，杏仁4.5g，炙甘草3g。服上方30余剂，咳止喘平。1964年11月随访，半年哮喘未犯。

按：患儿素有哮喘，感寒即发。3天来又喘，夜间喘重不得平卧。但头痛而无身热，脉亦不浮，是正气不足，无力抵抗表邪，风寒外束，使肺气上逆所致。祁老用药选择时顾及患儿肺虚不耐彪悍之药物，故用甘寒清热，佐以辛开。麻黄配杏仁，宣肺定喘；苏叶助麻黄温散风寒；射干清热化痰降逆；白芍、玄参、天花粉润肺益阴；川贝母清热化痰；党参、甘草，培补中气，以巩固疗效。（祁振华，邵慧中.祁振华临床经验集.沈阳：辽宁科学技术出版社，1985：39-40.）

桃 仁

味苦，平。主瘀血，血闭，癥瘕，邪气。杀小虫。

（一）原文阐释

1. 主治瘀血。有活血化瘀作用，治疗血瘀病证。

2. 血闭，癥瘕，邪气。在活血化瘀基础上更有活血消癥作用，可以治疗一些癥瘕积聚病证。联系大黄有"下瘀血，血闭寒热，癥瘕积聚"作用，二者合用如桃核承气汤。

3. 杀小虫。《神农本草经百种录》言小虫为败血所生之虫。

（二）张仲景对桃仁的运用

《伤寒论》中含"桃仁"的方剂有 3 方，《金匮要略》中含"桃仁"的方剂有 6 方，去掉重复的方剂，共 8 方。见表36。

表36　张仲景使用桃仁方剂

方　名	桃仁剂量
桃核承气汤，大黄牡丹汤	50 个
抵当丸	25 个
抵当汤，下瘀血汤	20 个
大黄䗪虫丸	
鳖甲煎丸	二分
桂枝茯苓丸	

1. 下焦蓄血证。仲景治下焦蓄血证有桃核承气汤、抵当汤、抵当丸，桃核承气汤为调胃承气汤加桃仁、桂枝而成，

抵当汤由桃仁、大黄、虻虫、水蛭组成。《伤寒论》云:"太阳病六七日,表证仍在,脉微而沉,反不结胸,其人发狂者,以热在下焦,少腹当硬满,小便自利者,下血乃愈,所以然者,以太阳随经,瘀热在里故也,抵当汤主之。"桃核承气汤主症特点是"其人如狂",抵当汤主症特点是"其人发狂",抵当丸主症特点"瘀血发黄"。

2. 肠痈。治肠痈配大黄、牡丹皮、芒硝、冬瓜子,如大黄牡丹皮汤。桃仁治肺配伍苇茎、生薏苡仁、冬瓜仁、杏仁,如《千金》苇茎汤。

3. 癥瘕疟母。桂枝茯苓丸为理血剂,具有活血、化瘀、消癥之功效,治疗"妇人宿有癥病",现代常用于治疗妇女子宫肌瘤等。鳖甲煎丸活血化瘀,软坚散结,用于治疗胁下癥块,联系《本经》桃仁主治"血闭癥瘕邪气"。

4. 治疗虚劳病。如大黄䗪虫丸,《金匮要略》言:"五劳虚极羸瘦……内有干血,肌肤甲错,两目黯黑。缓中补虚,大黄䗪虫丸主之。"其中病机关键在于"内有干血",表现肌肤甲错,两目黯黑,因此用桃仁祛瘀生新。

5. 妇科病。如妇人产后,恶露不尽,妇人闭经,用抵当汤或下瘀血汤。《金匮要略》曰:"师曰:产妇腹痛,法当以枳实芍药散,假令不愈者,此为腹中有干血着脐下,宜下瘀血汤主之。"下瘀血汤实际上为抵当汤去水蛭而成。

(三) 目前中药学对桃仁的认识

桃仁味苦、甘,性平,有小毒,归心、肝、大肠经。

1. 桃仁味苦,入心肝血分,善泄血滞,祛瘀力强,又称破血药,为治疗多种瘀血阻滞病证的常用药。治瘀血经闭、

下
品

255

痛经，常与红花相须为用，并配当归、川芎、赤芍等，如桃红四物汤（《医宗金鉴》）；治产后瘀滞腹痛，常配伍炮姜、川芎等，如生化汤（《傅青主女科》）；治妇人月水不通，属瘀血者，小腹时时作痛，或少腹板急，用桃仁红花煎（《陈素庵妇科补解》）；治瘀血蓄积之癥瘕痞块，常配伍桂枝、牡丹皮、赤芍等药用，如桂枝茯苓丸（《金匮要略》），或配伍三棱、莪术等药；若瘀滞较重，须破血逐瘀，可配伍大黄、芒硝、桂枝等药用，如桃核承气汤（《伤寒论》）；治跌打损伤，瘀肿疼痛，常配伍当归、红花、大黄等药用，如复元活血汤（《医学发明》）。

2.肠燥便秘。本品富含油脂，能润燥滑肠，故可用于肠燥便秘证。常配伍当归、火麻仁、瓜蒌仁等治疗便秘，如润肠丸（《脾胃论》）。

3.咳嗽气喘。本品味苦，能降肺气，有止咳平喘之功，治咳嗽气喘，既可单用煮粥食用，又常与杏仁同用，如双仁丸（《圣济总录》）。

（四）桃仁不良反应

桃仁中的苦杏仁苷在体内分解出较多的氢氰酸，对中枢神经系统先兴奋后麻痹，其中引起呼吸麻痹是其致死的主要原因。此外氢氰酸对皮肤有局部麻醉作用和对黏膜有刺激作用。桃仁中毒的主要表现首先是对中枢神经的损害，出现头晕、头痛、呕吐、心悸、烦躁不安，继则神志不清、抽搐，并引起呼吸麻痹而危及生命。桃仁的毒性反应主要是因口服剂量过大或使用不当。因此，临床用量不宜过大，并应禁止儿童食用。同时，孕妇，血虚血燥及津液亏虚者慎用。

(五)典型医案

1. 胡希恕医案：杨某，女，30岁。时在北京解放前夕，因久病卧床不起，家中一贫如洗。邻人怜之，请胡老义诊之。望其骨瘦如柴，面色黧黑，扪其腹，少腹硬满而痛，大便1周未行，舌紫暗，苔黄褐，脉沉弦。胡老判为干血停聚少腹，治当急下其瘀，与下瘀血汤加麝香：大黄五钱，桃仁三钱，䗪虫二钱，麝香少许。因其家境贫寒，麝香只找来一点点，令其用纱布包裹，汤药煎成，把布包在汤中一蘸，仍留下煎再用。服一剂，大便泻下黑紫粪便及黑水一大盆，腹痛减，饮食进，继服血府逐瘀汤、桂枝茯苓丸加减，1个月后面色变白，变胖，如换一人。

按：骨瘦如柴、面色灰黑、舌紫暗为久有瘀血之象，少腹硬满而痛为干血停聚于少腹不去，舌苔黄，大便干结，脉沉弦为内有热结。综合分析，患者在瘀血征象的基础上，又有少腹痛、硬满、大便干结，无发狂、如狂及气上冲的表现，符合下瘀血汤的方证要求，方证相应，疗效显著，多年沉疴，霍然而愈。〔王成果. 胡希恕治疗瘀血证验案分析及辨治特点探析. 光明中医，2012，27（6）：1089-1091.〕

2. 刘渡舟医案：杜某，女，18岁。因遭受惊吓而精神失常，或哭或笑，惊狂不安，伴见少腹疼痛，月经衍期不至。舌质紫暗，脉弦滑。此乃情至所伤，气机逆行，血瘀神乱。桃核承气汤主之。桃仁12g，桂枝9g，大黄9g，炙甘草6g，柴胡12g，牡丹皮9g，赤芍9g，水蛭9g，2剂。药后经水下行，少腹痛止，精神随之而安。

按：在《伤寒论》中，张仲景用桃核承气汤治疗"热结膀胱"证,以"少腹急结,其人如狂"为主要临床表现。本证的病机关键在于下焦蓄血,瘀血与邪热相结。从临床实际情况来看,多与妇女经血瘀阻有关,如瘀热闭经,少腹硬痛而心情烦躁或如狂者,服用本方多有疗效。另外,产后恶露不下,瘀血内阻而见喘胀欲死,或精神狂妄者,亦可使用本方。本方还可与桂枝茯苓丸交替使用,治疗妇女癥瘕痼结;若与大柴胡汤合用,则应用范围更广,凡是胸腹胁肋疼痛,以两侧为主,每遇阴雨寒冷而痛势加剧,或有跌仆损伤病史者,是为瘀血久停于内,无论其部位在上在下,皆能获效。临床运用桃核承气汤,还要注意以下几个问题。一是瘀血内停,血络受阻,心脉失养,往往见到精神及情志方面的异常,轻者烦躁、善忘,重者如狂、发狂,所以《黄帝内经》说:"血在上善忘,血在下如狂。"这是下焦蓄血的一个比较明显的证候特点;二是从致病原因上看,虽然瘀血为其主要的病因,但是骤然受到惊吓,也往往是本病的一个重要诱因;三是本方有较强的泻热逐瘀的作用,运用时一定要以患者的体质壮实为前提,如果体质虚弱,则不能轻率使用;四是在服药时间上,一般以空腹时为佳,因为病位在下焦,而桃核承气汤又是攻下瘀血的方剂,所以,空腹服药有利于攻逐瘀热。张仲景说"先食温服",也就是这个意思。(刘渡舟,姜元安.经方临证指南.天津:天津科学技术出版社,1993:45-46.)

牡丹皮

味辛，寒。主寒热，中风，瘛疭，痉，惊痫，邪气，除癥坚，瘀血留舍肠胃，安五脏，疗痈创。

（一）原文阐释

1.寒热。牡丹皮所主"寒热"与石膏、厚朴等药物所主治的"寒热"不同。牡丹皮所主"寒热"，病在血分，如《金匮要略》大黄牡丹汤证"时时发热，自汗出，复恶寒"，《本草经疏》云："寒热者，阴虚血热之候也。"

2.中风，瘛疭，痉，惊痫，邪气。《素问·至真要大论》云："诸风掉眩，皆属于肝。""诸热瞀瘛，皆属于火。""诸禁鼓栗，如丧神守，皆属于火。"火热之邪太盛，其一，可以入血分，耗血动血，出现皮肤斑疹，舌红绛；其二，可以使得肝风内动，出现筋脉拘急，肢体抽搐，甚至角弓反张；其三，可以扰动心神，出现谵语神昏。《神农本草经百种录》云："中风瘛疭，痉，惊痫邪气，皆肝气所发之疾。"

3.除癥坚，瘀血留舍肠胃，牡丹皮活血化瘀，可以治疗癥瘕积聚，尤其可除肠胃之瘀血，联系大黄牡丹汤可以治疗肠痈理解。

4.安五脏，疗痈创。牡丹皮祛邪气以安五脏，入血分犹可疗痈创，其中疮痈有内外之分。

（二）张仲景对牡丹皮的运用

《伤寒论》中无"牡丹皮"，《金匮要略》中含"牡丹皮"

的方剂有 5 方。见表 37。

表 37　张仲景使用牡丹皮方剂

方　名	牡丹皮剂量
肾气丸	三两
温经汤	二两
大黄牡丹汤	一两
鳖甲煎丸	五分
桂枝茯苓丸	详见原文

1.肠痈。"肠痈者，少腹肿痞，按之即痛如淋，小便自调，时时发热，自汗出，复恶寒；其脉迟紧者，脓未成，可下之，当有血……大黄牡丹汤主之。"肠痈未成脓者，可予大黄牡丹汤泄热破瘀。

2.癥瘕积聚。"妇人宿有癥病，经断未及三月，而得漏下不止，胎动在脐上者，为癥痼害……其癥不去故也，当下其癥，桂枝茯苓丸主之。""病疟以月一日发……此结为癥瘕，名曰疟母，急治之，宜鳖甲煎丸。"

3.妇女月经病证。"妇人年五十所，病下利数十日不止，暮即发热，少腹里急，腹满，手掌烦热，唇口干燥，何也？师曰：此病属带下。何以故？曾经半产，瘀血在少腹不去……当以温经汤主之。"

另有肾气丸三泻之牡丹皮。肾气丸重用地黄滋阴补肾，山茱萸、山药补中收涩为臣，以茯苓、泽泻、牡丹皮之三泻以通导塞，使开合相济，除旧布新，以桂附之以动推静，使温暖水脏，促精气化均为佐使。

（三）目前中药学对牡丹皮的认识

牡丹皮为毛茛科植物牡丹干燥根皮，味苦、甘，性微寒，归心、肝、肾经，主要体现在凉血和活血两方面。

1.凉血。清热凉血可用于血分有热所致的吐血、衄血、咳血、尿血、月经过多、出疹发斑等症，方如《千金》犀角地黄汤，《傅青主女科》清经散（方歌：清经散治经多早，清火滋水此方好，丹皮地骨黄柏芍，茯苓熟地嫩青蒿），《温病条辨》银翘散去豆豉加生地丹皮大青叶倍玄参方。

因阴虚血热而致骨蒸痨热，可用牡丹皮清血中伏热而凉血除蒸，如《温病条辨》青蒿鳖甲汤治疗"热邪深入阴分"所致骨蒸劳热，金元医家张元素云："牡丹皮治无汗之骨蒸，地骨皮治有汗之骨蒸。"

2.活血。其一，活血化瘀。对血瘀停滞而致闭经、腹中癥块等症，可用本品散瘀血，化瘀块，方如《金匮要略》桂枝茯苓丸、《医林改错》膈下逐瘀汤。其二，活血消痈。肠痈（急性阑尾炎）初起尚未化脓而出现发热、呕吐、右下腹疼痛等症，可用本品散瘀血，消痈肿。此外，牛蒡解肌汤治疗风热痈肿（方歌：牛蒡解肌薄荆翘，丹栀斛玄夏枯草，疏风清热散痈肿，牙痛颈毒皆可消），金银花解毒汤治疗痈疽疔毒（方歌：金银花解毒地丁翘，犀角丹皮夏枯草，再把川连赤苓入，痈疽疔毒一齐消），均用到了牡丹皮。

赤芍、牡丹皮为吕仁和教授、魏执真教授常用凉血活血对药。魏执真教授认为快速型心律失常的基本病机为心脏亏虚、血脉瘀阻、瘀郁化热，主张在益气养心、理气通脉的基础上，运用凉血清热法，主方为调脉饮，方中赤芍、牡丹皮对药可凉血清热，减慢心率。吕仁和教授认为消渴病消瘅期即糖尿病并发症阶段，消瘅期的主要病机为瘀热互结。《灵枢·五变》云："血脉不行，转而为热，热则消肌肤，故为消瘴。"此期治疗应重视凉血活血，化瘀散结。牡丹皮的主要成分丹皮酚可以降低血黏度，使红细胞聚集性和血小板的黏附性降低，可预防血栓形成。其次，赤芍、牡丹皮性寒，可通利大便，适用于胃肠有瘀热互结之人。最后，赤芍、牡丹皮合用有清肝火的功效，如张景岳化肝煎主治"治怒气伤肝，气逆动火，胁痛胀满，烦热动血"，方中就有芍药、牡丹皮，再如丹栀逍遥散方中用牡丹皮也有清肝火之意。

（四）名医名方

1. 赵炳南教授五皮五藤饮

组成：牡丹皮、白鲜皮、海桐皮、地骨皮、桑白皮、海风藤、天仙藤、夜交藤、双钩藤、青风藤。

牡丹皮性寒，清热解毒；味辛，散风止痒，活血消肿。青风藤、海风藤、天仙藤辛散，苦燥，温通，既可祛风止痒燥湿，又可温通经络气血；夜交藤养血安神，祛风通络，专止夜间皮肤瘙痒；钩藤清肝与心包之火，即清血分之热，解血分之毒，轻清透热，达邪外出，以杜疹源。更妙的是，以皮达皮，皮属肺，能利水消肿，给邪以出路；以藤达络，络通风祛痒止，血行疹消。皮、藤各臻其妙。合用透风于热外，渗湿于热下，清中有行，行中有清，效能愈彰。全方共奏祛风胜湿，清热解毒，通络和血之功。此方选药新颖，组方严谨，立法周全，治病且能引经，直达病所，使邪速去，实为良方，足堪效法。本方以皮达皮、以藤达络，此乃中医理论之精萃，既能治皮肉之疹，也能治其他皮肉之疾。（王惠英，张炳厚.五皮五藤饮在临床的应用.北京中医，1992，5:28–30.）

2. 魏执真教授调脉饮

组成：牡丹皮、赤芍、太子参、麦冬、五味子、香附、香橼、佛手、乌药。主治快速型心律失常，病机为心之气阴亏虚，血脉不畅，瘀郁化热，"瘀热"是其发病的关键，治法凉血清热、益气养心、理气通脉。牡丹皮、赤芍凉血清热和血，二者共为君药。二药并用之功有三，其一，凉血清热定悸，可减慢心率，治疗快速型心律失常尤为适宜；其二，凉血润肠通便；其三，凉血清肝，可治疗肝郁化火诸症。太子参、麦冬、五味子以益气养心，共为臣药；香附、香橼、佛手、乌药理气以助通脉，肝脾同调，使补而不滞、凉而不遏，共为佐使。全方体用同调、补泻兼施、寒温并用，以寒为主、以温为辅，标本同治。（魏执真，刘红旭，易京红.名老中医魏执真心血管病经验发挥.北京：中国协和医科大学出版社，2017：71.）

（五）典型医案

1. 刘奉五医案：王某，女，26岁。门诊简易病历。初诊日期：1975年5月21日。主诉：月经频至量多已4年。现病史：患者月经初潮为13岁，先后周期不定，4年来月经频至而量多，每隔12～23天行经1次，行经5～7天，色黑稠有块，有时淋漓不断，腰腿酸痛，偶有小腹坠痛，心胸烦闷，气短，急躁，白带量多；有时色黄。近3个月以来的月经周期为4月20日、5月3日、5月15日。妇科检查未发现异常。舌象：舌质暗，苔白。脉象：脉细滑。西医诊断：月经失调。中医辨证：阴虚血热，冲任失调。治法：滋阴清热，安冲固经。方药：生地四钱，黄芩三钱，马尾连三钱，瓜蒌皮五钱，石斛三钱，麦冬三钱，玄参三钱，女贞子三钱，旱莲草三钱，牡丹皮三钱，阿胶珠五钱。治疗经过：7月13日复诊时称服上方20剂，6月11日、7月11日各来月经1次，周期正常，血量中等，行经3天。

按：月经频至量多，从其发展来看，可以表现为月经初潮之后即周期相距较短，更由于行经日久，间隔的时间就更为缩短；或者是由于产后出血过多等因素，影响脾肾功能，以致冲任失调不能摄血，则月经频至。比较多见的情况是月经开始先后不定期，由于夹热而逐渐发展为月经频至而且量多。如果进一步发展即可以形成崩漏。或为月经淋沥不断，或为崩中下血。本例月经初潮后即为先后不定期，以后4年来月经频至而量多。近3个月来间隔周期更短甚至1个月行经2次，见有腰腿酸痛，小腹坠痛，舌暗，脉弦细滑，经血色黑而稠，心胸烦闷而急躁，白带多有时色黄等属于阴虚血热、冲任失调之证。治以清热滋阴安冲调经为法，方用瓜石汤（刘奉五经验方）加女贞子、旱莲草养阴补肝肾，牡丹皮、阿胶珠养血凉血而止血。因为患者月经频至，故去方中之牛膝、瞿麦、益母草、车前子等通利之品，另加黄芩以助清热之功。（北京中医医院.刘奉五妇科经验.北京：人民卫生出版社，1982：100-101.）

2.张炳厚医案：耿某，男，34岁，8天前突然频发心悸、全身灼热，间有刺痛，翌日晨起发现右胁连背出现红斑、水疱，大小不等，五七成群，边缘整齐，连成带状，疼痛难忍，痛痒交作，水疱先淡红，后深红，颜色不一，作烂处淌渗浆水，口渴，心烦尿赤热、大便不爽。患者1年前曾患带状疱疹，皮损鲜红，疹少而速消，但疹消后久痛不止，经笔者治愈。故本次发病，直趋而来，询其因，酗酒当风，两次起病，因同而证异，观舌红苔黄而滑，右腋下淋巴结肿大，脉浮滑而数，诊为干湿混合性带状疱疹，遂用五皮五藤饮加减治疗。牡丹皮20g，桑白皮、白鲜皮、海桐皮、葛花、金银花、连翘、滑石各15g，海风藤、天仙藤、夜交藤、钩藤各12g，明矾3g，水煎分两次服。7剂药后，疹愈痒消，痛止热平。原方减量，又进5剂，以竟全功。

按：本例患者为个体经营者，早时嗜酒肥甘，湿热内蕴、今又酗酒当风，复感时毒，湿热之毒、外蒸皮肉，下注二阴，是发疱疹，故重用五皮、葛花、滑石、清热解毒利尿；四藤祛风止痒通络，使湿热去，风邪清，方贵神速，全赖皮、藤引经。（王惠英，张炳厚.五皮五藤饮在临床的应用.北京中医，1992，5：28-30.）

附 子

味辛,温。主风寒咳逆,邪气,温中,金创,破癥坚积聚,血瘕,寒湿,痿躄,拘挛,膝痛不能步行。

(一) 原文阐释

1.风寒邪气,寒湿,痿躄,拘挛,膝痛不能步行。指附子可用于治疗风寒湿痹,症见肢体关节疼痛,甚则活动受限,阴雨天加重;《素问·调经论》云:"血气者,喜温而恶寒,寒则泣而不能流,温则消而去之。"寒主收引,寒主凝滞,风寒湿邪痹阻经络关节,气血不通,故见关节拘挛,膝痛不能步行,后期可见肌肉萎缩,即痿躄。临床常见于类风湿关节炎,中医称之为尪痹。治疗方剂如《伤寒论》桂枝附子汤、白术附子汤、甘草附子汤等。

2.咳逆。咳喘病证,如《伤寒论》小青龙汤治疗外寒里饮所致的"咳而微喘",在方后注中提道:"若噎者,去麻黄,加附子一枚,炮。"

3.温中。除中焦之寒,《伤寒论》云:"自利不渴者,属太阴,以其脏有寒故也,当温之,宜服四逆辈。"四逆辈的代表方四逆汤,君药为附子。《伤寒论》理中丸加减中"腹满者,去术,加附子一枚",四逆散证加减"腹中痛者,加附子一枚",方中均用附子温中,除中焦之寒。

4.金创。金创指金刃刀剑之伤。临床上附子常与麻黄、熟地黄、白芥子等同用,以温通散寒,散结消癥,治疗外科疮疡病中的阴证。

正如《神农本草经百种录》指出："附子，味辛，温。主风寒咳逆邪气，寒邪逆在上焦。温中，除中焦之寒。金疮，血肉得暖而合。破癥坚积聚，血瘕，寒气凝结，血滞于中，得热乃行也。寒湿痿躄，拘挛，膝痛不能行步。此寒邪之在下焦筋骨间者。"

（二）张仲景对附子的运用

《伤寒论》中含"附子"的方剂有20方，《金匮要略》中含"附子"的方剂有21方，去掉重复的方剂，共31方。见表38。

表38　张仲景使用附子方剂

方　名	附子剂量
桂枝附子汤，去桂加白术汤，大黄附子汤	三枚
甘草附子汤，附子汤，桂枝芍药知母汤	二枚
通脉四逆汤（生），通脉四逆加猪胆汁汤（生），头风摩散方（炮）	一枚大者
干姜附子汤（生），四逆汤（生附子，强人可1枚大者），白通汤（生），白通加猪胆汁汤（生），四逆加人参汤（生），茯苓四逆汤（生），附子泻心汤（炮），桂枝加附子汤（炮），桂枝去芍药加附子汤（炮），小青龙汤（噎者去麻黄加炮附子），芍药甘草附子汤（炮），麻黄附子细辛汤（炮），麻黄附子甘草汤（炮），理中丸（腹满者去术加附子），真武汤（炮），四逆散（腹中痛者加炮附子），竹叶汤（炮），越婢加术汤（恶风加炮附子），附子粳米汤（炮），越婢汤（恶风者加炮附子），桂枝去芍药加麻黄细辛附子汤（炮），瓜蒌瞿麦丸（炮）	一枚
乌梅丸	六两
黄土汤	三两
肾气丸	一两
乌头赤石脂丸	半两
薏苡附子败酱散	二分

下品

267

1. 扶阳固表。桂枝加附子汤治疗阳虚漏汗。"太阳病，发汗后，遂漏不止，其人恶风，小便难，四肢微急，难以屈伸者，桂枝加附子汤主之。"方中用附子以扶阳固表止汗。"难以屈伸"可联系《本经》附子主"拘挛"。临床运用时，可加黄芪加强固表止汗之功，黄芪、附子合用又名芪附汤。

2. 回阳救逆。"少阴病，脉沉者，急温之，宜四逆汤。""少阴病，下利清谷，里寒外热，手足厥逆，脉微欲绝，身反不恶寒，其人面色赤，或腹痛，或干呕，或咽痛，或利止脉不出者，通脉四逆汤主之。"附子回阳救逆用生附子，如四逆汤、通脉四逆汤，两方药物组成相同，但药物剂量有别。四逆汤中用附子一枚，干姜一两半，炙甘草二两，强人可大附子一枚，干姜三两；如病情进一步加重，阴盛格阳者，用通脉四逆汤主之，大附子一枚，干姜三两，强人可四两。

3. 温补肾阳。代表方真武汤、肾气丸，"太阳病，发汗，汗出不解，其人仍发热，心下悸，头眩，身瞤动，振振欲擗地者，真武汤主之。""少阴病，二三日不已，至四五日，腹痛，小便不利，四肢沉重疼痛，自下利者，此为有水气。其人或咳，或小便利，或下利，或呕者，真武汤主之。"此为少阴肾阳亏虚，阳虚水泛，症见肢体水肿、腰酸乏力、畏寒肢冷、面色虚浮、咳喘、不能平卧，临床可用真武汤合葶苈大枣泻肺汤。北京中医医院心内科名老中医许心如教授泻肺利水法即出于此。气虚明显者，可加党参、黄芪，北京中医药大学东直门医院郭维琴教授治疗心衰提出益气活血利水法，常用方生黄芪、党参、川芎、丹参、猪苓、茯苓、泽兰、葶苈子、桑白皮。张炳厚教授常用济生肾气丸治疗慢性肾脏病水肿，寒热不明显者，加用附子 6g，肉桂 6g 蒸精化气。

4. 散寒除湿。即《本经》中提到的附子主"风寒邪气，寒湿"，代表方桂枝附子汤、甘草附子汤、桂枝芍药知母汤。此外附子温通散寒，如大黄附子汤主治寒积里实。

（三）目前中药学对附子的认识

附子味辛、甘，性大热，有毒，归心、肾、脾经，为毛茛科植物乌头的子根。乌头品种分为川乌和草乌、天雄。川乌产于四川，其茎直立，根为团块状，侧根就是附子，炮制后品有熟附子、盐附子、淡附片，因其附生于川乌的主根上，故名附子。草乌以野生为主，其根为长块状。天雄为乌头的独根。

回阳救逆常用生附子，如急救用的参附汤、参附注射液。此外附子具有补火助阳、散寒止痛功效，可"通行十二经络"，当有寒邪痼结于脏腑、经脉，均可加附子宣通温散。附子的配伍：①附子与黄芪，如芪附汤；②附子与人参，如参附汤；③附子与白术，如术附汤；④附子与干姜，如附子理中丸。

（四）使用附子的注意事项

《神农本草经百种录》论附子时提道："凡有毒之药，性寒者少，性热者多。寒性和缓，热性峻速，入于血气之中，刚暴驳烈，性发不支，脏腑娇柔之物，岂能无害，故须审慎用之。但热之有毒者，速而易见；而寒之有毒者，缓而观察，尤所当慎也。"指出附子为毒性药物，临床需规范使用。附子含乌头碱，对中枢神经的作用表现为先兴奋后抑制，亦可导致心律失常，因使用不当而引起中毒者屡见不鲜，主要表现为口唇发麻、恶心、呕吐、头晕，其原因除与剂量过大，煎煮时间过短，及机体对药物的敏感性等有关外，与药物品种及服法等也有密切关系。何绍奇老中医认为其较安全的用法为先从小剂量（6～9g，先煎30分钟）开始服用，继而中等剂量（15g，先煎60分钟），继而大剂量（30g，先煎120分钟）使用，可资参考。

（五）名老中医经验

1. 焦树德教授补肾祛寒治尪汤

组成：补骨脂9～12g，熟地黄12～24g，川续断12～18g，淫羊藿9～12g，制附片6～12g，骨碎补10～20g，桂枝9～15g，赤芍、白芍各9～12g，知母9～15g，羌活、独活各10～12g，防风10g，麻黄3～6g，苍术6～10g，威灵仙12～15g，伸筋草30g，牛膝9～15g，松节15g，地鳖虫6～10g，透骨草20g，寻骨风15g，自然铜6～9g（醋淬，先煎）。

功效：补肾祛寒，化湿疏风，活瘀通络，强筋壮骨，主治尪痹肾虚寒盛证。本方实为桂枝芍药知母加减而成，常用于治疗西医学的类风湿关节炎、强直性脊柱炎、结核性关节炎、大骨节病等有肢体关节疼痛、变形、骨质损害的疾病。（焦树德.方剂心得十讲.北京：人民卫生出版社，2005：306.）

2. 刘渡舟教授运用附子经验

张炳厚教授大学毕业后跟随刘渡舟教授临证1年，他观察刘老每重用附子时，必用食指重诊尺脉，遂请教刘老，刘老说："附子虽能回阳于顷刻，祛寒止痛，神效无比，但其性大毒，古今服中药中毒者，附子居于首位，切不可滥用。附子又属大辛大热之品，最易伤阴，凡一切阳证、火证、热证、阴虚血衰，均须慎用，更不可重用。而虚寒重病，又必须重用之，取其药力专一，能迅速驱病，但须中病辄止。而具体用量，以适合病情为要旨。余重用附子，依据有三：即症状必见形寒肢冷；舌象必见清润有津，不拘何苔；脉象必须尺弱无力，不能浮大长数。"张炳厚教授又问刘老："重用附子，除脉、舌、症外，还有何要领？"刘老说："还须配伍得当，解附子热者莫过知母，解附子毒者莫过甘草、干姜。"又问："煎法有何奥妙？"刘老说："余用附子三钱以上必先煎，用量愈大，煎的时间愈长，若量过一两，必先煎40分钟以上，皆在去其毒而保其性。"［张炳厚．刘渡舟医话两则．中国医药学报，1986（1）：40.］

（六）典型医案

1. 刘奉五医案：葛某，女，30岁，门诊简易病历。初诊日期：1972年10月17日。主诉：痛经10余年。现病史：患者于19岁月经初潮，即开始经期小腹疼痛，难以忍受，甚则晕厥。上吐下泻，月经周期基本正常，末次月经9月30日。妇科检查称：子宫后屈后位，正常大小，活动好，左侧稍增厚无压痛，其他未见异常。舌象：舌质暗淡。脉象：沉涩。西医诊断：原发性痛经（子宫内膜异位待查）。中医辨证：脾胃虚弱，寒克中焦。治法：健脾和胃，温中散寒。方药：熟附片三钱，炮姜二钱，吴茱萸二钱，焦白术三钱，橘皮二钱，木香一钱半，当归四钱，香附三钱，炙甘草一钱半，沉香面三分（分冲）。治疗经过：药后经来腹痛大减，未呕吐，四肢仍不温，予艾附暖宫丸加味，以巩固疗效。

按：本案属脾胃虚寒影响冲任，以至影响冲任，除痛经外兼有吐泻等症，多用附子理中汤温中散寒，以治其本。方中可加入温经舒气血药物，如香附、木香、炮姜等。有时加用沉香，取其辛香温化、降气止痛之功效，使气血温煦而通畅。（北京中医医院，北京市中医学校.刘奉五妇科经验.北京：人民卫生出版社，1982：156.）

2. 刘方柏医案：林某，男，52岁，腰部疼痛，影响活动数月。经某医院X线照片，报告为腰椎骨质增生，辗转治疗无效，1983年3月邀余往诊。症见腰痛甚，蹲下或起身时痛彻腰骶，索其以往用方，均为除寒祛湿，化瘀定痛之属。诊其脉沉细而迟，两尺尤甚，望其舌质淡而苔薄白。细问得知，近年来腰时微痛，夜尿频多，可见肾虚于前，疼痛渐剧，可见骨由失充而致损；按风寒湿痹治疗无效，可见非外邪阻闭，脉沉细而迟，两尺尤甚，舌质淡，可见肾阳亏虚。综观之，病属肾阳亏虚，无力生髓充骨，骨退变而生骨疣，阻滞经络，再加寒邪乘虚内侵，虚寒相搏，不通则痛，诊为肾痹。《金匮要略》云："虚劳腰痛……八味肾气丸主之。"投肾气丸加味：附片12g，桂枝10g，茯苓10g，山药12g，枣皮10g，牡丹皮6g，泽泻10g，熟地黄12g，鹿角片30g，白芍30g，甘草6g，炙川乌6g（同附片先熬1小时）。服后痛减连服20剂疼痛基本消失，恢复上班。为巩固疗效，仍宗"虚则补之""结者散之"之义，并改剂为丸，处以：炙马钱子10g，炙川乌、炙草乌各5g，炙乳香15g，炙没药15g，赤芍10g，川续断12g，怀牛膝15g，鹿茸8g。上药为末，炼蜜制为60丸，每日早晚各以淡盐汤送服1丸，共服1个月。疼痛全止，精神健旺，体力劳动后也无不适感，原方再服 1 剂，至今 3 年多，疼痛从未再作。

按：本例证候明显，而诸医竟束手，原因在囿于风寒湿痹的治法，墨守痰瘀交阻的陈规，忽视了肾痹的客观存在，故一经按肾痹治疗，则迅速收效。[刘方柏.肾痹管窥.山东中医学院学报，1988（2）：19-20.]

大 黄

味苦，寒。主下瘀血，血闭，寒热，破癥瘕积聚，留饮，宿食，荡涤肠胃，推陈致新，通利水谷，调中化食，安和五脏。

（一）原文阐释

1. 主下瘀血，血闭，寒热。大黄泻下攻积可以治疗便秘为大家所熟知，而对于大黄"下瘀血"的作用常常忽视，"下瘀血"代表方剂如《伤寒论》桃核承气汤、抵当汤、抵当丸、下瘀血汤等，均有泻下逐瘀的功效。寒热，指寒热往来，《伤寒论》144条云："妇人中风，七八日续得寒热，发作有时，经水适断者，此为热入血室，其血必结，故使如疟状，发作有时，小柴胡汤主之。"明确提出热入血室可以出现寒热往来，用小柴胡汤来治疗。清代唐容川《血证论》提出："瘀血在肌腠则寒热往来，以肌腠为半表半里，内阴外阳，互相胜复也。宜小柴胡汤加当归、白芍、丹皮、桃仁、荆芥、红花治之。"《本经》有"推陈致新"功效的药物为大黄、硝石、柴胡，"推陈致新"就有"下瘀血"之意。经方大家陈慎吾认为："新瘀血证似少阳，久瘀血证似阳明。"临床需仔细鉴别。

2. 破癥瘕积聚。是指大黄在"下瘀血"的基础上，有散结消癥的功效，代表方剂鳖甲煎丸治疗疟母。

3. 留饮，宿食。留饮，痰饮病，如己椒苈黄丸，《金匮要略》云："腹满，口舌干燥，此肠间有水气，己椒苈黄丸主之。"曾治病房李某，女，73岁，主因"双下肢水肿2周"入院，既往无肾病、肝病、心脏病病史，甲状腺功能提示轻度甲亢，入院诊断为"水肿原因待查"，症见双下肢重度可凹性水肿，怕热，乏力气短，口干口苦，口干舌燥，纳差，睡眠可，腹胀，大便干，3日1行，舌红，苔黄腻，脉沉滑，辨证为"己椒苈黄丸证合大柴胡汤证"，予己椒苈黄丸合大柴胡汤加减治疗5天，诸症大减，未使用利尿剂，有意思的是患者虽然双下肢水肿明显减轻，但体重未变化，由此可见本病是津液分布出现障碍，并不是排泄障碍。"宿食"在《伤寒论》阳明病篇反复提到，241条言："大下后，六七日不大便，烦不解，腹满痛者，此有燥屎也，所以然者，本有宿食故也，宜大承气汤。"

4. 荡涤肠胃，推陈致新。简明扼要、旗帜鲜明地概括了大黄的功效，需反复揣摩，才能悟出其中精妙之处。

5. 通利水谷，调中化食，安和五脏。祛邪扶正，攻邪派代表张子和在《儒门事亲》中提到"陈莝去而肠胃洁，癥瘕尽而荣卫昌"，意思为以下为补。

（二）张仲景对大黄的运用

《伤寒论》中含"大黄"的方剂有15方，《金匮要略》中含"大黄"的方剂有21方，去掉重复的方剂，共29方。见表39。

表39 张仲景使用大黄方剂

方 名	大黄剂量
麻子仁丸	一斤
大陷胸丸	半斤
大陷胸汤，厚朴大黄汤	六两

方　名	大黄剂量
调胃承气汤，大承气汤，小承气汤，桃核承气汤，大黄硝石汤，大黄牡丹汤，大黄甘遂汤，大黄甘草汤，厚朴三物汤，风引汤	四两
抵当汤，抵当丸，大黄附子汤，厚朴七物汤	三两
大黄黄连泻心汤，附子泻心汤，大柴胡汤，茵陈蒿汤，桂枝加大黄汤，柴胡加龙骨牡蛎汤，下瘀血汤	二两
栀子大黄汤，己椒苈黄丸	一两
枳实栀子豉汤（有宿食者加大黄棋子大）	五六枚
大黄䗪虫丸	十分
鳖甲煎丸	三分

1. 阳明腑实证。代表方承气汤类方（大承气汤、小承气汤、调胃承气汤），其中大黄用到四两，其用法也有讲究。大承气汤中大黄为后下意在推陈致新，泻下攻积，小承气汤为大黄、枳实、厚朴一起煎意在消痞除满，调胃承气汤为大黄、甘草一起煎意在调和胃气。

2. 神志病证。代表方桃核承气汤。"太阳病不解，热结膀胱，其人如狂，血自下，下者愈。其外不解者，尚未可攻，当先解其外。外解已，但少腹急结者，乃可攻之，宜桃核承气汤。"后世在《温病条辨》中也提到桃仁承气汤，二者不可混淆。"少腹坚满，小便自利，夜热昼凉，大便闭，脉沉实者，蓄血也，桃仁承气汤主之，甚则抵当汤。"桃仁承气汤的组成为《伤寒论》桃核承气汤去桂枝、甘草，加当归、芍药、牡丹皮活血化瘀。此外抵当汤、抵当丸都有治疗神志病的功效。

3. 痰饮病。以己椒苈黄丸为代表，上文已讲，不再赘述。

4. 黄疸。如茵陈蒿汤、栀子大黄汤、大黄硝石汤，北京中医医院已故肝病大家关幼波先生提出"治黄先治血，血行黄易却"，此外《金匮要略》提出"治湿不利治小便，非其治也"，由此可见大黄通过活血化瘀、清利湿热的来治疗黄疸。

5. 火瘀。吐血、衄血等火热病证，如"心气不足，吐血、衄血，泻心汤主之"。

6. 肠痈。如大黄牡丹汤治疗肠痈初起，湿热壅滞，症见"少腹肿痞，按之即痛如淋，小便自调，时时发热，自汗出，复恶寒"。

7. 疟母。如鳖甲煎丸。

8. 虚劳。如大黄䗪虫丸："五劳虚极羸瘦，腹满不能饮食，食伤、忧伤、饮伤、房室伤、饥伤、劳伤、经络营卫气伤，内有干血，肌肤甲错，两目黯黑。缓中补虚，大黄䗪虫丸主之。"与《本经》"调中化食，安和五脏"相呼应。现代临床常用在妇女闭经或肿瘤相关疾病。

9. 妇科病。如妇人产后，恶露不尽，妇人闭经，用抵当汤，或下瘀血汤。"师曰：产妇腹痛，法当以枳实芍药散。假令不愈者，此为腹中有干血着脐下，宜下瘀血汤主之，亦主经水不利。"下瘀血汤实际为抵当汤去水蛭而成。

10. 寒积里实证。"胁下偏痛，发热，其脉紧弦，此寒也，大黄附子汤主之。"后世温脾汤即由此发展而来。

（三）目前中药学对于大黄的认识

大黄味苦，性寒，归脾、胃、大肠、肝、心包经，泻下攻积，清热泻火，凉血解毒，逐瘀通经。需要注意的是八正散方中用大黄3～6g清热利尿治疗泌尿系感染，属于中医热淋者。还可以治疗关节红肿热痛，如痛风性关节炎，外科病证如疮痈肿毒，常用中药溻渍疗法。方药组成：大黄 30g，黄连 30g，黄柏 30g，牡丹皮 30g，金银花 30g，蒲公英 30g。治法：清热泻火，凉血活血，除湿解毒，水煎 200mL，放凉后溻渍局部皮肤，每日 1 次，效果明显。北京中医药大学东直门医院院内制剂如意金黄膏、北京中医医院院内制剂芙蓉膏中均有大黄，外用治疗阳证疮疡，效果显著。

清代张锡纯《医学衷中参西录·大黄解》中记载大黄内服治疗热毒疮疡："愚在籍时，曾至邻县海丰治病，其地有程子河为黄河入海故道，海中之船恒泊其处。其地有杨氏少妇，得其疾，赤身卧帐中，其背肿热，若有一缕着身，即觉热不能忍，百药无效。后有乘船自南赴北闱乡试者，精通医术，延为视诊。言系阳毒，俾用大黄十斤，煎汤十碗，放量饮之，数日饮尽，竟霍然全愈。为其事至奇，故附记之。""大黄之力虽猛，然有病则病当之，恒有多用不妨者。是以治癫狂其脉实者，可用至二两，治疗毒之毒热甚盛者，亦可用至两许。盖用药以胜病为准，不如此则不能胜病，不得不放胆多用也。"

（四）大黄的分类应用

大黄有生大黄、熟大黄、酒大黄之别。生大黄多后下，泻下攻积，清热泻火的力量较大，也可泡水，《伤寒论》中大黄黄连泻心汤就用麻沸汤泡服取其气锐力专，以除中焦火热，避免苦寒通下；酒大黄，酒炙则升，治疗头面部、上焦火热病证，如凉膈散；熟大黄，相对生用作用稍弱。大黄苦寒伤胃，需中病即止，所以《伤寒论》280 条言："太阴为病，脉弱，其人续自便利，设当行大黄芍药者，宜减之，以其人胃气弱，易动故也。"久用大黄易致结肠黑变病，因此临床治疗实热便秘，可先用赤芍、生白芍、莱菔子等药，效果不理想可加用大黄。此外，大黄也是治疗慢性肾衰竭很好的药物，慢肾衰气血两虚，湿浊邪毒内蕴，泄浊毒即所以保肾元。

（五）赵进喜教授应用大黄治疗慢性肾衰竭经验

赵进喜教授对于慢性肾衰竭的治疗，以保护肾功能为中心，重视益气活血、补肾培元、泄浊解毒治法，药物常用生黄芪、当归、川芎、丹参、土茯苓、萆薢、石韦、蝉蜕、僵蚕、姜黄、大黄等，慢肾衰肾元虚衰，肾之脏真之气已伤，单纯补肾往往难以取得良好疗效，故临床更强调健脾和胃，肾为先天之本，脾胃为后天之本，补后天可以养先天，药物常用炒麦芽、苏叶、黄连、炒白术等。考虑到正邪关系，同时也非常重视选用大黄等泄浊解毒。即所谓"护胃气即所以护肾元""泄浊毒即所以保肾元"。

（六）以中药灌肠为例，谈谈祛邪和扶正在慢肾衰患者中的具体应用

慢肾衰的基本病机为肾元亏损，阴阳气血两虚，湿浊邪毒内蕴。常常表现为腰酸乏力，畏寒肢冷，手足心热，面色晦暗，恶心，纳差，周身皮肤瘙痒，大便干，小便不利，腿抽筋。中药灌肠是中医治疗慢性肾衰竭重要的外治法之一，药物常用熟大黄30g，煅牡蛎30g，蒲公英30g，丹参30g。不仅可以通利大便，还可泄浊解毒，延缓肾功能进展，改善患者生活质量，但是需要注意的是，中药灌肠毕竟属于祛邪的方法之一，可能损伤患者正气，多适用于大便干或大便正

下
品

279

常患者，灌肠过后排便 2～3 次，无腹痛，无利下不止，身体可耐受。如果不顾患者正气，盲目灌肠，导致患者泄注不止，甚至腹痛，会加重肾脏病，得不偿失，因此，对于脾胃虚寒或素体虚弱、痔疮、慢性胃肠炎、肠道肿瘤患者避免使用中药灌肠。另外在灌肠过程中需要动态观察疗效和患者的感受，每日 1 次不能耐受，就隔日 1 次，甚至隔两日 1 次，总之，既要祛邪，又不能伤正，从而达到祛邪以扶正的作用。另外口服中药治疗中也要重视护胃气，扶正气，从而使得中药灌肠达到更好的效果。

（七）典型医案

1. 程文囿医案：郑媪，年逾古稀，证患便闭，腹痛肛胀，寝食俱废，已经两旬，诸治不应。延诊以下为嘱，切脉虚细而涩。谓曰："此虚闭也。一补中益气足矣，何下为！"服药两日，便仍不通。自言胀痛欲死，刻不可耐，必欲下之。予曰："下法吾非不知，但年高病久，正气亏虚，下后恐其脱耳。"媪曰："与其胀闭而死，莫若脱之后快。"因忆《心悟篇》云：病有不可下，而又不可以不下，下之不得法，多致误人。沉思良久，于前汤内加入制大黄三钱，仿古人寓攻于补之意，饮后肠鸣矢气，当晚便解结粪数枚，略能安卧。次日少腹尚痛，知其燥矢未净，仍用前方，大黄分量减半，再剂便行两次，先硬后溏，痛止食进而愈。夫补中益气汤，原无加大黄之法，此虽予之创见，然医贵变通，固不容胶柱鼓瑟也。（程杏轩《杏轩医案·郑媪便闭》）

2. 朱进忠医案：黄某，男，53 岁。脘腹绞痛，痛彻腰胁、少腹，欲尿不出 3 天。医诊肾、输尿管结石，左肾盂积水。

先用西药治之不减，后配合中药排石利水、针灸治之仍不效。审其除脘腹绞痛，痛彻腰胁少腹之外，并见发热，舌苔薄白，脉弦紧数。综合脉证，思之：脉弦紧数者，寒也。正与仲景所述"胁下偏痛，发热，其脉紧弦，此寒也，以温药下之，宜大黄附子汤"相符合。因拟大黄附子汤加减。处方：附子10g，细辛4g，枳实10g，厚朴10g，大黄3g。昼夜16个小时内连服2剂。并云：服药至4个小时腹痛即止，为巩固疗效，又服2剂。1个月之后，经X线、超声波探查肾盂积水、结石均消失。医云：诸家之报道均云利尿排石为治沙石淋之唯一方法，而老师反不用之何也？答曰：本病前医已用过此法而无效，而脉又见弦紧数，弦紧数脉者为寒邪凝滞，只可用温药散之，故不再用利尿排石之剂治之。（朱进忠．中医临证经验与方法．太原：山西科学技术出版，2018：371-372．）

代赭石

味苦，寒。主鬼疰，贼风，蛊毒，杀精物恶鬼，腹中毒邪气，女子赤沃漏下。

（一）原文阐释

1. 鬼疰，贼风，蛊毒。《诸病源候论》云："人有先无他病，忽被鬼排击，时或心腹刺痛，或闷绝倒地，如中恶之类，其得瘥之后，余气不歇，停住积久，有时发动，连滞停住，乃至于死。死后注易傍人，故谓之鬼疰也。"可见鬼疰是指尸体传染的疾病。"凡蛊毒有数种，皆是变惑之气，人有故造作之，多取虫蛇之类，以器皿盛贮，任其自相啖食，唯有一物独在者，即谓之为蛊，便能变惑，随逐酒食，为人患祸。患祸于他，则蛊主吉利，所以不羁之徒而畜事之。又有飞蛊，去来无由，渐状如鬼气者，得之卒重。凡中蛊病，多趋于死，以其毒害势甚，故云蛊毒。"可见蛊毒为蛊虫之毒。

2. 杀精物恶鬼，腹中毒邪气。雄黄也有杀精物恶鬼功效，祛邪之意，二者可以互参。《本草崇原》云："赭石，铁之精也，其色青赤，气味苦寒，禀水石之精，而得木火之化。主治鬼疰贼风蛊毒者，色赤属火，得少阳火热之气，则鬼疰自消也。石性镇重，色青属木，木得厥阴风木之气，故治贼风蛊毒也。杀精物恶鬼，所以治鬼疰也。腹中毒，所以治蛊毒也。邪气，所以治贼风也。"

3. 女子赤沃漏下。《素问·至真要大论》云："少阴之胜……腹满痛，溏泄，传为赤沃。"王冰注："沃，沫也。"

《素问·本病论》云："少阳不退位……便血上热，小腹坚满，小便赤沃，甚则血溢。"张景岳注解："赤沃者，利血，尿赤也。"可见"赤沃"既可以表现为大便泄泻，也可以表现为尿血。《金匮要略》云："经断未及三月，而得漏下不止。"可见"漏下"多指月经淋漓不止。

（二）张仲景对代赭石的应用

1. 旋覆代赭汤主治痰气痞。"伤寒发汗，若吐若下，解后心下痞硬，嗳气不除者，旋覆代赭汤主之。"旋覆花和代赭石的剂量比例为 3 : 1，代赭石降逆止呕。

2. 滑石代赭汤。百合病的主方为百合地黄汤，但临床治疗时误用汗法、下法等，导致疾病出现变证，故用滑石代赭汤治疗误用下法后出现的变证。"百合病，下之后者，滑石代赭汤主之。"其病机为阴虚内热，已下后伤津，小便不利，胃失和降，可见恶心、呕吐等。

（三）目前中药学对于代赭石的认识

代赭石味苦，性寒，归肝，心经。

1. 平肝潜阳。治肝阳上亢，临床多见于高血压患者，症见情绪急躁易怒，头晕耳鸣，腰酸乏力，舌质红，少苔，脉沉弦数，代表方镇肝息风汤。若属肝火上冲，常与菊花、夏枯草、决明子、钩藤同用，以平肝降火；若兼肝肾阴亏，常与生地黄、白芍、麦冬、赤芍、龟甲、牡蛎同用以育阴潜阳，用于阴虚阳亢、风阳上扰神明之癫狂。代赭石不仅能清心肝之火，且有镇逆坠痰之效，治风火夹痰，发为惊痫者，常与栀子、黄连、竹茹、胆南星等同用清心泻火化痰。

2.降胃气、镇逆气。代赭石重坠降逆，能镇摄肺胃之逆气。治胃气上逆之呕吐，嗳气，呃逆，代表方旋覆代赭汤；若宿食内滞，伴大便燥结者，配朴硝、甘遂，如《医学衷中参西录》赭遂攻结汤。张锡纯认为代赭石"能生血兼能凉血，而其质重坠，又善镇逆气，降痰涎，止呕吐，通燥结，用之得当，能建奇效"，在肾不纳气虚喘治疗中应用颇多。张锡纯认为肾不纳气虚喘的病机不仅在于肾失封藏、肾失气化，更与冲气上逆、胃气上逆、肝气上逆密切相关，如"有时肾虚不能统摄其气化，致其气化膨胀于冲任之间，转挟冲气上冲，而为肾行气之肝木，至此不能疏通肾气下行，亦转随之上冲……此乃喘之所由来，方书所谓肾虚不纳气也"，"有时肾虚气化不摄，则上注其气于冲……则冲气又必上逆于胃，以冲上连胃也。由是，冲气兼夹胃气上逆，并迫肺气亦上逆矣，此喘之所由来也"。《针灸甲乙经》云："冲脉者，起于气冲，并少阴之经，夹脐上行，至胸中而散。"指出足少阴肾经与冲脉、足阳明胃经相交会。《黄帝内经》云："冲脉为病，逆气里急。""六腑以通为用。"指出冲脉之气、胃气均以下行为宜。肾为气之根，肾失气化、肾失封藏势必会影响下焦之气机紊乱，使得气机上逆，影响到冲脉、肝、胃、肺功能的正常发挥，虚喘发作。具体治疗，张锡纯提出："当治以滋阴补肾之品，而佐以生肝血、镇肝气及镇冲、降逆之药。"在补肾的同时，重视镇冲降逆，发前人之未所发，代表方剂参赭镇气汤、薯蓣纳气汤，其中参赭镇气汤主治"阴阳两虚，喘逆迫促，有将脱之势，亦治肾虚不摄，冲气上干，致胃气不降作满闷"，其脉象可见"脉浮而微数，按之即无"或"其脉尺部无根，寸部摇摇"或上盛下虚。

升陷汤和参赭镇气汤都可以治疗喘证，临床较难鉴别。病房诊治一位老年女性，肥胖，反复气喘，活动后加重，头晕，无视物旋转，起床后加重，怕热，自汗盗汗，汗出严重，自诉拍身体的任何一个部位就打嗝，腰酸乏力，大便干如燥屎，药物辅助通便，小便正常，舌质淡，苔薄黄腻，脉沉。患者基础病多，包括糖尿病，冠心病，心脏起搏器术后，体位性低血压，高血脂，高尿酸。动态心电图、超声心动无明显异常，BNP正常，先以升陷汤合生脉散无效，再以升陷汤合当归六黄汤也无效，黄芪用量已达120g，山茱萸已用60g，还是无效，甚为难堪，退而再思，这位患者究竟是宗气亏虚还是肾不纳气？重新研读《医学衷中参西录》，"盖不纳气之喘，其剧者必然肩息（肩上耸也）；大气下陷之喘，纵呼吸有声，必不肩息，而其肩益下垂。即此二证之脉论，亦迥不同，不纳气作喘者，其脉多数，或尺弱寸强；大气下陷之喘，其脉多迟而无力，尺脉或略胜于寸脉"。再次给患者切脉，"尺弱寸强"，另外患者大便干，想到"生赭石压力最胜，能镇胃气冲气上逆，开胸膈，坠痰涎，止呕吐，通燥结，用之得当，诚有捷效。虚者可与人参同用"，于是试用参赭镇气汤。由于人参是自费，为了给患者省钱，遂改用党参60g，代赭石30g，芡实30g，山药30g，生龙骨30g，生牡蛎30g，山茱萸60g，紫苏子15g，生白芍15g，生黄芪60g，浮小麦30g，藿香10g，佩兰10g，桔梗10g，炒枳壳10g，炙甘草10g，2剂，患者诉气喘减轻，汗出也减少，予守方21剂，病情稳定。

3.凉血止血。代赭石能清降气火，凉血止血，故尤宜于气火上逆，迫血妄行之出血，可单味使用，临床上多根据出血部位的不同，配伍他药以增强止血之效。代赭石平肝降逆宜生用，收敛止血宜煅用。

（四）典型医案

1. 张锡纯医案：一妇人，年三十余，劳心之后兼以伤心，忽喘逆大作，迫促异常。其翁知医，以补敛元气之药治之，觉胸中窒碍不能容受。更他医以为外感，投以小剂青龙汤喘益甚。延愚诊视，其脉浮而微数，按之即无，知为阴阳两虚之证。盖阳虚则元气不能自摄，阴虚而肝肾又不能纳气，故作喘也。为制此汤（参赭镇气汤），病患服药后，未及复杯曰："吾有命矣。"询之，曰："从前呼吸惟在喉间，几欲脱去，今则转落丹田矣。"果一剂病愈强半，又服数剂全愈。

按：生赭石压力最胜，能镇胃气冲气上逆，开胸膈，坠痰涎，止呕吐，通燥结，用之得当，诚有捷效。虚者可与人参同用。（张锡纯《医学衷中参西录·治喘息方·参赭镇气汤》）

2. 熊继柏医案：焦某，男，51岁。2009年7月10日初诊：阵发头目颈项胀痛及头晕10余年。患者发作时伴面色潮红，头部潮热汗出，耳鸣，足底酸胀，舌苔薄黄腻，脉弦细。曾在某综合医院检查，发现血脂增高，血糖增高（具体不详）。辨证：肝肾阴虚，肝阳化风。治法：镇肝息风，滋阴潜阳。主方：镇肝息风汤。处方：牛膝20g，代赭石15g，生龙骨30g，生牡蛎30g，炒龟甲30g，白芍15g，玄参10g，天冬10g，炒麦芽10g，甘草6g，天麻10g，葛根40g。20剂，水煎服，日1剂。

7月31日二诊：头胀、晕显减，足心酸胀略减，仍阵发头面潮热，汗出，颈胀，舌红，苔薄黄，脉弦细数。继以前方加钩藤 20g。20 剂，水煎服。

8 月 20 日三诊：服药后头晕胀已止，足胀渐消，潮热、汗出渐减，再服 15 剂，诸症基本解除。

按：《临证指南医案》言："精血衰耗，水不涵木……肝阳偏亢，内风时起。"风阳上扰则见头晕头痛、耳鸣、潮热汗出。风阳内动致经脉不利，故有足底酸胀。拟镇肝息风汤，滋阴潜阳，镇肝息风，则诸症得除。[熊继柏.熊继柏治头晕案两则.中国中医药报，2014-5-22（4）.]

防 己

味辛，平。主风寒温疟，热气诸痫，除邪，利大小便。

（一）原文阐释

1. 风寒温疟。《神农本草经读》言："风寒温疟者，感风寒而患但热不寒之症也。"风寒邪气入里化热，可成温疟。

2. 热气诸痫。《素问·奇病论》云："人生而有病癫疾者，病名曰何？安所得之？岐伯曰：病名为胎病，此得之在母腹中时，其母有所大惊、气上而不下，精气并居，故令子发为癫疾也。"此处"癫疾"实际指的就是痫病，可见《黄帝内经》已经认识到痫病的发生与遗传相关，也是一种神志病证。"热气诸痫"可见其病因也与热扰心神相关。

3. 除邪，利大小便。防己利小便以治疗痰饮水湿，如防己黄芪汤治疗风水，防己茯苓汤治疗皮水，木防己汤治疗支饮。防己"利大便"容易被忽视，防己味苦性寒，善于通窍利道，通可去滞，有一定通大便的作用，正如《本草求真》云："防己专入膀胱。辛苦大寒，性险而健，善走下行，长于除湿通窍利道，能泻下焦血分湿热及疗风水要药。夫防己大苦寒，能泻血中湿热，通其滞塞，亦能泻大便……故凡水湿喘嗽，热气诸痫，湿疟脚气，水肿风肿，痈肿恶疮，及湿热流入十二经，以致二阴不通者，皆可用此调治。"联系栀子，《伤寒论》曰："凡用栀子汤，病人旧微溏者，不可与服之。"不可服之的原因是栀子为苦寒之药，但如果患者体质尚可，经常上火便秘，也可应用栀子清热通便。此外还可联系大黄，

《本经》认为其"推陈致新，通利水谷"，所以大黄一方面可以通利大便，另一方面还有利小便的功效，如在八正散中应用大黄的目的是清利湿热。

（二）张仲景对防己的运用

《伤寒论》方剂中无"防己"，《金匮要略》中含"防己"的方剂有 4 方。见表 40。

表 40　张仲景使用防己方剂

方　名	防己剂量
防己茯苓汤	三两
防己黄芪汤，己椒苈黄丸	一两
防己地黄汤	一分

1. 水湿病证。"风水，脉浮，身重，汗出恶风者，防己黄芪汤主之。""风湿，脉浮，身重，汗出恶风者，防己黄芪汤主之。"患者可表现为肢体浮肿，同时可表现为肢体疼重，汗出恶风等虚弱之象，临床常与玉屏风散合用，治疗一些风水、风湿病证，效果明显。玉屏风散的作用是益气固表止汗，防己既可以祛风除湿，又可以利水，黄芪益气固表利水，白术健脾利水止汗的功效。与水湿相关的还有防己茯苓汤。"皮水为病，四肢肿，水气在皮肤中，四肢聂聂动者，防己茯苓汤主之。"防己茯苓汤治疗皮水为病，也是属于水肿病的一种类型。风水、皮水均可表现为浮肿、脉浮，其不同点是风水表现为有汗，而皮水表现为无汗。

2. 痰饮病证。木防己汤治疗膈间支饮。"膈间支饮，其人喘满，心下痞坚，面色黧黑，其脉沉紧，得之数十日，医吐下之不愈，木防己汤主之。"临床多用于治疗心衰，尤其是右心衰，症状表现为喘促、面色黧黑、心下痞坚可用木防己汤来治疗。己椒苈黄丸治疗肠间水气。"腹满，口舌干燥，此肠间有水气，己椒苈黄丸主之。"

3. 神志病证。防己地黄汤治"病如狂状，妄行，独语不休，无寒热，其脉浮"。"病如狂状"也属于神志病证一种，防己地黄汤中防己用量很小，只有一分，方中用量最大药物为生地黄两斤，防己有肃降之性，浮热得以下潜。北京中医药大学已故宋孝志教授常以此方治疗神经衰弱，尤其是彻夜难眠者。

（三）目前中药学对防己的认识

防己科属有两种。一种为广防己，也称木防己，为马兜铃科植物，具有肾毒性，可以导致小管间质损伤，并且有一定的致癌作用，马兜铃科植物中药尚有马兜铃、青木香、天仙藤、关木通等，临床禁用；另一种为汉防己，为防己科植物粉防己的干燥根，药典中临床应用的防己为汉防己。口诀"粉汉有功，广木有毒"，便于大家记忆。本药味苦、辛，性寒，归膀胱、肺经，祛风止痛，利水消肿。

1. 祛风止痛。《温病条辨》中加减木防己汤，吴鞠通称之为"治痹证之主方"，推崇使用加减木防己汤治疗湿热痹，所以在临床上我们治疗湿热型关节疼痛不能仅想到四妙丸。加减木防己汤组成为木防己汤去人参加薏苡仁、通草、滑石、杏仁，治疗湿热痹证。在临床上防己与祛风寒湿类药物合用也可治疗风寒湿痹。

2. 利水消肿。防己黄芪汤、防己茯苓汤等。中国中医研究院已故方药中教授经验方——苍牛防己汤，治疗肝硬化腹水，组成为苍术、白术、川牛膝、怀牛膝、粉防己，有行气活血、利水消肿的功效。

（四）典型医案

1.周玉麟医案：宋某，女，63岁，1999年1月5日就诊。患者有咳喘病史10余年。近1个月来病情加重。刻诊：咳嗽，气喘，痰多，色白微黄，胸闷，心慌，纳少，下肢轻度浮肿，小便不多，口唇发绀，舌质淡，苔薄白，脉小数。两下肺可闻及细微干湿啰音，心率116次/分，律齐。证属肺肾心脾俱亏，饮邪化热。治宜扶正祛邪，消补兼施，寒温并用。仿《金匮要略》木防己汤加味：党参15g，桂枝6g，生石膏30g，粉防己10g，白术10g，法半夏10g，葶苈子15g，茯苓15g，杏仁10g，前胡10g，泽兰、泽泻各10g，一枝黄花15g。水煎服，每日1剂。服3剂后，咳喘、心慌、浮肿等症减轻，续以原方去石膏加车前子10g，又服6剂，上述症状尽除。

按：患者咳喘病久根深，心肺脾肾俱虚，水饮夹瘀化热而为病，证情虚实互见，寒热兼夹。木防己汤融温、清、消、补于一方，颇切病机。更加白术、茯苓以健脾，半夏燥湿化痰，杏仁、前胡以宣肃肺气，葶苈子、泽泻以泻肺利水，泽兰以活血，一枝黄花以清热，诸药相伍，相得益彰，故获佳效。［周玉麟.经方辨治咳喘验案4则.国医论坛，2002，17（4）：10.］

2.杨锦堂医案：1992年7月杨老带学生在天津第四医院实习，治一女工，王某，30岁。来诊时精神混乱，语无伦次，独语不休。其夫代诉：因疑丈夫有外遇，情志抑郁，初则常有头痛健忘，心悸肉瞤。1个月前患感冒发热，热退后出现精神错乱，言语不休。在天津市几家大医院遍诊，治疗不效，转寻中医治疗。诊时见其表情淡漠，神志呆痴，喃喃独语，无寒热，舌苔薄黄尖红，脉浮大。杨老诊为血虚火盛之癫证，治以养血祛风清热，方用防己地黄汤。防己 3g，桂枝 9g，防风 9g，生地黄 60g，甘草 6g。水煎服，每日 1 剂。服药 2 周后，患者独语逐渐减少。原方加减继续治疗 1 个月余神志清醒，独语消失。以养血安神，健脾益气调治 1 个月，诸症皆愈，回工厂上班。其夫 1993 年 9 月 26 日给学院领导写来表扬信，并告诉说其妻愈后未再复发，成为厂里先进生产者，家庭和睦。

按:《金匮要略》中有"防己地黄汤，治病如狂状，妄行，独语不休，无寒热，其脉浮"。杨老认为患者缘风邪因虚而入，从虚化热，扰乱神明，致发生狂妄、独语不休的症状。病即从风而得，血分因虚化热，故以祛风宁血清热防己地黄汤治疗。方中重用生地黄，意在治血中之风。辨证精当，治疗获效。[赵冀生.杨锦堂教授医案四则.天津中医，1997，14（5）：193-194.]